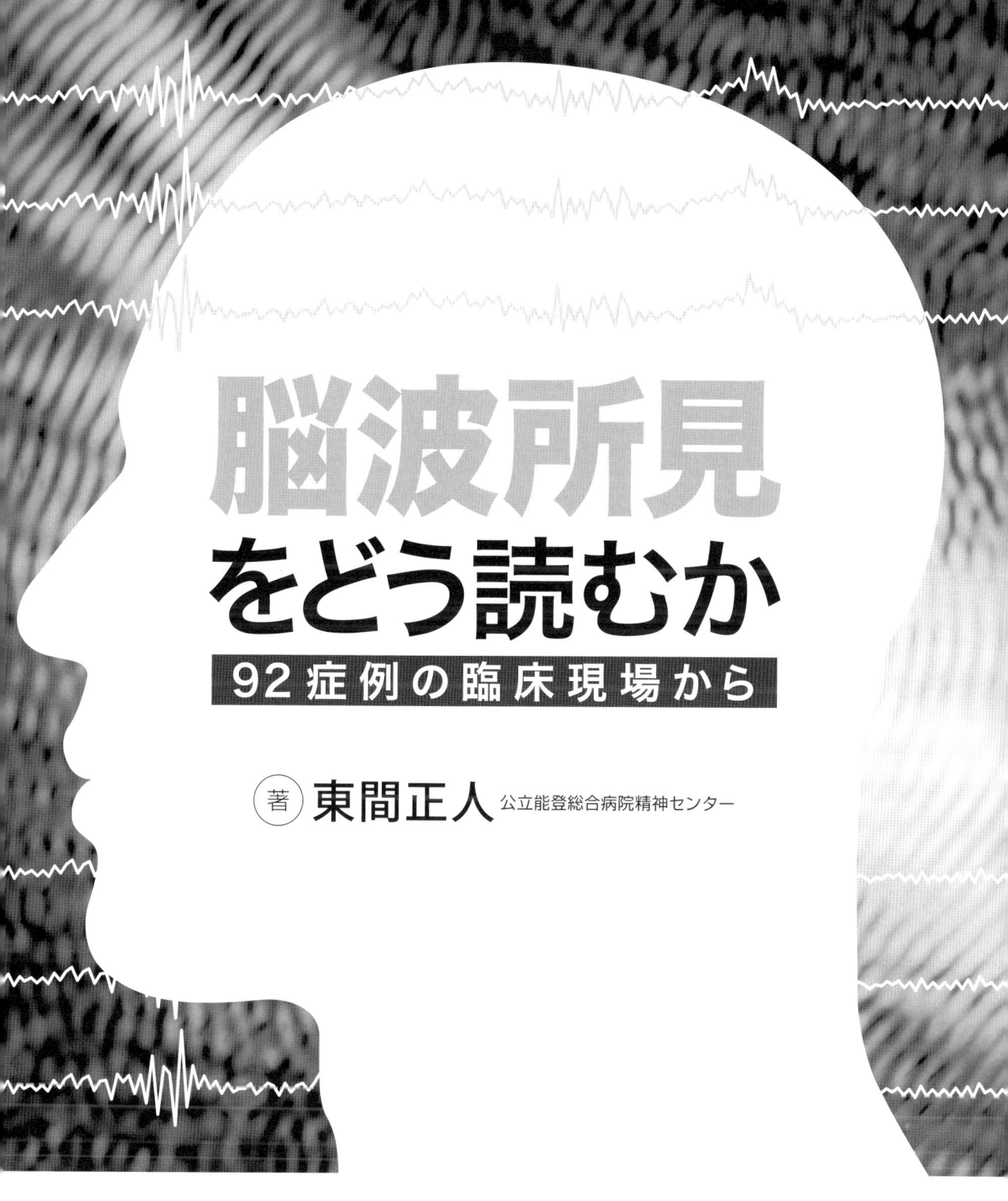

脳波所見をどう読むか
92症例の臨床現場から

著 東間正人 公立能登総合病院精神センター

株式会社 新興医学出版社

序

　脳波になじみがなく、敬遠しがちな若手医師、医学生、そして他の医療従事者の方々に、脳波が臨床上重要な検査であることを再認識してもらい、いくつかのポイントさえおさえれば、判読も決して難しくないとわかってもらうことを目的に本書を書いた。

　本書は、新興医学出版社の医学雑誌「Modern Physician」に『カンタンにできる脳波判読』というお気楽なタイトルで、2005年9月から2007年2月まで、14回にわたる連載で呈示した症例を体系づけしてまとめたものである。脳波をカンタンに判読できない著者が、依頼を引き受けてしまい後悔の念にかられながら、まとめ作業をした。

　いまさら脳波の本という気もしないわけではない。Ernst Niedermeyer と Fernando Lopes da Silva 著『Electroencephalography：basic principles, clinical applications, and related fields』（Williams & Wilkins）と大熊輝夫先生著『臨床脳波学』（医学書院）の2冊があれば、脳波を理解するのに十分だろう。そこで、これは連載の時から意識してきたことではあるが、臨床現場の中で脳波を判読している、その臨場感が伝えられれば、より脳波検査の必要性とその所見の持つ意味を明確にできるのではと愚考し、執筆にあたり、以下の点を心掛けたつもりである。

1）単に脳波所見を紹介するだけでなく、症例の現病歴を紙幅の制約の許すかぎり呈示し、脳波検査が果たす役割や所見の持つ意義を個々の症例の症状との関わりで解説した。

2）いくつかの症例では、症状とともに変化する脳機能の評価には脳波を繰り返し計測する必要のあることを理解してもらうため、治療経過中の脳波の経時的変化を、しつこいくらいに多数の脳波を呈示して解説した。

3）実際の診療では、脳波だけでなく、神経画像などを駆使して診断に至る。このため、多くの症例ではMRI、CTおよびSPECT所見を呈示し、臨床症状、神経画像そして脳波の三者を総括して考察した。

　以上は、特別なことではなく、臨床実践でやられていることそのものであると思う。ところで、その被検者を知らず、脳波判読ができるだろうか？　まったく患者背景のわからない脳波を正確に判読できるとは思えない。特に著者のような未熟者では無理である。文字通り顔の見えない脳波判読は苦痛この上ない。本書で紹介した脳波は数例を除きすべての被検者を著者は知っている。そのようなケースだけを選択したため、どうしても片寄りがある。

　このため、本書では、小児脳波と睡眠脳波についてまったく紹介しなかった。また逆に、著者が、金沢大学医学部附属病院神経科精神科のてんかん外来を担当していたため、どうしててんかん脳波の比重が重くなってしまった。この限られた症例呈示のため、多くの重要な脳波所見が抜け落ちている。しかし、本書を網羅的な脳波の教科書ではなく、症例ごとに脳波所見をどう読むかに主眼をおいた"読み物"と考えて、この点をご容赦いただきたい。

　最後に、ここで紹介した脳波は、以前著者が勤務していた、大学病院の神経科精神科医局の脳波勉強会"脳波の夕べ"で取りあげたものが多い。この時のメンバーとの議論が著者の理解を深めてくれたことをここに深謝する。また、根気と能力に欠ける著者が一冊の本にまとめるにあたり、励ましてくれた友と家族に心から感謝する。

著　者

目　　　次

第1章　脳波を判読するために必要な基礎知識 ……………1

1.1. 脳波検査の有用性と限界 …………………………2
1.2. 脳波は何を計測しているか？ ……………………2
1.3. 脳波基礎律動の周波数をどう理解するか？ ……4
1.4. 電極配置 ……………………………………………5
1.5. 記録電極導出法 ……………………………………6
1.6. どんな状態の脳波を測定するか？―安静時脳波と賦活脳波 …7
1.7. 脳波のどんな現象を評価するか？ ………………7

第2章　正常な基礎律動 ……………9

2.1. 健常脳波の基礎律動 ………………………………10
 2.1.1. 後頭部優位性アルファ律動 …………………11
  【ケース1】健常者脳波の基礎律動（図6、7）…11
  【ケース2】後頭部優位性アルファ律動（図8A）…12
  【ケース3】双極導出法によって明らかとなる後頭部優位性アルファ律動（図8B）
  ………………………………………………13
  【ケース4】後頭部優位性を欠くアルファ律動（図8C）…14
  【ケース5】後頭部優位性を欠くアルファ律動（図9）…14
 2.1.2. 中心部優位性アルファ律動（ミュー律動）…15
  【ケース6】ミュー律動（図10）…15
2.2. 基礎律動の健常亜型 ………………………………17
 2.2.1. 低電位脳波 ……………………………………17
  【ケース7】低電位脳波（図11）…17
 2.2.2. ベータ律動 ……………………………………17
  【ケース8】ベータ律動の軽度混入（図12A）…17
  【ケース9】ベンゾジアゼピン薬剤によるベータ律動の混入（図12B）…17
  【ケース10】ベンゾジアゼピン薬剤によるベータ律動―アルファ律動消失（図13）
  ………………………………………………18
 2.2.3. 心理状態により変動する基礎律動 …………18
  【ケース11】緊張のためと思われるベータ律動中心の脳波（図14）…20

第3章　基礎律動の異常 ……………21

3.1. 基礎律動の周波数異常―基礎律動徐化と意識障害 ………22
  【ケース12】うつ病と誤診された低活動型せん妄（図15、16）…22

【ケース13】抗癌剤によると思われるせん妄（図17）･････････････････････････24
【ケース14】低栄養による重度せん妄（図18）･･･････････････････････････････26
【ケース15】有機溶剤による急性薬物中毒のせん妄（図19）･････････････････27
【ケース16】セロトニン症候群によるせん妄（図20）･････････････････････････28
【ケース17】原因不明の高カルシウム血症によるせん妄（図21）･･･････････････28
【ケース18】水中毒による意識障害からの回復過程（図22）･････････････････30
【ケース19】一酸化炭素中毒による意識障害からの回復過程（図23）･････････32
【ケース20】溢頸による低酸素脳症からの回復過程（図24）･････････････････33

3.2. 基礎律動の左右非対称 ･･･33
【ケース21】左脳動静脈奇形による脳出血と基礎律動左右非対称（図25）･････33
【ケース22】右側癌性髄膜炎と基礎律動左右非対称（図26）･････････････････34

3.3. 意識障害のない反応性低下（昏迷）と脳波基礎律動 ･･･････････････････35
【ケース23】解離性（ヒステリー性）昏迷（図27）･････････････････････････････36
【ケース24】統合失調症緊張型の昏迷（図28）･････････････････････････････36

第4章　正常な基礎律動徐化—眠気と軽睡眠の脳波 ････････････････････39

4.1. 覚醒時から軽睡眠までの脳波変化—基礎律動変化と睡眠時突発波 ･････40
【ケース25】覚醒から軽睡眠までの脳波変化（図29〜31）･････････････････････40
【ケース26】睡眠時後頭部鋭一過波（POSTS）（図32）･･･････････････････････43

4.2. 眠気時の徐波律動 ･･･44
【ケース27】眠気時Fmθリズム（図33）･････････････････････････････････････44
【ケース28】眠気時デルタ律動（図34）･････････････････････････････････････45
【ケース29】眠気時の高振幅シータ群発（図35）･････････････････････････････45

4.3. 眠気時徐波律動のlazy activity ･･････････････････････････････････････47
【ケース30】眠気時徐波律動のlazy activity（図36）･････････････････････････47

4.4. てんかん性突発波との鑑別を要する睡眠時突発波 ･･･････････････････49
【ケース31】てんかん発作波に似た頭蓋頂鋭波とシータ律動（図37）･･･････････49
【ケース32】てんかん性棘徐波複合に似たK複合—mitten pattern（図38）･････50

第5章　てんかんの脳波 ･･･53

5.1. てんかんの基礎知識—臨床症状 ･･････････････････････････････････････54
5.2. てんかんの基礎知識—脳波所見 ･･････････････････････････････････････55
5.3. 部分発作 ･･56
5.3.1. 部分発作の発作間欠期脳波 ････････････････････････････････････57
【ケース33】複雑部分発作と二次性全般化強直間代発作を繰り返す、
　　　　　　多発性海綿状血管腫の発作間欠期脳波（図41）･･････････････････57
【ケース34】体性感覚発作と二次性全般化強直間代発作を呈する、
　　　　　　軽睡眠時棘徐波複合（図42）･････････････････････････････････58
【ケース35】焦点運動発作の発作間欠期脳波（図43）･････････････････････････60

【ケース36】複雑部分発作を呈する海綿状血管腫の発作間欠期脳波
　　　　　　　　　―耳朶活性1（図44） ………………………………………………60
　　　【ケース37】脳動静脈奇形による複雑部分発作の発作間欠期脳波
　　　　　　　　　―耳朶活性2（図45） ………………………………………………61
　　　【ケース38】複雑部分発作を呈する右尾状核欠損の発作間欠期脳波
　　　　　　　　　―耳朶活性3（図46） ………………………………………………62
　　　【ケース39】視覚発作を呈する後頭葉てんかんの発作間欠期脳波（図47～49）……63
　　5.3.2. 部分発作の発作期脳波 ………………………………………………………66
　　　【ケース40】過呼吸賦活による基礎律動の高振幅徐化
　　　　　　　　　―large build up（図50） ………………………………………………66
　　　【ケース41】過呼吸賦活によって誘発された両側頬部の
　　　　　　　　　けいれん発作と発作期脳波（図51） …………………………………68
　　　【ケース42】幻嗅発作の発作期脳波（図52～54） ……………………………………68
　　　【ケース43】「キリンがみえる」幻視発作の発作期脳波（図55、56） ………………70
　　　【ケース44】睡眠中に発作を繰り返す前頭葉てんかん（図57、58） ………………72
5.4. 全般発作 ……………………………………………………………………………74
　　　【ケース45】けいれん薬によって誘発された強直間代発作（図59） ………………75
　　　【ケース46】欠神発作―短時間の3Hz 棘徐波複合（図60） ……………………75
　　　【ケース47】欠神発作―長時間の3Hz 棘徐波複合（図61） ……………………76
　　　【ケース48】睡眠時強直間代発作の発作間欠期脳波
　　　　　　　　　―広汎性両側同期性棘徐波複合（図62） ………………………………76
5.5. てんかんとの関連に疑問がもたれる棘波および棘徐波複合 ……………………78
　　5.5.1. 14＆6Hz 陽性棘波および6Hz 棘徐波複合 ………………………………78
　　　【ケース49】てんかん発作の既往のない6Hz 陽性棘波（図63A） ………………78
　　　【ケース50】てんかん発作の既往のない6Hz 棘徐波複合（図63B） ……………79
　　　【ケース51】てんかん発作の既往のない6Hz 棘徐波複合と6Hz 陽性棘波の混在
　　　　　　　　　（図63C） ……………………………………………………………79
　　　【ケース52】強直間代発作の発作間欠期にみられた14＆6Hz 陽性棘波
　　　　　　　　　（図64） ………………………………………………………………79
　　　【ケース53】前頭葉てんかん疑いの発作間欠期の6Hz 棘徐波複合（図65）………80
　　　【ケース54】抗精神病薬服薬時の6Hz 棘徐波複合と6Hz 陽性棘波（図66）……81
　　5.5.2. 小鋭棘波とアーチファクト ……………………………………………………82
　　　【ケース55】複雑部分発作の発作間欠期でみられた前頭部低振幅棘波（図67A）
　　　　　　　　　………………………………………………………………………82
　　　【ケース56】心電図による棘波様アーチファクト（図67B） ………………………83
　　　【ケース57】外眼筋による棘波様アーチファクト（図67C） ………………………83
　　5.5.3. 側頭部シータ群発 ………………………………………………………………84
　　　【ケース58】複雑部分発作の発作間欠期の側頭部シータ群発（図68） ……………84
5.6. 脳波現象の合成により、棘徐波複合と見誤る所見 ………………………………86
　　　【ケース59】棘徐波複合に類似する児童青年期の後頭部徐波（図69） ……………86
　　　【ケース60】片側性 mitten pattern（図70） …………………………………………87
5.7. てんかん重積状態 …………………………………………………………………88
　　　【ケース61】複雑部分発作重積状態の脳波（図71、72） …………………………88

【ケース 62】欠神発作重積状態の脳波（図 73）・・・・・・・・・・・・・・・・・・・・・・・・・・・・・・・・・88
　【ケース 63】非けいれん性発作重積状態を呈した認知症（図 74、75）・・・・・・・・・・90
　【ケース 64】ミオクローヌス発作重積状態でみられた周期性
　　　　　　　一側性てんかん形発射（PLED）（図 76）・・・・・・・・・・・・・・・・・・・・・92
　【ケース 65】強直間代発作後意識混濁時の脳波―1（図 77）・・・・・・・・・・・・・・・・・・93
　【ケース 66】強直間代発作後意識混濁時の脳波―2（図 78～80）・・・・・・・・・・・・・94

第 6 章　反復する突発波　・・・99

6.1. クロイツフェルト・ヤコブ病の周期性同期性放電・・・・・・・・・・・・・・・・・・・・・・・・・・・100
　【ケース 67】視空間認知障害を初発症状とした CJD（図 81～83）・・・・・・・・・・・・・101
　【ケース 68】視覚障害を初発症状とした CJD（図 84～91）・・・・・・・・・・・・・・・・・・・103
6.2. ウイルス脳炎・・・108
　【ケース 69】ヘルペス脳炎の周期性一側性てんかん形発射（図 92～94）・・・・・・108
　【ケース 70】運動性失語を初発症状とする非ヘルペス脳炎（図 95～97）・・・・・・110
6.3. 肝性脳症の三相波・・・113
　【ケース 71】肝性脳症の三相波（図 98A）・・・・・・・・・・・・・・・・・・・・・・・・・・・・・・・・・・・・113
　【ケース 72】肝性脳症の三相波―FIRDA との鑑別（図 98B）・・・・・・・・・・・・・・・・・114
　【ケース 73】肝性脳症からの回復（図 99）・・・・・・・・・・・・・・・・・・・・・・・・・・・・・・・・・・・115
6.4. 蘇生後脳症・・・115
　【ケース 74】蘇生後脳症の burst suppression（図 100、101）・・・・・・・・・・・・・・・116
　【ケース 75】脳死の平坦脳波（図 102）・・・・・・・・・・・・・・・・・・・・・・・・・・・・・・・・・・・・・・117

第 7 章　認知症とその周辺　・・119

7.1. アルツハイマー型認知症・・121
　【ケース 76】初期アルツハイマー型認知症の脳波（図 103A）・・・・・・・・・・・・・・・・・122
　【ケース 77】中等度アルツハイマー型認知症の脳波（図 103B）・・・・・・・・・・・・・・・122
　【ケース 78】重症アルツハイマー型認知症の脳波（図 104）・・・・・・・・・・・・・・・・・・・123
　【ケース 79】アルツハイマー型認知症初期段階の FIRDA（図 105）・・・・・・・・・・・123
7.2. レビー小体型認知症・・124
　【ケース 80】軽度レビー小体型認知症の脳波（図 106）・・・・・・・・・・・・・・・・・・・・・・・124
　【ケース 81】レビー小体型認知症の脳波（図 107、108）・・・・・・・・・・・・・・・・・・・・・125
7.3. 前頭側頭葉変性症・・・127
　【ケース 82】前頭側頭型認知症の脳波（図 109）・・・・・・・・・・・・・・・・・・・・・・・・・・・・・127
　【ケース 83】意味性認知症の脳波―FIRDA（図 110）・・・・・・・・・・・・・・・・・・・・・・・・128
　【ケース 84】前頭側頭型認知症の基礎律動徐化（図 111）・・・・・・・・・・・・・・・・・・・・129
7.4. 血管性認知症・・130
　【ケース 85】左前脳基底部出血性梗塞によるせん妄と認知症（図 112、113）・・130
　【ケース 86】多発脳梗塞による認知症（図 114、115）・・・・・・・・・・・・・・・・・・・・・・・132
　【ケース 87】前頭葉症状を呈し、血管性病変を有する軽度認知障害（図 116）・・・133

【ケース88】うつ症状を呈し、血管性病変を有する軽度認知障害（図117）········134
7.5. 進行麻痺···135
　　　【ケース89】健忘を呈した進行麻痺（図118、119）·······································136
　　　【ケース90】幻覚妄想を呈した進行麻痺（図120、121）···································137
7.6. その他··139
　　　【ケース91】健忘症候群を呈した辺縁系脳炎後遺症（図122）·····························139
　　　【ケース92】認知症を呈した前頭葉脳腫瘍の片側性FIRDA（図123）······················140

索引···143

第1章

脳波を判読するために必要な基礎知識

脳波検査の有用性と限界
脳波は何を計測しているか？
脳波基礎律動の周波数をどう理解するか？
電極配置
記録電極導出法
どんな状態の脳波を測定するのか？——安静時脳波と賦活脳波
脳波のどんな現象を評価するか？

1章　脳波を判読するために必要な基礎知識

1.1. 脳波検査の有用性と限界

　Computed tomography（CT）や magnetic resonance imaging（MRI）などの脳形態画像および positron emission tomography（PET）や single photon emission computed tomography（SPECT）で代表される脳機能画像の進歩に比較し、脳波は、1929 年の Hans Berger による最初の報告以降、基本的技術に大きな進歩はない。この古びた見劣りのする印象が、脳波が敬遠される理由の一つかもしれない。しかし、より致命的な理由は、脳波所見はビジュアルに訴える力が弱く、その解釈がわかりづらいこと、脳のどの部位の機能と関連した現象であるか同定が難しいことであろう。さらに、疾患に特異的な所見はてんかんなど一部に限られ、脳波のみで診断できる疾患が少ないことも大きな理由の一つである。

　脳波現象の脳局在を明らかにするためには、脳波の空間分解能は悪すぎる。しかし、時々刻々と変化する脳活動（一つの情報過程が数 10 ミリ秒から数 100 ミリ秒と推測される）を捉える優れた時間分解能を持つ検査は、脳波と脳磁図（magnetoencephalography：MEG）だけである。高価な脳磁図を利用できる医療施設が限られていることを考えると、脳波は臨床現場で脳活動を測定できる唯一の検査といえる。また、侵襲性がなく、測定が簡便であるため、反復して測定できる。さらに、ポータブル脳波計を用いれば病棟でも測定可能で、無線技術を用いれば数日に及ぶ長時間にわたり被検者の行動を制限せずに測定することも可能である。

　脳波の利点と欠点を**表 1**にまとめた。臨床的な有用性と限界を十分理解し、脳波を測定し、判読すべきである。

表 1　脳波の利点と欠点

利　点
① 時間分解能がすぐれ、時々刻々と変化する脳機能を追うことができる。
② 価格が安価で、検査が簡便であり、多くの医療機関で利用できる。
③ 侵襲性がなく、場所を選ばず、長時間、繰り返し測定が可能である。

欠　点
① 時間分解能が悪く、脳波現象の脳局在を同定できない。
② 所見の解釈が難しい（視覚に訴えるものがない）
③ 臨床的に脳機能の異常は評価できるが、疾患に特異的な現象が少なく、診断できる疾患が限られている。

1.2. 脳波は何を計測しているか？

　脳波は、頭皮上に配置した電極を用いて記録された、その直下にある大脳皮質神経細胞の電気活動である。

　脳波が記録する神経細胞の電気活動とは何か？　**図 1**の模式図を用いて説明する。ただ、この部分を理解しなくても、脳波判読はできるので、興味がない読者は読む必要はない。すっ飛ばして、**1.3.**を読んでほしい。

　神経細胞は大脳皮質灰白質（長方形で示す）に 6 層をなして配列している。個々の神経細胞は、興奮性と抑制性の 2 つの入力を受け、複雑なパターンの電気信号が誘発される。

　まず、興奮性入力が大脳灰白質の表層に興奮性シナプスを形成する場合（A1）、入力細胞の興奮により、神経細胞に脱分極（細胞膜内側の電位が安静時よりプラス側へ向かう：興奮性シナプス後電位）が誘発される。この現象は、細胞膜のナトリウムチャンネ

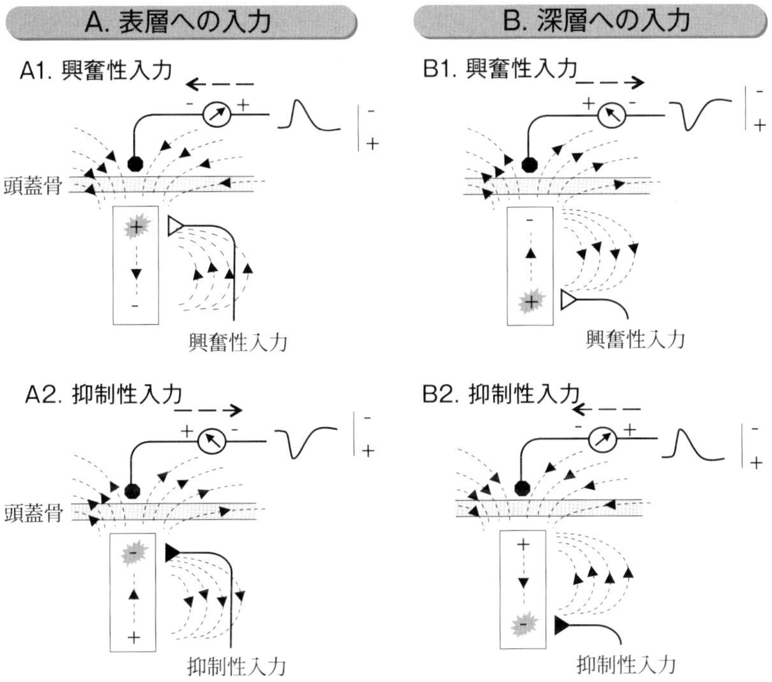

図1
脳波は、神経細胞電気活動の何を反映するのか？
A：大脳皮質表層への神経入力によって誘発される脳波信号。
B：大脳皮質深層への神経入力によって誘発される脳波信号。
破線矢印：局所電流。脳波は慣例的にマイナスを上向きにして記載される。

ルが開口し、細胞外液のナトリウムイオン（陽イオン）が細胞内へ流入するために生じる現象である。つまり、電流の流れる方向（陽イオンの流れる方向）は、興奮細胞の外から内に向かうことになる。この電流は細胞外では興奮部に向かって流れる（興奮部が吸い込み口：sink）。この電流を局所電流（破線矢印）という。一つの細胞の興奮によって生じる局所電流は微弱であるが、多くの細胞が一度に興奮すれば、ある程度大きな局所電流が生じ、その電流は頭蓋骨を通して、頭皮上にも流れる。頭皮上では、興奮細胞直上の頭皮に向かって局所電流が流れ、電位差が生じる。興奮細胞の上に置いた電極と遠くにある電極の間で電位差を測定すれば、興奮細胞の近傍電極では、マイナスのふれが記録される。脳波はこの電位差の変化を交流増幅器を介して記録したものである。脳波は、慣例上マイナスのふれを上向きで記載する。つまり脳波の上向きのふれは、大脳皮質表層の興奮を示すことになる。

次に、興奮性入力が深層に興奮性シナプスを形成する場合（**B1**）、深層の興奮部位に向かって局所電流が流れる。このために、表層に吹き出し口（source）ができ、頭皮上の電極では、興奮の近傍電極部位から遠方電極部位に向かって局所電流が流れ、近傍電極の電位がプラスのふれとなる。

一方、抑制性入力の場合は、興奮性入力と逆方向の局所電流が生じる。抑制入力が灰白質の表層に抑制シナプスを形成する場合（**A2**）、神経細胞に過分極（細胞膜内側の電位が安静時よりマイナスになる：抑制性シナプス後電位）を誘発する。この過分極は、塩素イオンチャンネルとカリウムイオンチャンネルの開口による、細胞外液の塩素イオン（陰イオン）の細胞内への流入と細胞内液のカリウムイオン（陽イオン）の細胞外への流出によって生じる。いずれのイオンの流れによっても、細胞内から細胞外に向けて電流が流れる。すなわち、抑制部が電流の吹き出し口となる。このため、頭皮上の近傍電極では、遠方の電極に対して、プラスのふれが記録される。

他方、抑制入力が深層で抑制性のシナプスを形成する場合（**B2**）、深層に電流の吹き出し口、表層が吸い込み口となり、その結果、その近傍の頭皮電極では、遠方に対して、電位はマイナスとなる。

実際には、個々の神経細胞におけるシナプス形成および神経細胞の配列は複雑であり、上記の4つの電気信号が複雑に合成され、脳波の形状ができている。

1.3. 脳波基礎律動の周波数をどう理解するか？

脳波電気信号のなかで、ある一定のリズムで正弦波様に反復する電位変化を、**基礎律動**または**基礎波**とよぶ。基礎律動の周波数が脳活性を反映する指標であるため、周波数の意味を理解することが、脳波を判読するうえでもっとも重要である。

図2の模式図を用いて基礎律動の発生機序について簡単に説明する。入力神経線維 a の信号（活動電位）が一定の周波数で反復すると、その入力信号に反応して、大脳皮質神経細胞 b に同一周期のシナプス後電位が誘発される。そのシナプス後電位を頭皮上で記録したものが脳波であることは 1.2. で説明した通りであり、入力信号と同一の周波数の基礎律動が記録される。

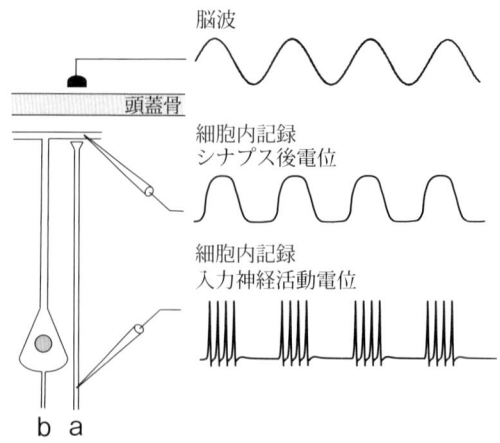

図2　基礎律動の発生機序
入力線維 a が大脳皮質細胞 b に興奮性シナプスを作る。入力線維 a の一定周期の興奮が細胞 b に同一周期で反復する興奮性シナプス後電位を誘発し、頭皮電極では同一周期で反復する脳波基礎律動を記録する。

通常の脳波記録で用いられる閉眼安静時の基礎律動は、周波数 10 Hz 前後のアルファ律動が主であるが、アルファ律動は、大脳皮質細胞にシナプスを作る視床細胞がペースメーカーとなり、その入力が大脳皮質細胞に 10 Hz のシナプス後電位を誘発し、10 Hz の基礎律動として脳波上記録されたものである。

重要なことは、この周波数の変動が、脳活性を評価する重要な指標となることである。図3の模式図を用いて説明する。前述の通り、脳波は多数の神経細胞が同時に興奮して初めて記録することが可能となる。たとえば、4つの隣接する神経細胞 1〜4 が同時に興奮する場合、その近傍の電極で興奮周期に一致した周波数の"波"が記録される（**A**）。また、仮に 2 つの細胞（3 と 4）が他の 2 つの細胞（1 と 2）と半周期分時間がずれて興奮した場合、一度に興奮する細胞数が減るため、局所電流が減少し、その結果脳波の振幅が小さくなり、興奮する時点は

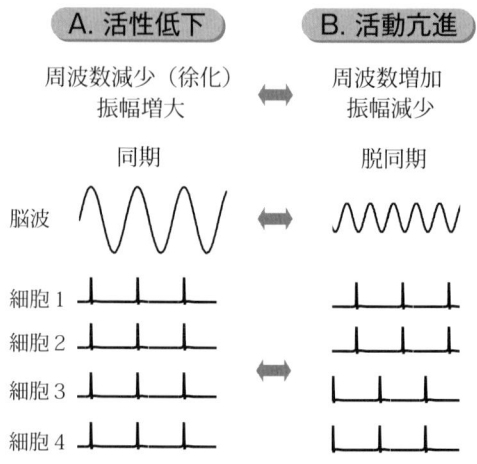

図3　基礎律動の周波数は何を反映するのか？
A：脳活性低下を反映した神経細胞興奮の同期化により脳波基礎律動の高振幅徐波化が起こる。
B：脳活性亢進を反映した神経細胞興奮の脱同期化により脳波基礎律動の低振幅化と速波化が起こる。

2倍になるため、周波数も2倍となる（**B**）。**A**のように多くの細胞が同時に興奮することを同期といい、**B**のようにばらばらに興奮することを脱同期という。脳活性が低下すると同期して興奮し、逆に脳活性が亢進すると脱同期すると考えられている。目を閉じ、リラックスした状態（通常脳波記録に用いられる状態）では、周期が10 Hz前後となる程度に脳細胞の興奮が同期している。この状態より脳の機能が低下すれば、脳細胞はより同期して興奮するため、10 Hzより脳波周波数が減少し、振幅が増大する。この周波数減少と振幅増大は、**高振幅徐化**とよばれる。

このように、周波数は、脳波の判読でもっとも注意すべき指標である。

脳波の周波数は、以下の帯域に区分される。

> デルタ律動（あるいはデルタ波）……… 0.5〜3 Hz
> シータ律動（あるいはシータ波）……… 4〜7 Hz
> アルファ律動（あるいはアルファ波）……… 8〜13 Hz
> ベータ律動（あるいはベータ波）……… 14 Hz以上

1.4. 電極配置

電極は、国際10-20法に基づいて、配置される（図4）。

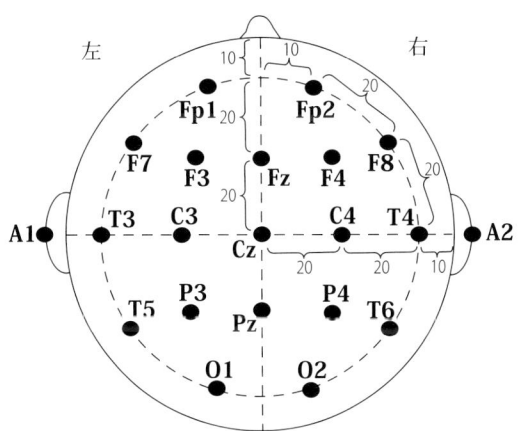

図4　国際10-20法による電極配置図

鼻根と後頭結節を結ぶ線または両耳朶を結ぶ線を10%と20%で区分して、電極部位を決定する。部位の名称は、

文字		数字	
Fp (frontal pole)	前頭極部	奇数	左半球
F (frontal)	前頭部	偶数	右半球
C (central)	中心部	z	正中部
P (parietal)	頭頂部		
T (temporal)	側頭部		
O (occipital)	後頭部		
A (auricular)	耳朶		

の組み合わせで表記する。この図で示す通り、頭皮電極の配置図では、頭を上から見たままに、右は右半球、左は左半球を表す。本書では、脳波とともに MRI や SPECT などの脳画像を呈示するが、脳画像は慣例として、画像の右が左半球、左が右半球となり、脳波の2次元分布図と左右が逆である。そこで本書では、脳画像に一致させ、電極配置図の左右を反転して呈示する。

1.5. 記録電極導出法

　脳波は、局所電流によって生じる電位差を頭皮上に配置した電極を用いて記録したものであると既に述べた。電位差という限りは、2つの電極が必要であり、その間の電位差を記録する。ある特定の電極を**基準電極**とし、その基準電極と頭皮上に配置した電極（**活性電極**）間の電位差を記録する方法を**基準電極導出法**という（**図5A：a と b**）。基準電極としてもっともよく用いられる部位は、耳朶（**図4 の A1 と A2**）であるが、そのほか鼻尖や乳様突起も基準電極によく用いられる部位である。もし、基準電極から脳の電気活動が記録されなければ、基準電極導出法により、頭皮上の電極部位直下で発生した脳波を正確に記録することになる。このため、基準電極導出法を、別名**単極導出法**ともいう。しかし、まったく電気現象を検出しない基準電極はない。このため、単極導出法という名称は厳密には誤りである。しかし、本書でも慣例に従い、単極導出法あるいは単極誘導という名称も用いることとする。

　一方、隣接する2つの活性電極間の電位差の測定を、**双極導出法（双極誘導）**という（**図5A：c**）。脳波の発生源の局在を検討するには、双極導出法が優れている。**図5B** で示すように、頭皮電極 b の直下の脳神経細胞が興奮した場合、頭皮上では b に向かって

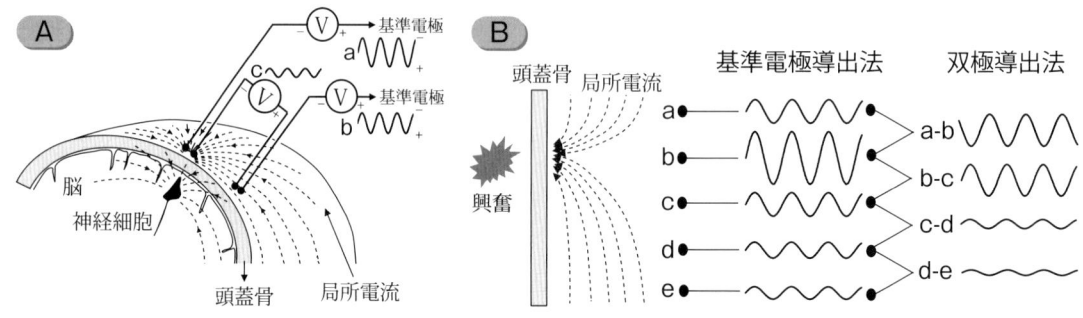

図5　基準電極導出法と双極導出法

局所電流が流れる。この局所電流は興奮の近傍 b では電流量が多く、遠方 e では電流量が少ない。くわえて、b の周辺で急激に局所電流量が増大する。このため、双極導出法において、局所電流量が急激に増大する興奮近傍の電極ペア（a-b、b-c）では大きな電位差が、局所電流量の変化が緩やかな遠方の電極のペア（d-e）では極端に小さな電位差しか記録されない。さらに、b での振幅がいちばん大きいため、a-b と b-c の電極ペアでは、波の極性が逆になる。この現象を位相逆転（phase reversal）という。位相逆転は、波の発生源の存在を示す重要な指標である。このように、局在性を明らかにしたいときは、必ず双極導出法を用いるべきである。

　局所電流の向きから、興奮近傍の活性電極は、基準電極に比べ、負の電位となる。脳波は、慣例として、負の電位を上向きに記録する。たとえば、てんかん患者の脳波において、てんかん焦点に向かって強い局所電流が流れ、その近傍の活性電極で大きな負の電位が記録される。このため、焦点近傍のてんかん性棘波は上向きに記録される。棘波については、第 5 章で述べる。

1.6. どんな状態の脳波を測定するのか？—安静時脳波と賦活脳波

　脳波は脳活動のわずかな変化も記録する感度の高い測定機であるから、測定中の被検者の状態をある程度一定にしなければ、正確な評価ができない。このため、被検者にある一定の状態を保つように、検査者はうまく指示する必要がある。以下、日常臨床でどの状態の脳波を測定すべきかについて述べる。

　脳波は、被検者の安静時脳波を安定して記録する必要がある。安静時脳波を記録するため、被検者に「目を閉じ、リラックスしてください。ただし、眠らないように」と指示し、安静閉眼覚醒時の脳波を記録する。

　さらに脳機能を活性化あるいは低下させる課題や刺激を行い、それにともなう脳波変化を評価する。賦活脳波あるいは誘発脳波という。

　よく用いられる賦活法あるいは誘発法は、

> ①開眼：
> 　光刺激のいちばん簡単な方法は、開眼である。数秒間の開眼を指示する。
> ②過呼吸（hyperventilation）：
> 　3〜4 分間、1 分間につき 20 回程度の深呼吸を指示する。
> ③間欠的閃光刺激（intermittent photic stimulation）：
> 　短時間の高頻度光刺激を行う。
> ④睡眠誘発：薬物誘発あるいは自然睡眠の脳波記録。

1.7. 脳波のどんな現象を評価するか？

　評価すべきは、基礎律動と突発波の 2 つの電気活動である。

　脳波は一定の周波数で、持続的に電位が変化する。この電位変動を基礎律動ということはすでに述べた。繰り返しになるが、基礎律動の周波数変化が、脳活動を反映している。特に周波数の減少、すなわち基礎律動が遅くなること（徐波化あるいは徐化）が、眠気などの生理現象であれ、意識障害などの病的なものであれ、脳活動の低下を反映し

ている。

　一方、突発波は、基礎律動から明確に区別される、持続時間の短い、一過性の電気現象である。なかでも、病的な突発波の代表は、てんかん性棘波であり、てんかん診断のもっとも重要な所見であるが、突発波は生理的現象でもみられるため、病的か生理的か鑑別が必要である。

第 1 章 の ま と め

1. 判読に必要な脳波の電気生理学的意味について説明した。
2. 脳波の記録法（導出法）には、基準電極導出法と双極導出法の2つがある。
3. 脳波は、基礎律動と突発波の2現象を評価する。
4. 基礎律動は、脳活性の低下時に脳細胞興奮が同期化し、振幅増大と周波数減少（高振幅徐化）が起こる。基礎律動徐化は脳活性異常を反映するもっとも重要な指標である。

コラム1

脳波の解析する　第一話　―フーリエ変換―

　脳波判読とは"波"を見たままに感知することで、その感知するアンテナの張り方を手ほどきするのが本書の目的であった。しかし、見た目だけではわからない"何か重要な"情報が、波の間に隠れているかもしれない。その隠れた情報を白日に晒す暗号解読を脳波解析と総称して呼ぶ。ある情報を引っ張り出すためには、他の大事な情報を犠牲にする必要があり、万能な解析法はない。このコラムの紙面を借り、代表的な脳波解析法を紹介したい。

　周波数解析は、本書でも再三取り上げた最もポピュラーな解析法である。この解析では、まず、複雑な脳波を様々な周波数の単振動からなる合成波であると仮定し、その仮定に基づいて、それぞれの周波数成分の出現量を算出する。もちろん手計算できるわけではなく、コンピュータにお願いして、計算してもらう。その計算には、高速フーリエ変換法が汎用される。周波数解析に興味のある、おそらく少数の読者のために、その理論を簡単に説明する。もちろん著者は、簡単にしか説明できない。

　まず、脳波の振幅（μV）を、時間 t を変数とする関数 $f(t)$ とする。この関数のフーリエ変換の定義式は、次のようになる。

$$F(\omega) \equiv \int_{-\infty}^{\infty} f(t) e^{-i\omega t} dt$$

$\omega = 2\pi f$、ω は角周波数、f は周波数である。$i = \sqrt{-1}$ は虚数単位である。虚数が出てくると途端に拒否反応が出るので、この数式には深入りしない。ただ、この式の意味するところを直感的に理解すると、右辺の $f(t)$、すなわち脳波は"時間の世界"の現象であるが、左辺の $F(\omega)$ は同じ現象を"周波数の世界"に換えて見せてくれる。

　くり返すが、この関数によって得られる値は、複素数である。すなわち、角周波数が $\omega 1$ の時、その値は $F(\omega 1) = a + bi = r(\cos\theta + i\sin\theta)$ となる。複素平面で表すと理解しやすいが、その座標 (a, b) と原点間の距離 $r = \sqrt{a^2 + b^2}$ は、$F(\omega 1)$ の"大きさ"を表す。これを周波数成分 $\omega 1$ の振幅スペクトルと呼び、r^2 をパワースペクトルと呼ぶ。いずれも、分解された各周波数成分の出現量の指標となる。本書では、振幅スペクトルを用いている。

　以上のフーリエ変換は、連続変数の関数に適応されるが、脳波は、ある時間間隔でサンプリングしたデータであるため、通常のフーリエ変換ではなく、離散的フーリエ変換を用いる。しかし、サンプリング数の大きな離散的フーリエ変換をデジタル演算によりそのまま行えば、時間がかかりすぎる。離散的フーリエ変換をコンピュータ上で効率よく計算するアルゴリズムが高速フーリエ変換である。

　最後に白状しなければならない。このフーリエ変換を用いた解析法は決して新しい方法ではない。1932年に Dietsch によって最初に報告された。Berger による脳波発見のわずか3年後である。脳波計測の歴史も古いが、定量解析も相当古い。

第 2 章

正常な基礎律動

健常脳波の基礎律動
　　後頭部優位性アルファ律動
　　中心部優位性アルファ律動（ミュー律動）

基礎律動の健常亜型
　　低電位脳波
　　ベータ律動
　　心理状態により変動する基礎律動

2章　正常な基礎律動

2.1　健常脳波の基礎律動

　評価すべき脳波の電気信号は、**基礎律動**と**突発波**である。この章では、正常な基礎律動について説明する。基礎律動とは、ある状態での、一定の周波数で、持続的に反復する電位変化をいう。その変化は正弦波様の波の形をとることが多い。通常は、「目を閉じ、何もしないが、決して眠ってはいない」、閉眼安静かつ覚醒時の脳波の基礎律動によって、脳活性の評価を行う。

　波には、重要な3要素がある。波の**振幅**（最大または最小の大きさ）、**周波数**（1秒間の波の数）、そして**位相**（最大あるいは最小となる時点）である。基礎律動もまたこの3要素を考慮して評価する。

　以下、実際の脳波を呈示して、基礎律動を説明する。

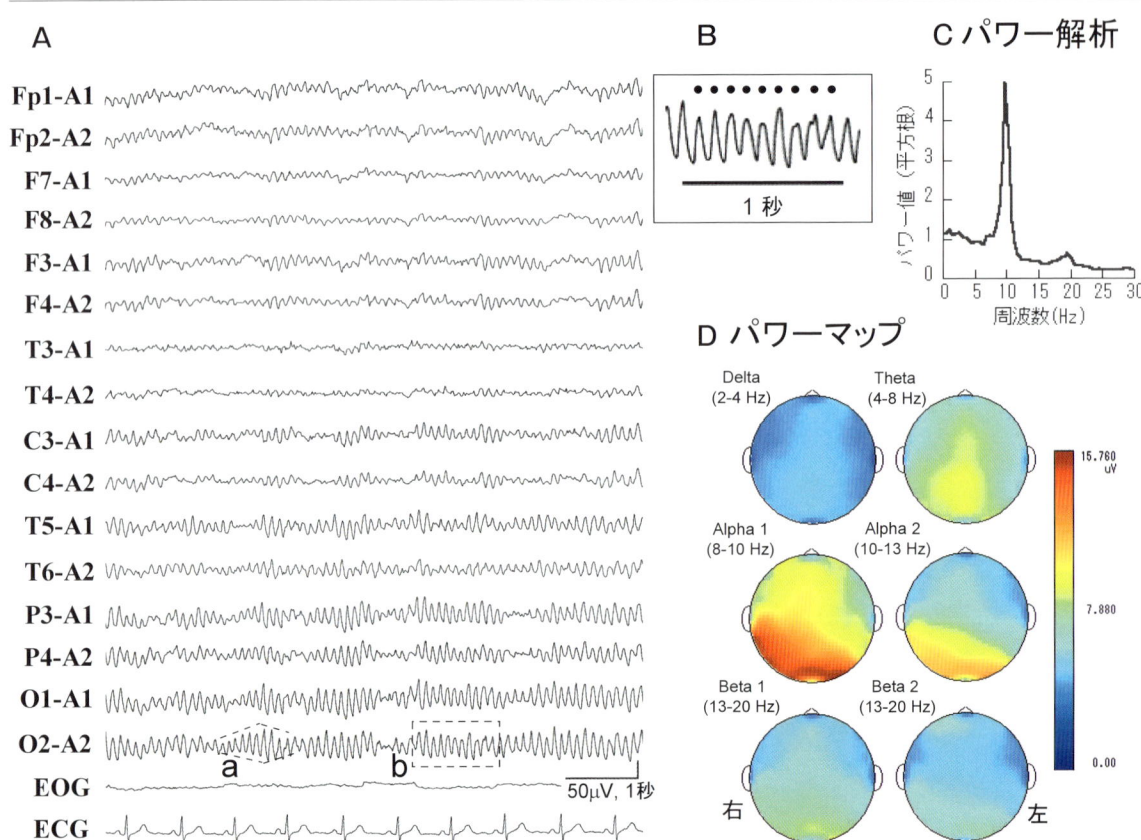

図6　健常者の安静、覚醒、閉眼時の脳波
【ケース1】28歳健常女性。A：脳波。B：Aの破線枠部分 b の拡大。C：全電極平均パワー（平方根値）の分布。D：各周波数帯域のパワーマップ（平方根値）。

2.1.1. 後頭部優位性アルファ律動
【ケース1】健常者脳波の基礎律動

28歳の健常女性。**図6A**の脳波は、同側の耳朶を基準電極とする基準電極導出法（単極誘導）により記録した、閉眼安静覚醒時脳波である。アーチファクトを鑑別するため、眼電図（EOG）と心電図（ECG）を同時記録する。電位が一定のリズム（周波数）で変動し、"波"となってみられる。これを、基礎律動、基礎波、背景脳波あるいは背景活動という。脳波は通常1秒を3cmで記録するので、定規をあて3cm分の波のピークを数えれば、基礎律動の周波数がわかる。**b**の部分の周波数を測定しよう。この部分を**B**で拡大する。1秒間の波のピーク数（●）が9～10であり、周波数は9～10Hzのアルファ律動（あるいはアルファ波、アルファ活動ともいう）が主であった。

このアルファ律動の振幅は、後頭部（O1、O2）でもっとも大きく、出現頻度も高い（後頭部優位性）。この後頭部優位性は、アルファ律動の主要な発生源が後頭葉であることを示している。また、左右半球の相同部位の振幅と周波数は、ほぼ等しい（左右対称性）。

振幅は一定ではなく、数秒の間隔で、漸増漸減を繰り返す（**図6A**の**a**）。この現象をwaxing and waningという。

以上の視察的評価にくわえ、定量的評価を**C**と**D**で示す。フーリエ変換により、周波数0.5Hzごとに波を分解し、それぞれのパワー値を計測する（本書では、パワーの平方根を求め、単位μVの振幅として計測した）。パワー値とは波の出現量を表す指標である。このパワー値を指標とする脳波の評価法を周波数解析法をいう（コラム1を参照）。**C**のグラフは、全活性電極の平均パワー値の分布を示す。このケースでは、約10Hzでパワー値のピークがみられた。**D**は、デルタ波からベータ波までの各周波数帯域のパワー値の二次元頭皮分布を示す。アルファ波の後頭部優位性は一目瞭然である。右半球でアルファ律動のパワー値が大きいが、通常右利きではアルファ律動の振幅は右でやや大きい。このような、基礎律動周波数の数値化およびビジュアル化は、ビギナーには理解しやすいかもしれない。

アルファ律動の周波数は、8～13Hzと規定されるが、健常成人の基礎律動の主成分は本ケースでみられるように10Hz前後である。

基礎律動の主要周波数は、年齢とともに変動する。生後3ヵ月ごろに後頭部優位の基礎律動が明らかになる。この基礎律動の周波数は、成長とともに増加し、アルファ律動となる。この基礎律動の発達には、神経軸索の髄鞘化が関与していると考えられている。

年齢による後頭部優位基礎律動の周波数の変化は、以下のとおりである。

```
3～12ヵ月……3～4ヵ月の4Hzに始まり、6Hzに達する。
12～36ヵ月…5～6Hzに始まり8Hzに達する。
3～5歳…………6～8Hzに始まり7～9Hzに達する。
6～12歳………10歳には10Hzに達する。
13歳～…………10Hzに維持される。
```

主要基礎律動の周波数変化に加え、成長とともに徐波の混入が減少する。本書では、成人脳波に限定して取り上げるため、成長期の脳波基礎律動について詳細は述べない。

いったん成熟した基礎律動は、加齢によって周波数の減少（徐化）が起こるとの報告もあるが、軽度認知症症例を除外すれば、少なくとも正常加齢により、周波数は減少しないとも報告されている。上述の通り、アルファ律動の周波数は8～13Hzであるが、

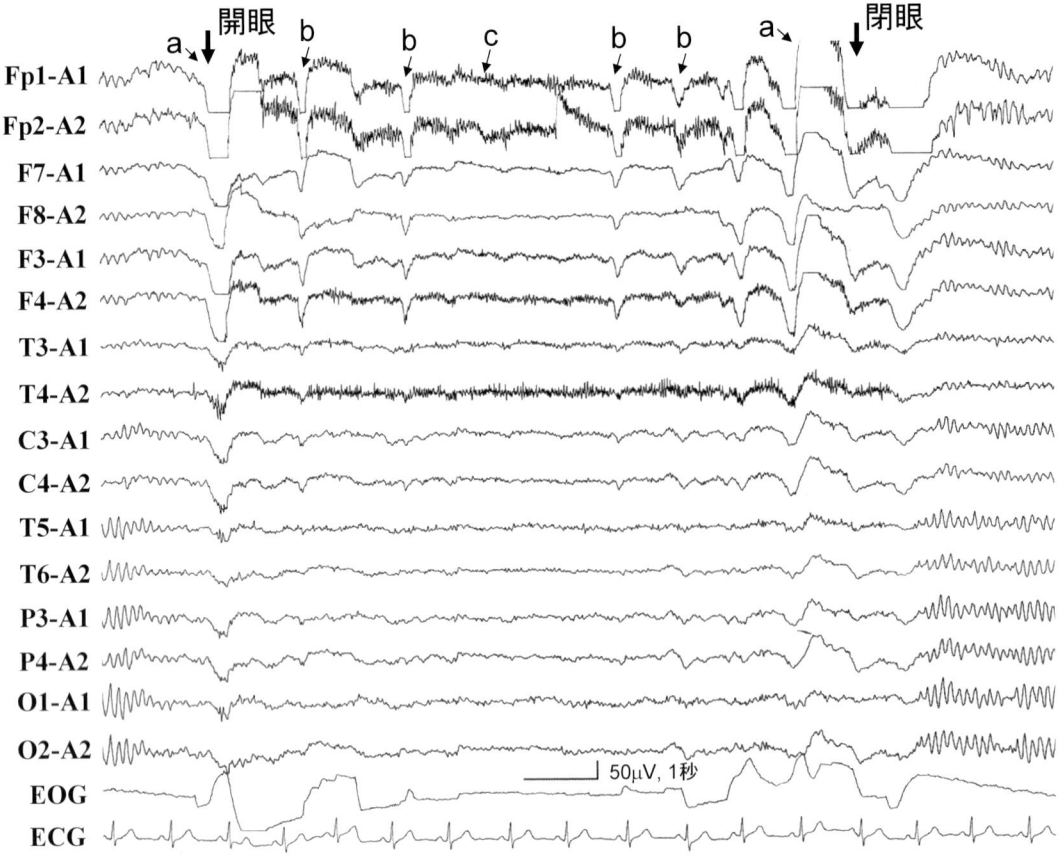

図7　健常者の開眼時脳波
【ケース1】28歳健常女性。図6と同じ。開眼時にアルファ律動が消失する（アルファ減衰）。a：開閉眼時の眼球運動のアーチファクト。b：瞬きのアーチファクト（下向きのふれ）。c：筋電図（高周波数）のアーチファクト。

健常成人では8.5Hz以上を維持する。このため、基礎律動が8Hz以下である場合は、たとえ高齢者であっても、何らかの機能障害を疑うべきである。

図7は図6と同じケースの開閉眼時の脳波である。アルファ律動は、開眼状態で消失した。この現象を**アルファ減衰**（alpha attenuation）あるいは**アルファブロック**（alpha blocking）という。開眼による視覚刺激が、脳活性の亢進、すなわち神経細胞興奮の脱同期を起こし、その結果、基礎律動の低振幅速波化がおこり、アルファ減衰を生じたと考えられる。開眼によりアルファ減衰の起こる理由は、アルファ律動の主要な発生源である後頭葉が、視覚情報処理に関与する中枢であるためである。

【ケース2】後頭部優位性アルファ律動

60歳健常女性。図8Aの上段に同側耳朶を基準電極とする、基準電極導出脳波（単極誘導）を示す。主となる基礎律動は、後頭部（O1-A1、O2-A2）に振幅の大きい、9～10Hzのアルファ律動である。振幅は右がやや大きい。【ケース1】の解説で、正常脳波の基礎律動は左右対称であると述べたが、一般に右利きの被験者は、劣位半球である右半球部位の記録部位で振幅がやや大きい傾向にある。後頭部優位性は、図8A下段の前後方向の双極導出脳波でもみられ、後頭部（P3-O1とP4-O2）に高振幅のアルファ律動がみられる一方、前頭部（Fp1-F3とFp2-F4）には、アルファ律動はみられない。

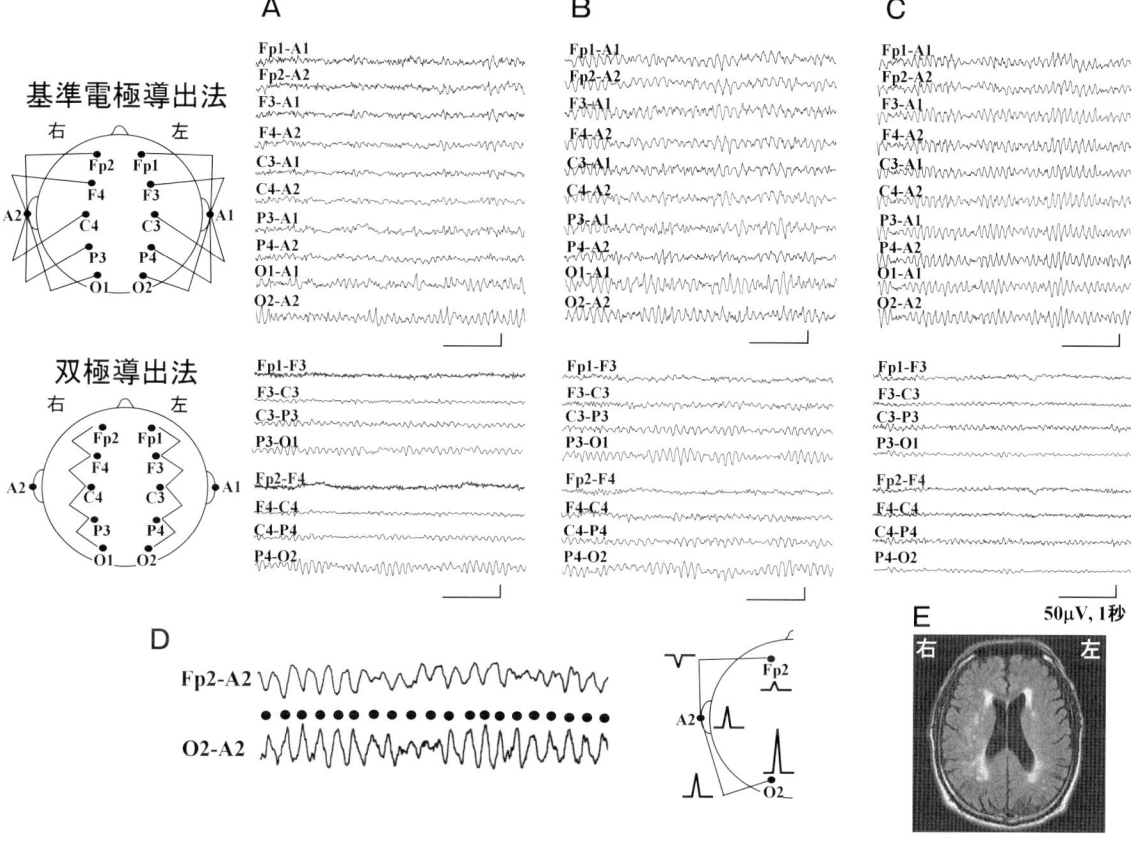

図8 アルファ律動の後頭部優位性
A:【ケース2】60歳健常女性。同側耳朶を基準電極とする基準電極導出脳波でも、前後方向の双極導出脳波でもアルファ律動の後頭部優位性が明らかである。B:【ケース3】69歳健常女性。基準電極導出脳波ではアルファ律動の後頭部優位性が不明瞭となったが、双極導出脳波では後頭部優位性が明瞭である。C:【ケース4】68歳男性。診断はうつ病。基準電極導出脳波、双極導出脳波ともに後頭部優位性が不明瞭である。D:B【ケース3】の基準電極導出脳波の拡大図。Fp2-A2とO2-A2のアルファ律動の極性が逆転している(●)。E:【ケース4】の頭部MRI画像(flair画像)。

【ケース3】双極導出法によって明らかとなる後頭部優位性アルファ律動

　69歳健常女性。図8B上段の基準電極導出脳波では、後頭部に10 Hz前後のアルファ律動をみとめるが、前頭部でも比較的振幅の大きいアルファ律動がみられ、後頭部優位性が不明瞭である。一般に基準電極導出法より、双極導出法のほうが、脳波発生源の局在性を明らかにするのに優れている。基準電極導出法で明瞭でなかった後頭部優位性が、図8B下段の前後方向の双極導出脳波で明らかになる。P3-O1、P4-O2で優位にアルファ律動がみられる。

　耳朶を基準電極とする導出法で、前頭部に記録されるアルファ律動は、必ずしも前頭葉起源というわけではない。DはBのFp2-A2とO2-A2の脳波の拡大図である。この2つの脳波の極性が逆になっていることに注目してほしい(●)。この極性の逆転をDの右図で説明する。耳朶電極が決して脳波を記録しない個所ではないことは前述した。もし、耳朶(A2)が脳波を記録すると仮定する。耳朶で記録した脳波の振幅が、後頭部脳波(O2)より小さく、前頭部脳波(Fp2)より大きいとすると、Fp2-A2の脳波は下向き、O2-A2の脳波は上向きとなり、極性が逆転する。このように、耳朶を基準電極とする脳波では、前頭部で記録される脳波の主要成分が、前頭葉起源ではなく、耳朶近傍の

側頭葉起源である可能性がある。つまり、後頭部優位のアルファ律動が耳朶側頭部にまで波及すると、側頭部近傍にある耳朶の基準電極がアルファ律動を検出してしまう。これが、基準電極導出波の前頭部でアルファ律動が検出され、アルファ律動が一見広汎に分布するようにみえる原因と考えられる。前後方向の双極導出脳波は、耳朶活性の影響を受けないので、後頭部優位性は、基準電極導出法ではなく、前後方向の双極導出法で判定すべきである。

【ケース4】後頭部優位性を欠くアルファ律動

63歳男性。抑うつ気分、思考抑制の強いうつ病。偽認知症症状（うつ病のため認知症と見誤る症状）をともなっていた。図8C 上段の基準電極導出脳波では、10 Hz のアルファ律動がみられるが、後頭部優位性はみられず、下段の双極誘導でも、C3-P3 と C4-P4 で振幅がわずかに大きいものの、明瞭な後頭部優位性はみられない。このケースのように、前後方向の双極誘導の所見により、はじめて、後頭部優位性の欠如が判断できる。図8E 下に【ケース4】の MRI を示す。ラクナ梗塞および脳室周囲と深部白質の慢性虚血性変化があった。

【ケース5】後頭部優位性を欠くアルファ律動

49歳男性。20歳頃より、隣人を対象とした被害妄想、まとまりのない会話（連合弛緩）をみとめ、頼まれもせずに交通整理をして地域住民から苦情が出たりした。未治療の統合失調症患者である。

同側耳朶を基準電極とする脳波（図9A）では、基礎律動が9 Hz のアルファ律動で、開眼によりアルファ減衰が生じる。しかし、アルファ律動は後頭部優位性を欠き、前頭から後頭部にわたり広汎に分布する。前後方向の双極導出脳波（図9B）おいても、アルファ律動の高振幅部位が前方へ移動しており、後頭部優位性が不明瞭となっている。基礎律動の周波数は正常であり、軽度異常と判断した。統合失調症の診断には症状と関連する脳器質病変の存在を除外することが最重要ポイントであるが、この程度の脳波異常は除外項目には該当しない。MRI にて脳萎縮と右側脳室後角にのう胞（矢印：ependymal cyst の疑い）をみとめる。この形態異常とアルファ律動の後頭部優位性欠如の関連は興味深い問題ではあるが、明らかではない。

アルファ律動が後頭部優位性を欠き、均一な頭皮上分布を示すものを広汎性アルファ律動（diffuse alpha rhythm）という。ただし、広汎性アルファ律動の厳密な定義は、広汎性の分布に加え、①周波数が8 Hz 前後に軽度に徐化し、②振幅漸増漸減（waxing and waning）がなく、ほぼ均一な振幅で単調に持続する特徴（monorhythmic）を有することである。広汎性アルファ律動は、脳の全般性の軽度低下を反映すると考えられ、脳血管性障害や抗てんかん薬長期内服患者に出現する。しかし、【ケース4】と【ケース5】の後頭部優位性を欠くアルファ律動は、その周波数が、9〜10 Hz と正常であり、広汎性アルファ律動には該当しない。また、開眼によるアルファ減衰もみられる（【ケース4】では呈示してないが）。脳機能低下は基礎律動徐化とアルファ減衰などの反応性低下によって判断すべきであり、後頭部優位性の欠如のみの場合は、臨床的に問題となる異常とはせず、境界あるいは軽度異常程度の所見と判定すべきである。

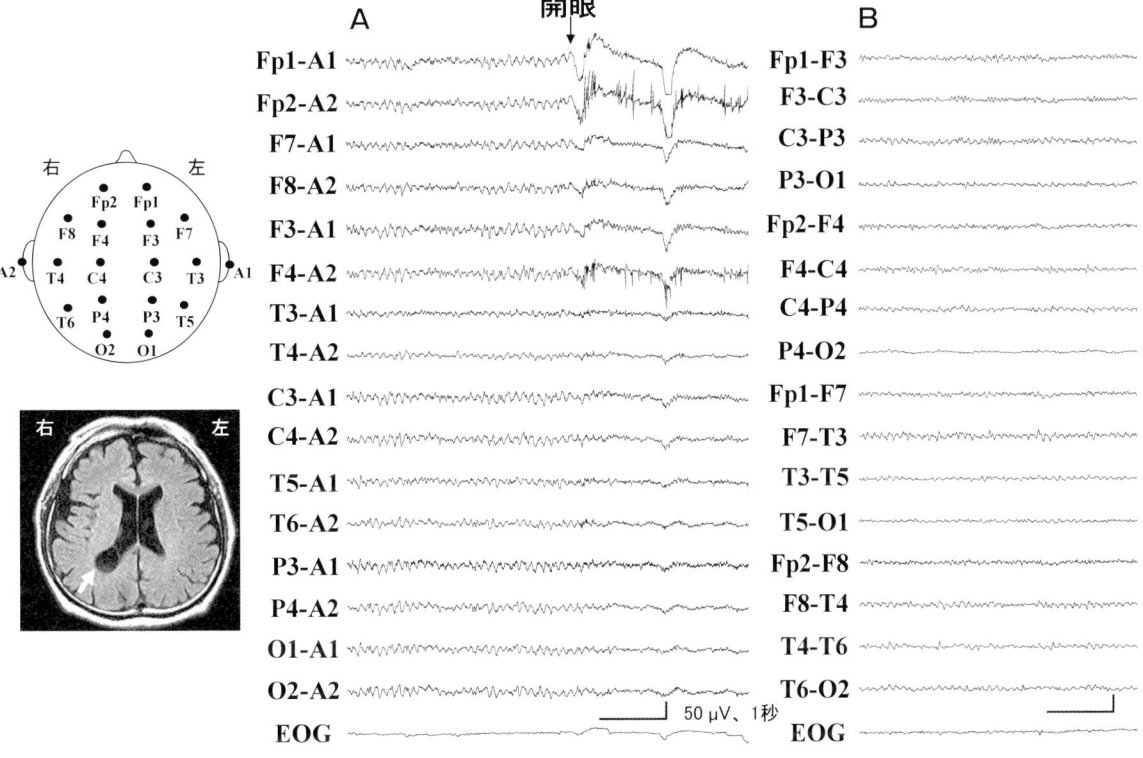

図9　後頭部優位性を欠くアルファ律動

【ケース5】49歳男性。診断は統合失調症。A：基準電極導出脳波。基礎律動は9Hzのアルファ律動が、開眼により減衰する。アルファ律動の後頭部優位性は不明瞭。B：双極導出脳波。アルファ律動の後頭部優位性は不明瞭である。MRI：右側脳室後角のう胞（矢印）。

2.1.2. 中心部優位性アルファ律動（ミュー律動）

アルファ律動の起源は、後頭葉のみではない。すべての被検者とはいかないが、他の脳部位起源のアルファ律動が観察されるケースがある。その代表が中心部ミュー律動である。ミュー律動は中心溝付近の電極（C3、C4）で出現する比較的規則正しいアーチ形の基礎律動であり、周波数は7〜11Hzで、アルファ律動に属する。

【ケース6】ミュー律動

19歳健常男性。前後方向の双極導出法において（**図10A**）、閉眼時の後頭部優位（P4-O2およびP3-O1）のアルファ律動は開眼により減衰（アルファ減衰）する。この開眼時に、中心部、特に左側F3-C3で低振幅の10Hzアルファ律動がみられる（**図10A：破線a、C：破線部の拡大脳波**）。この中心部に出現するアルファ律動をミュー律動と呼ぶ。

閉眼時脳波（**図10B**）において、手を握る運動を繰り返すと、後頭部優位のアルファ律動は変化しないが、F4-C4、F3-C3、C4-P4およびC3-P3でみられる中心部優位のミュー律動は消失する（**D**）。ミュー律動の発生源は中心溝前後の運動野および体性感覚野にある。手の運動により、運動および体性感覚野が活性化する。それにともない、この部位の大脳皮質神経細胞興奮が脱同期化し、ミュー律動が低振幅速波化し、その結果消失したと考えられる。この手の運動によるミュー律動消失には、後頭部優位アルファ

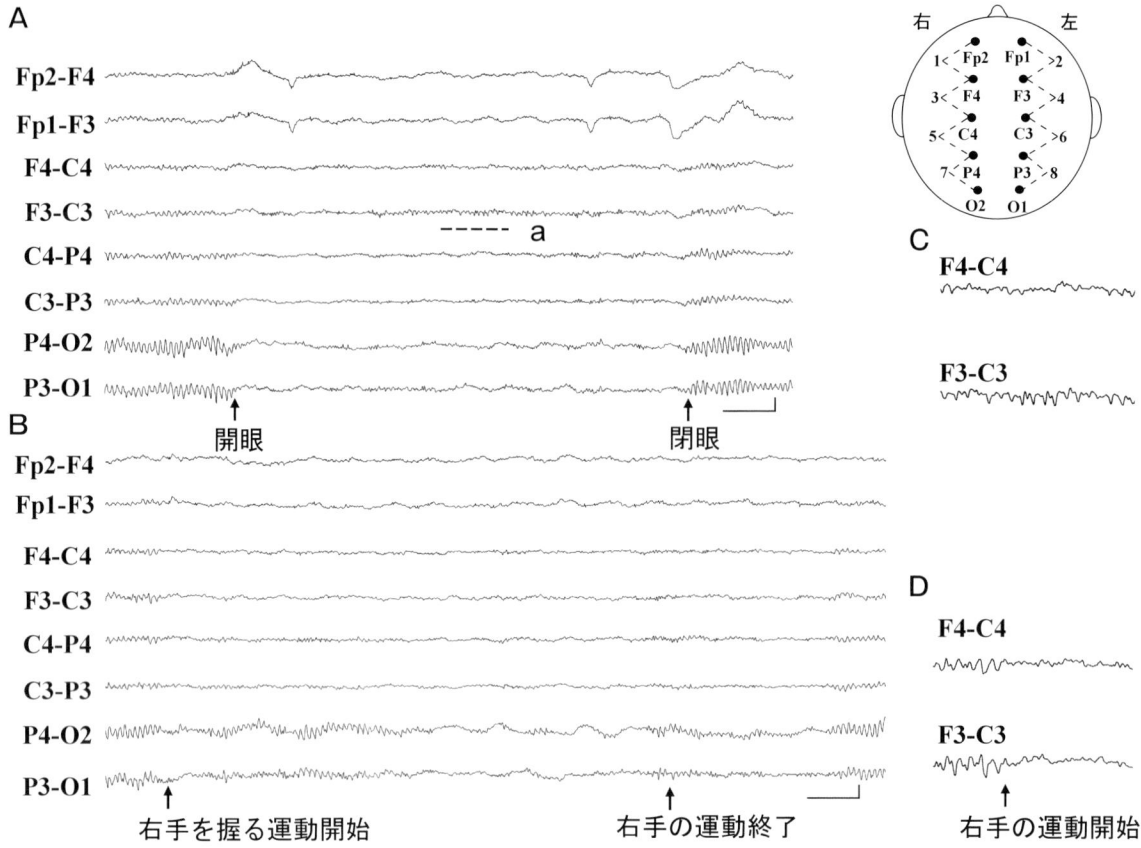

図10　ミュー律動：中心部優位性アルファ律動

【ケース6】19歳健常男性。前後方向の双極誘導。A：開眼時のミュー律動。開眼により、後頭部優位アルファ律動は消失する一方、ミュー律動（破線a）が見える。B：手の運動によるミュー律動の消失。手を繰り返し握る運動により、ミュー律動が消失するが、後頭部優位アルファ律動は残る。C：脳波（A）の拡大図。D：脳波（B）の拡大図。

律動の開眼によるアルファ減衰と同一の機序（脱同期化）が働いたと考えられる。

　ミュー律動は、正常所見と考えられる。視察的に観察される被検者は10%以下とする報告が多い。また、精神疾患または人格異常の患者ではやや出現頻度が高いともいわれている。ただし、周波数解析を用いると被験者の100%に出現することが報告されている。ミュー律動の臨床的意義には賛否両論あり、その出現頻度が低く、かつ出現しても低振幅であることからも、重視されないきらいがある。

　以上、基礎律動に関して、後頭部アルファ律動と中心部アルファ律動の2種類が視察的に観察可能であることを述べたが、振幅および頻度から、より注目されるのは後頭部優位アルファ律動であろう。

　そこで、健常な基礎律動の重要なチェックポイントを改めてリストアップする。

①閉眼時周波数：アルファ律動が主成分であり、周波数が8.5Hz以上。
②アルファ律動の分布：後頭部優位性、左右対称性（右利きで、やや右優位）。
③刺激に対する反応性：開眼によるアルファ減衰。

2.2. 基礎律動の健常亜型

健常者の典型的な閉眼時基礎律動は、おもに後頭部優位アルファ律動によって構成される。しかし、必ずしもすべての健常者が典型的な所見とはならない。以下に典型的ではないが、臨床的には問題があるとは言えない基礎律動変化を紹介する。

2.2.1. 低電位脳波

脳波振幅は個人差が大きいため、振幅の単なる高低のみで、異常と判断できない。以下、脳波が全体的に低振幅となる低電位脳波（low voltage encephalography）について、説明する。覚醒閉眼時脳波活動が、すべての記録部位で $20\,\mu\mathrm{V}$ 未満となる脳波を、低電位脳波とよび、健常成人の約 10% にみられる。

【ケース 7】低電位脳波

38 歳男性。3 ヵ月前からうつ症状が出現した。脳波（図 11A）では、基礎律動アルファ律動は低振幅で連続性も不良である。基礎律動の低振幅化により、心電図や眼球運動を司る筋群の筋電図が脳波に混入していることが明らかとなる。図 11B にその拡大脳波を示す。心電図の QRS 波に一致して、F8-A2、T3-A1 および T4-A2 に棘波様のふれ（●）をみとめる。この棘波様の頂点の鋭いふれは、心電図そのものである。一方、急速な眼球水平運動を反映した矩形波様のふれが眼電図（EOG）に生じる。眼電図における下向きのふれは F7-A1 での棘波様のふれ（▲）、上向きのふれは F8-A2 での棘波様のふれ（○）と時間的に一致する。F7-A1 のふれは左外眼筋、F8-A2 のふれは右外眼筋の筋電図である。F8-A2 では、心電図と筋電図が混入し、棘波が多発するかのようにみえる。これらの棘波様のふれをてんかん性棘波と誤らないために、眼電図と心電図記録が不可欠である。てんかん性棘波については、第 5 章で述べる。

2.2.2. ベータ律動

14 Hz 以上のアルファ律動より周波数の高い波（速波ともいう）をベータ律動という。健常脳波の主要な基礎律動は、アルファ律動であるが、ベータ律動も重要な成分である。通常、ベータ律動の周波数は 35 Hz 以下で、振幅は $30\,\mu\mathrm{V}$ を超えない。アルファ律動の脇役的存在である。しかし、なかにはベータ律動が主となり、アルファ律動が痕跡的あるいはほとんど見られないケースもある。

【ケース 8】ベータ律動の軽度混入

60 歳健常女性。服薬はしていない。同側耳朶を基準電極とする脳波において（図 12A）、後頭部優位（O1-A1、O2-A2）のアルファ律動とともに、前頭部に優位な 25 Hz 前後のベータ律動が出現している（a）。ベータ律動の出現量は標準的で、アルファ律動に混入する典型的なベータ律動の出現パターンである。

【ケース 9】ベンゾジアゼピン薬剤によるベータ律動の混入

69 歳女性。抗不安薬エチゾラム 2 mg/日、睡眠薬フルニトラゼパム 1 mg/日を内服していた。同側耳朶を基準電極とする脳波において（図 12B）、後頭部優位に 10 Hz のアルファ律動もみられるが、【ケース 8】に比べ、ベータ律動の出現がより顕著である。

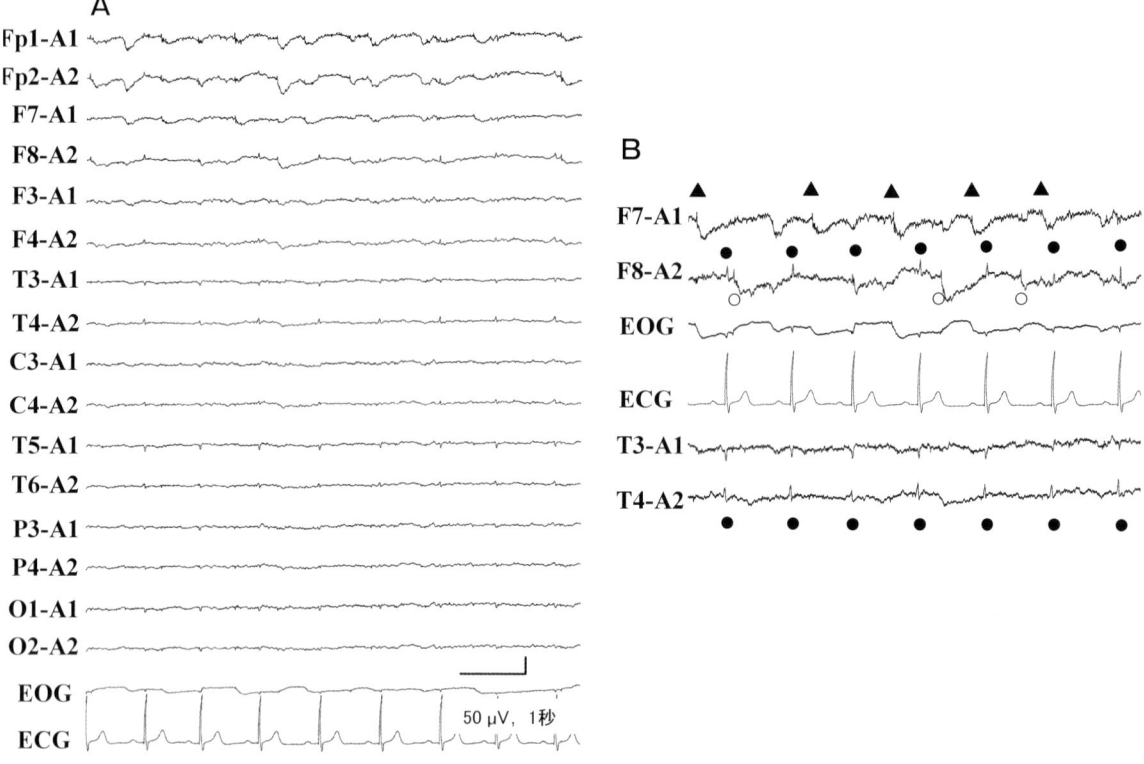

図11 低電位脳波
【ケース7】38歳男性。診断はうつ病。A：基準電極導出脳波。脳波すべての活動が全導出で低振幅となる。心電図や眼球運動時の筋電図が脳波に混入する。B：脳波（A）の拡大図。心電図（●）、左外眼筋の筋電図（▲）および右外眼筋の筋電図（○）の混入をてんかん性棘波と見誤ってはならない。

ベータ律動は、中心部から頭頂部に、最大70〜80μVの高振幅となり、出現頻度も高い。ベータ律動はバルビツール酸誘導体やベンゾジアゼピン系抗不安薬および睡眠薬によりその出現頻度が促進される。ベータ波に限らず、多くの薬剤が脳波に影響するため、服薬内容の把握を忘れてはならない。

【ケース10】ベンゾジアゼピン薬剤によるベータ律動―アルファ律動消失

　56歳男性。パニック障害と診断され、ベンゾジアゼピン系抗不安薬を長期に服用してきた。開眼から閉眼した時の同側耳朶を基準電極とする脳波（図13）を示す。閉眼時開眼時のいずれも基礎律動は20 Hz前後のベータ律動が主となり、アルファ律動は目立たない。このため、開閉眼による脳波変化ははっきりしない。【ケース9】と同様に薬剤によるベータ律動誘発例であるが、【ケース9】よりベータ律動の混入が著明である。ベータ律動に隠れ、アルファ律動が同定できない点で、正常所見とは言えないが、薬物の影響を考慮すれば、臨床的に大きく問題となる脳波とは言えない。

2.2.3. 心理状態により変動する基礎律動

　繰り返しになるが、アルファ律動出現の必要条件は、閉眼、覚醒、安静である。不安緊張状態では、おそらく脳の過剰活性により、アルファ律動が消失し、ベータ律動が中心の基礎律動となるだろうと想像できる。

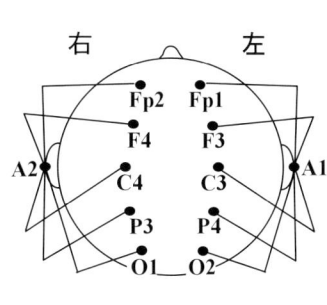
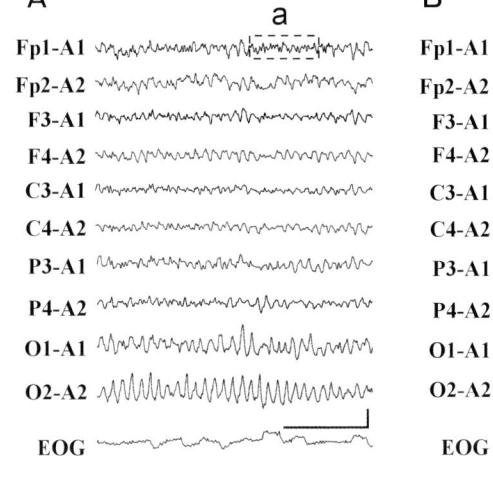
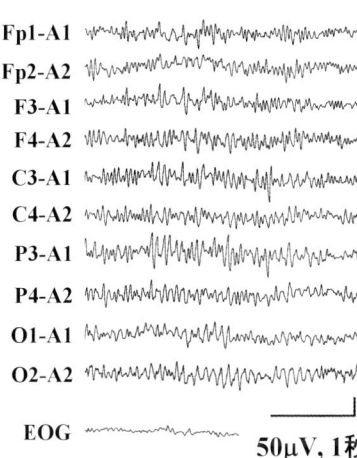

図12 アルファ律動へのベータ律動の混入

A:【ケース8】60歳健常女性。服薬していない。基準電極導出脳波。前頭部にベータ律動の混入（a）。下にaの拡大脳波を示す。B:【ケース9】69歳女性。診断は不安障害。ベンゾジアゼピン系薬剤（エチゾラム2 mg/日、フルニトラゼパム1 mg/日）を服薬している。基準電極導出脳波。

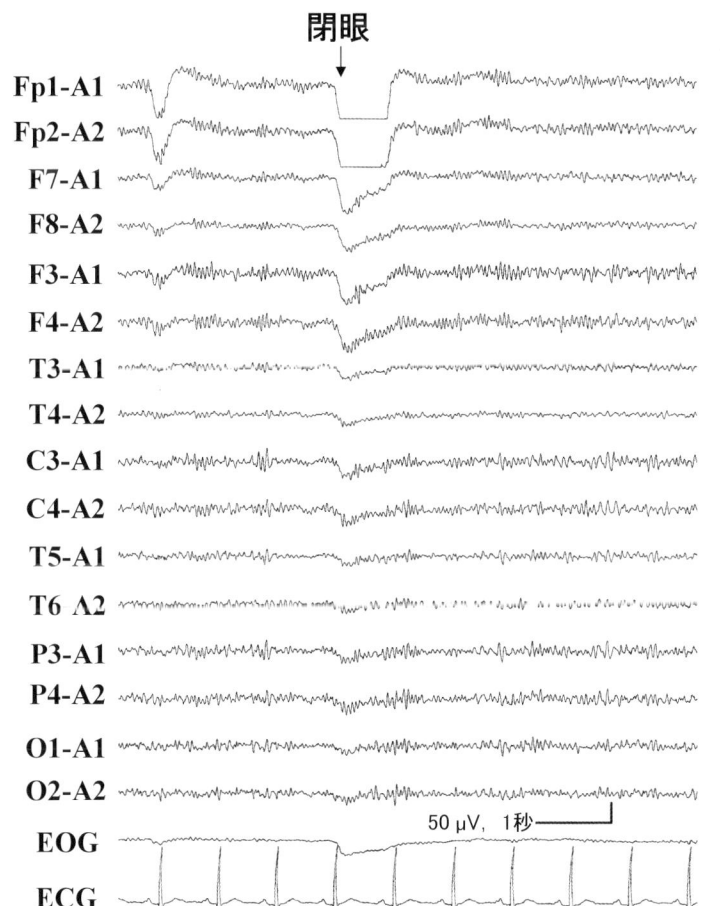

図13 ベータ律動中心の脳波
――アルファ律動消失

【ケース10】56歳男性。診断はパニック障害。ベンゾジアゼピン系抗不安薬を服用。基礎律動は20 Hz前後のベータ律動で、アルファ律動は同定されない。開閉眼による脳波変化に乏しい。

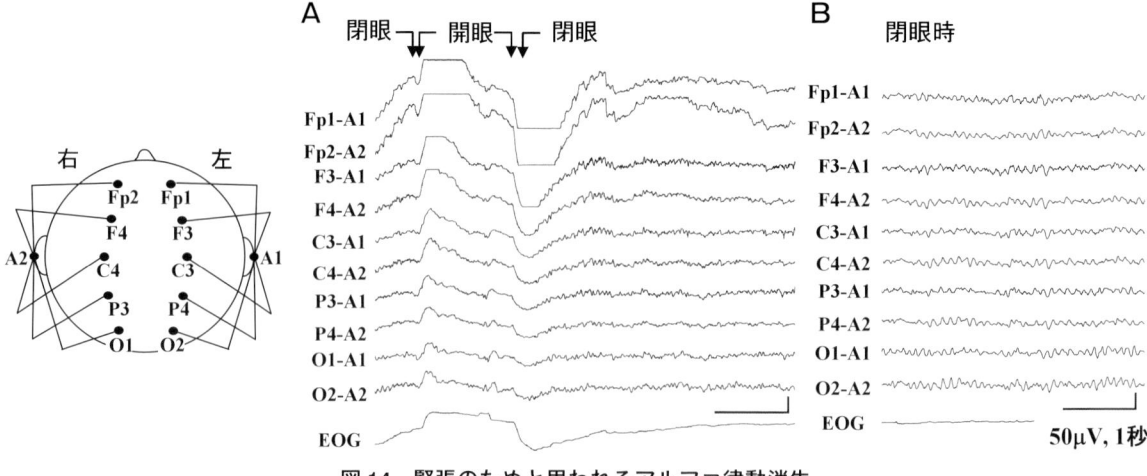

図 14 緊張のためと思われるアルファ律動消失
【ケース 11】48 歳男性。診断はうつ病。基準電極導出脳波。A：記録開始 1 分後の脳波。基礎律動は 20 Hz 前後のベータ律動。B：記録開始 5 分後の脳波。アルファ律動がみられるようになる。

【ケース 11】緊張のためと思われるベータ律動中心の脳波

48 歳男性。うつ病。未服薬時の脳波である。図 14A は、記録開始 1 分後の時点の脳波である。低振幅の 20 Hz 前後の低振幅ベータ律動が広汎に出現しているが、アルファ律動はほとんどみられない。開眼によりベータ律動は消失する。このベータ律動の消失は、開眼による視覚刺激により脳活動がさらに亢進したもので、開眼によるアルファ減衰と同一の機序が働いていると思われる。

図 14B は、同一被検者の 5 分後の脳波である。後頭部優位のアルファ律動が出現するようになった。脳波検査にも慣れ、アルファ律動を出現するに十分な安静状態になったと推測される。この点から、検査開始直後のアルファ律動欠如を異常所見と判定することはできない。十分安静な状態での基礎律動を判定することが必要であるが、さらにリラックスして、眠気が出現するとアルファ律動は再び消失する。アルファ律動を記録するに丁度よい覚醒度を保つのは意外と難しいことがある。眠気による脳波変動は、第 4 章にて解説する。

主要な基礎律動がアルファ律動より周波数が高くなるのは、臨床的には大きな問題とはならない。臨床的に意味のあるのは、第 3 章で述べる、基礎律動の周波数の低下すなわち基礎律動徐化である。

第 2 章 の ま と め

1. 安静閉眼覚醒時の脳波基礎律動は、10 Hz 前後のアルファ律動が主となる。
2. アルファ律動は後頭部優位に出現するが、前後方向の双極導出法により、判断する必要がある。
3. 開眼により、後頭部アルファ律動は消失する。この現象をアルファ減衰といい、脳波の反応性を評価する重要な指標である。
4. 基礎律動が低振幅となる低電位脳波は、正常である。
5. ベータ律動が主となり、アルファ律動が同定できないケースは、薬物の影響を考えるべきであるが、臨床的には問題とならない場合が多い。

第 3 章

基礎律動の異常

基礎律動の周波数異常──基礎律動徐化と意識障害
基礎律動の左右非対称
意識障害のない反応性低下（昏迷）と脳波基礎律動

3章　基礎律動の異常

波の性質を決定する要素は、振幅、周波数、そして位相である。このうち、基礎律動の異常の判定にもっとも重要なのは、周波数である。本章で紹介する脳波異常はほとんどが周波数の異常、より厳密に言えば、周波数減少すなわち基礎律動徐化である。

3.1　基礎律動の周波数異常—基礎律動徐化と意識障害

脳波基礎律動の周波数は脳活性を反映するもっとも重要な指標である。睡眠で代表される生理的状態または意識混濁などの病的状態に関連して脳活動が低下すると、大脳皮質神経細胞が同期して発火するようになる。この神経興奮の同期によって、基礎律動の周波数低下、いわゆる**基礎律動徐化**（多くは高振幅をともなう）が生じる。第2章で述べたとおり、意識清明の基礎律動は 10 Hz 前後のアルファ律動である。一方意識混濁が生じると基礎律動の低下が起こり、シータあるいはデルタ律動となる。脳活性低下と基礎律動徐化の関係は、第1章で述べた。この章では、病的脳活性低下の代表である意識障害を反映する基礎律動徐化の脳波を紹介する。

虚血、電解質異常、薬物などの化学的作用および腫瘍などの占拠病変による物理的作用などさまざまな原因により脳活性が病的に低下する。この結果生じる意識混濁の中には、意識水準の低下が軽度であるため、注意維持がわずかに障害されるものの、見当識は保たれ、むしろ随伴する活動性低下や幻覚妄想などの精神病症状のほうが目立つため、うつ病あるいは統合失調症などの精神障害と誤診されることがある。この精神症状をともなう軽度の意識障害をせん妄という。脳波は、この軽度意識混濁を検出する唯一の検査である。また、脳波はその簡便さから、意識混濁の治癒過程における脳活性の回復を継時的に追跡評価するのに適している。

さらに、基礎律動異常を、視察的に評価するだけでなく、第2章でも紹介した高速フーリエ変換法を用いた周波数定量解析により、脳波を構成する各周波数帯域の波の出現量を数値化し、2次元の頭皮上分布にビジュアル化すれば、脳波の読めない者にも、その異常は一目瞭然となる。

【ケース12】うつ病と誤診された低活動型せん妄

70歳女性。うつ病の既往があった。左腎腫瘍と肺縦隔転移のために入院した。脳転移はなかった。終日臥床し、ひどい不眠もみとめ、うつ状態が疑われ精神科を受診した。表情は冴えず、会話、行動ともに緩慢だった。失見当識と記銘力低下をみとめ、改訂版長谷川式認知症簡易スケール（HDS-R）は 14 点だった。うつ病の再発とそれにともなう偽認知症（うつ病のため見かけ上認知症のようにみえる症状）が疑われた。精神科に受診した夜、意味不明なことを喋りながら、バケツを持って廊下を徘徊した。図15 は、その翌日の安静閉眼時脳波を示す。脳波検査には協力的であった。基礎律動の周波数は、7.5 Hz が主で、徐化をみとめた（a）。後頭部優位性はみられなかった（前後方向の双極導出脳波でも確認）。4 Hz のシータ波（b）、全汎性に 2 Hz 以下のデルタ波（c）の混入もみられた。

図16 は、開閉眼時の脳波を示す。開眼しても、基礎律動は 7.5 Hz が主で（a）、周波数に変化はみられなかった。意識混濁時は、基礎律動が徐化するだけでなく、刺激に対

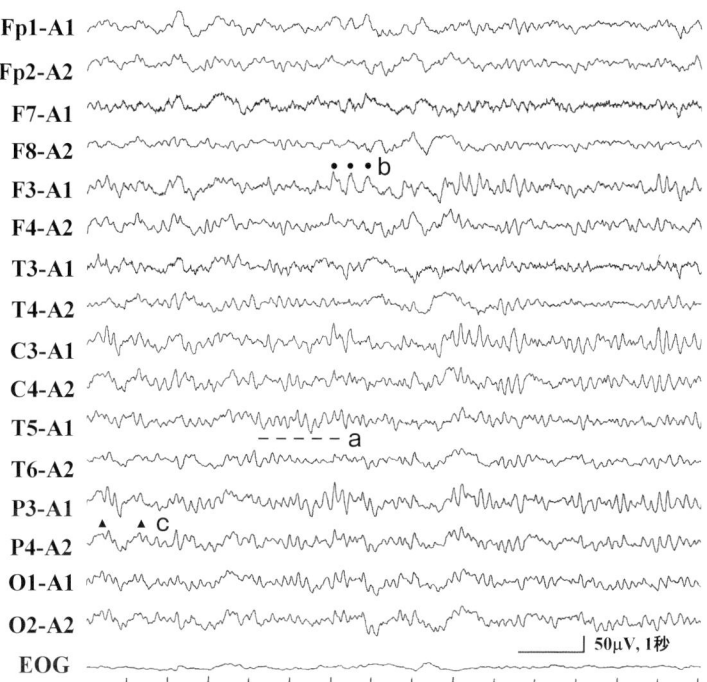

図 15
軽度意識混濁の閉眼時脳波
【ケース 12】70 歳女性。診断は、左腎癌と肺縦隔転移。低活動型せん妄時の脳波。基礎律動の徐化をみとめる。a：7.5 Hz。b：4 Hz。c：2 Hz。

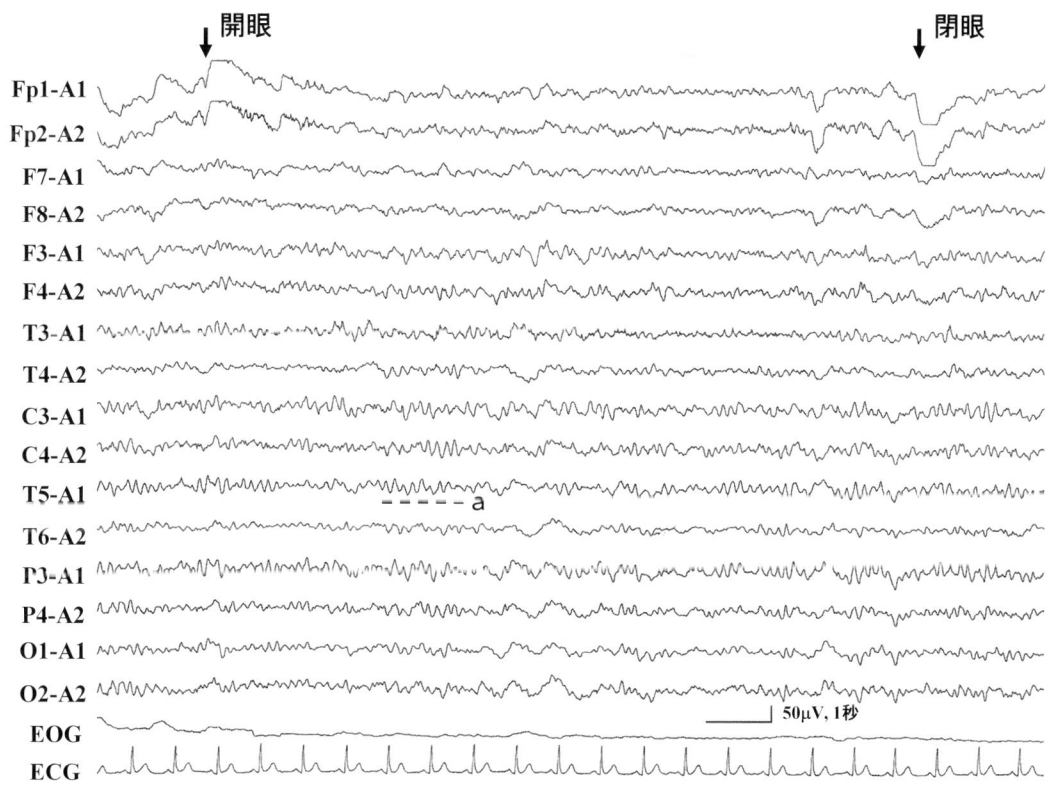

図 16　**軽度意識混濁の開眼時脳波**
【ケース 12】70 歳女性。図 15 と同一ケース。低活動型せん妄時の脳波。基礎律動の徐化をみとめる。開眼により、基礎律動の周波数に変化はみられない。閉眼時と開眼時の眼球運動による、上下方向のアーチファクトが、Fp1-A1 と Fp2-A2 でみられる。a：7.5 Hz。

する反応が乏しくなる。開眼によるアルファ減衰の欠如は、意識障害を示唆する重要な所見である。

　低活動型せん妄と診断し、抗精神病薬治療を開始した。まず睡眠が改善し、数日後には、言動の緩慢と活動性低下の改善とともに、失見当識と記銘力障害も改善し、HDS-Rも27点となった。診察時のせん妄をうつ病の再発と誤診した。せん妄は、幻覚妄想や興奮の強い過活動型せん妄と反応性の乏しい低活動型せん妄に大別される。偽認知症をともなううつ病と低活動型せん妄の鑑別は時にむずかしい。うつ病は意識障害をともなわないので、基礎律動は徐化しない。脳波が、この鑑別を可能にする。

【ケース13】抗癌剤によると思われるせん妄

　44歳女性。肺癌と骨転移で入院した。脳転移はなかった。夜、「蛇が体に巻きついてくる」と大声で叫び興奮した。このため、翌日精神科を受診した。診察時、落ち着いていたが、前日の幻視と思われるエピソードは覚えていなかった。時間および場所見当識

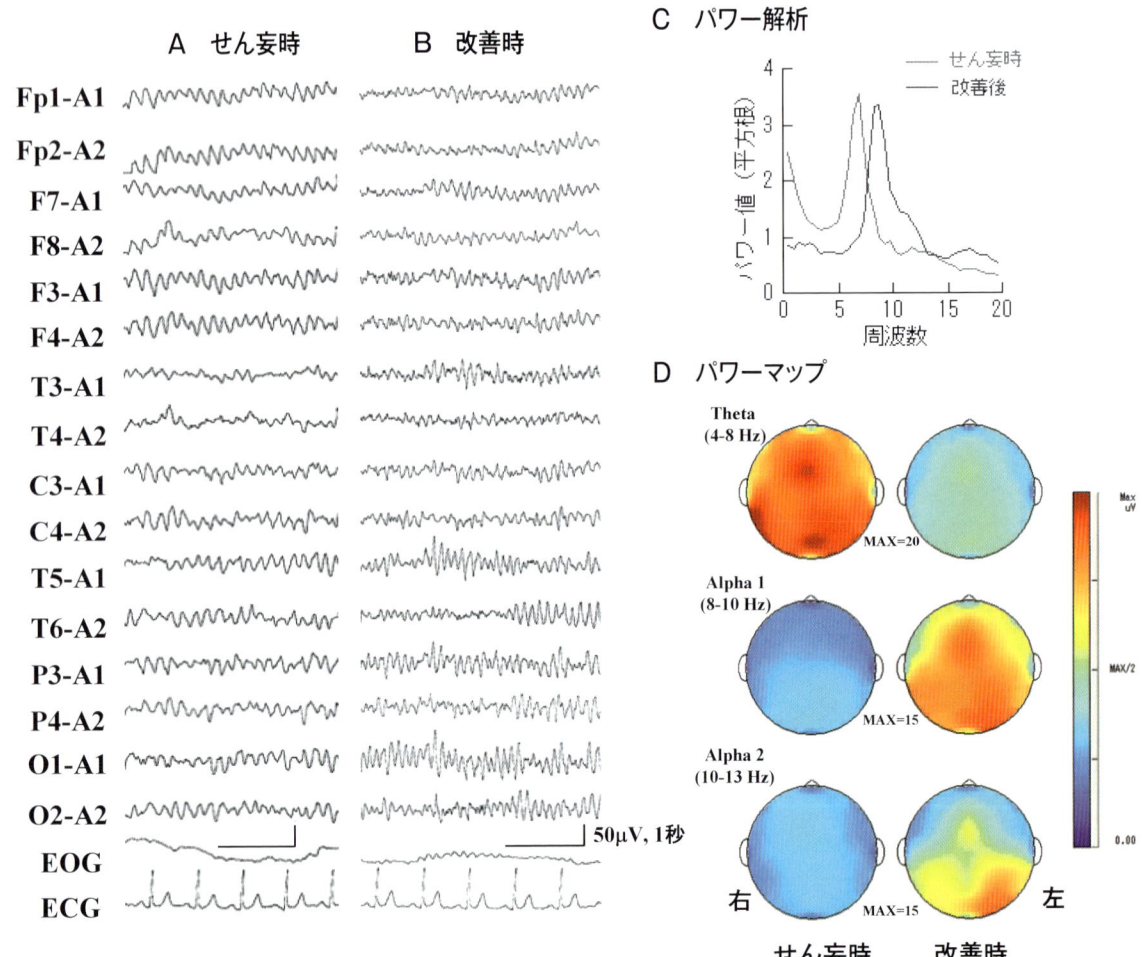

図17　抗癌剤によるせん妄

【ケース13】44歳女性。診断は、肺癌と骨転移。抗癌剤投与中にせん妄状態となった。A：せん妄時の脳波。基礎律動は、7Hzのシータ律動で、広汎にみられる。B：回復後の脳波。基礎律動は9〜10Hzのアルファ律動に回復する。C：全電極平均パワー曲線（平方根値）。D：各周波数帯域のパワー2次元頭皮分布（平方根値）。左がせん妄時、右が改善時のマップである。

は保たれていたが、100 から 7 の連続減算や 3 桁の数字の逆唱にも言い間違いが目立ち、注意障害が疑われた。HDS-R は 21 点だった。以上の臨床所見よりせん妄が疑われた。**図 17A** にこの時の同側耳朶を基準電極とする閉眼時脳波を示す。基礎律動は 7 Hz のシータ律動が主で、後頭部優位性を欠き、広汎性に出現した。抗精神病薬による治療開始 2 週後の脳波を**図 17B** に示す。この時点で、せん妄は改善し、HDS-R は 30 点だった。基礎律動の周波数は 9〜10 Hz のアルファ律動に改善した。アルファ律動の分布はわずかに後頭優位の印象もあるが不明瞭である。**C** と **D** でせん妄改善前後のパワー解析を示す。パワー値のピーク周波数は治療後増大した（**C**）。パワー解析による基礎律動の数量化は、症状改善の客観的評価に役立つ。**D** は、パワー値の 2 次元頭皮分布である。せん妄時（**D** の左側）では、シータ律動が頭皮上に広汎に分布するが、せん妄改善後（**D** の右側）には、主要な基礎律動は、アルファ律動へ移り、速いアルファ律動（Alpha 2）では、後頭部優位性が明瞭となる。

なお、患者はデキサメタゾン、抗悪性腫瘍剤パクリタキセルの点滴を受けており、薬剤によるせん妄が疑われた。

【ケース 12、13】はある程度反応性の保たれた軽症のせん妄であり、基礎律動も 7 Hz と比較的軽度の徐化であった。さらに、せん妄が重症化すると、基礎律動徐化も高度となる。

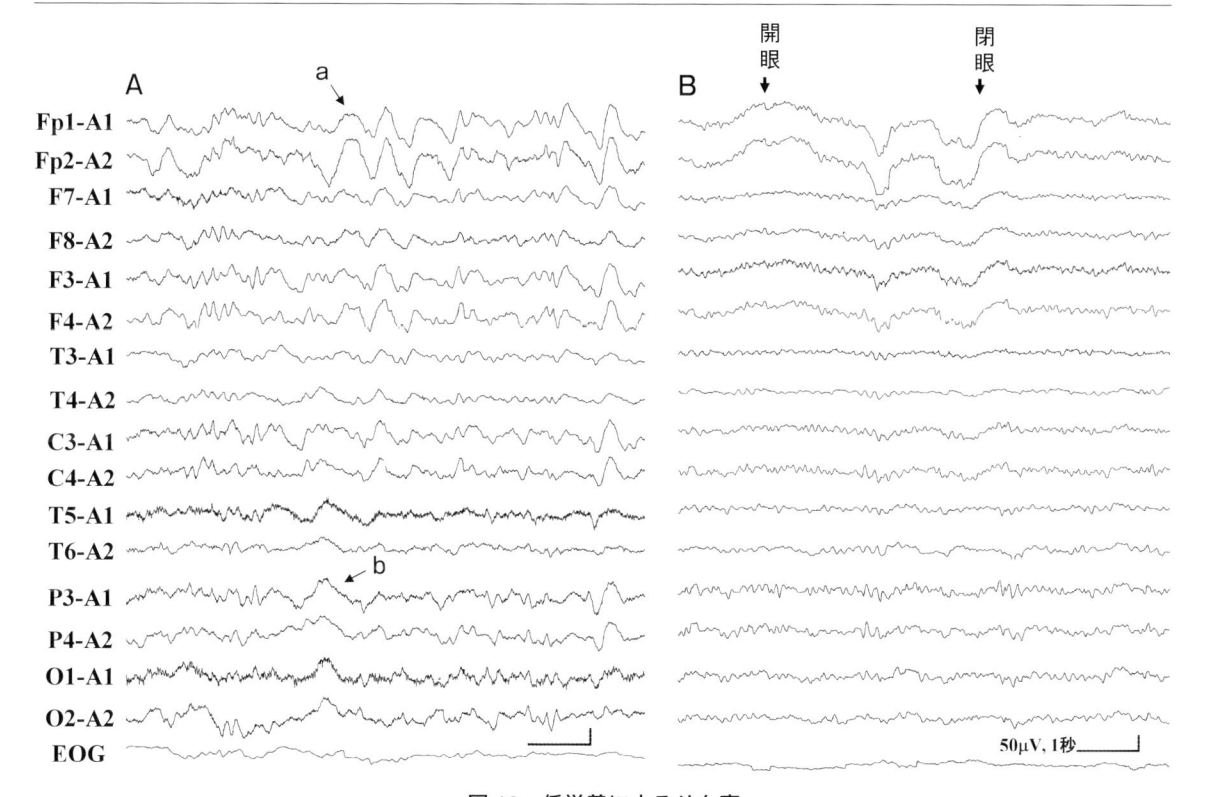

図 18 低栄養によるせん妄

【ケース 14】60 歳男性。診断は、喉頭癌。喉頭癌により、摂食困難となり、低栄養によりせん妄を惹起した。A：せん妄時脳波。基礎律動の高振幅徐化がみられる。前頭部（a）と後頭部（b）に突発性のデルタ帯域徐波が混入する（矢印）。B：せん妄回復時脳波。A の 4 週後の脳波。せん妄時の著明な高振幅徐化が、せん妄の回復にともない改善する。基礎律動は 7〜9 Hz にまで回復。開眼により、基礎律動は変化しない。

【ケース 14】低栄養による重度せん妄

60歳男性。数年前から物忘れが出現した。喉頭癌のため、食事が取れず、飲酒を続け、1ヵ月間放置された末に、低栄養状態で入院となった。治療を理解できず、興奮し、言動もまとまらず、点滴を抜去し病棟内を徘徊した。

図18Aはせん妄時の脳波である。基礎律動は、4～6Hzのシータ律動が主である。基礎律動は広汎に徐化している。加えて、デルタ帯域の高振幅徐波が、前頭部（a）と後頭部（b）に高頻度に出現する。このケースのように、せん妄が重度になると、基礎律動徐化も悪化し、突発波である高振幅徐波が高頻度に混入するようになる。

図18Bはその4週後の脳波である。抗精神病薬による睡眠確保と栄養補給により、せん妄症状は改善し、治療に協力的となった。基礎律動は、7～9Hzと軽度徐化にまで回復するが、開眼によるアルファ減衰はみられない。さらに、後頭部優位性もみられない。軽度徐化、反応性低下および後頭部優位性の欠如は意識障害だけでなく、認知症においてもみられる。認知症については、第7章で述べる。

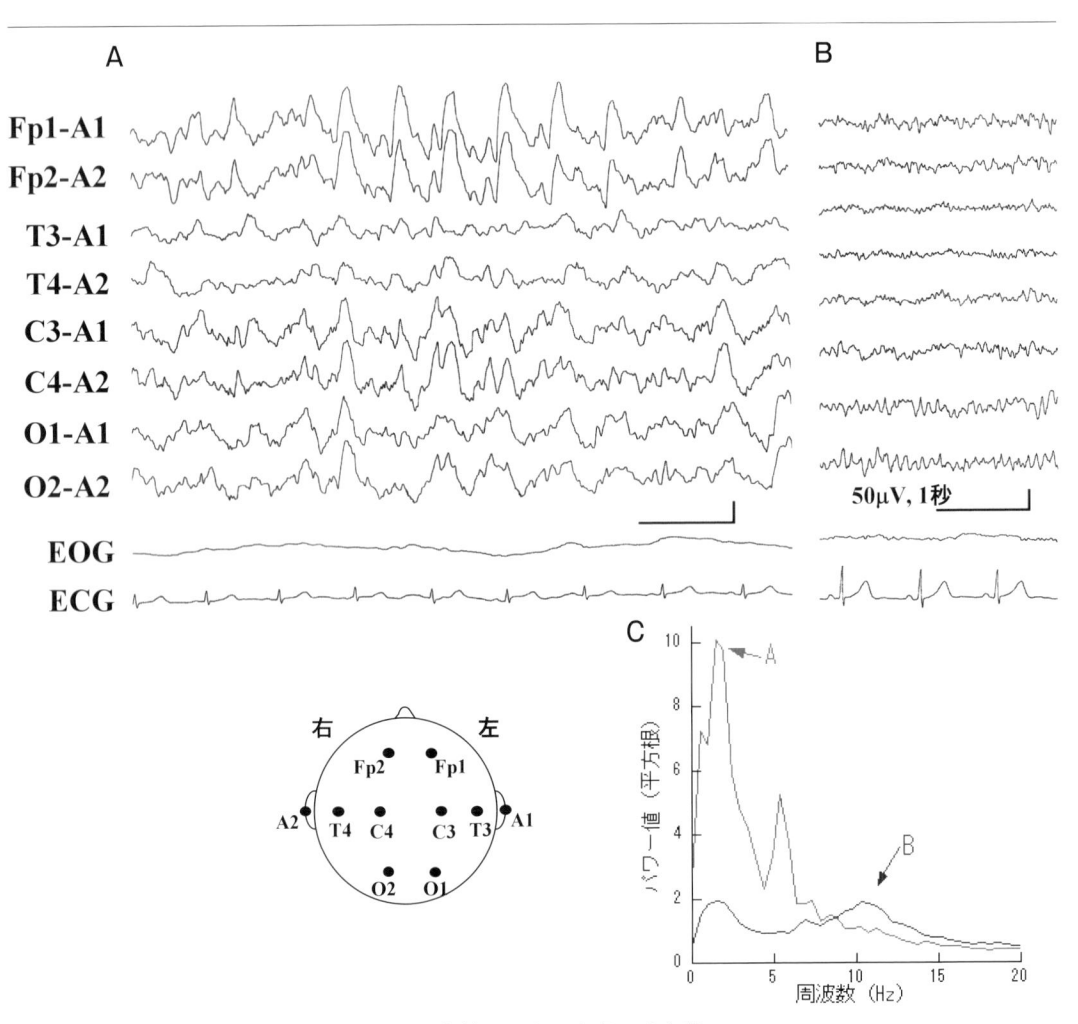

図19　急性シンナー中毒のせん妄

【ケース15】23歳男性。シンナーの吸引によりせん妄状態となった。A：シンナー急性中毒時の脳波。基礎律動は4～7Hzのシータ律動。前頭部に突発性徐波が反復する。B：Aの2日後の脳波。意識は清明となった。C：周波数解析によって得られたパワー曲線。全記録部位の平均パワー値を求めた。曲線Aは急性中毒時（せん妄時）を、曲線Bは回復時のデータを示す。

【ケース 15】有機溶剤による急性薬物中毒のせん妄

23歳男性。シンナー吸入後、道路にうずくまっているところを発見され、救急搬送された。「天使が現れ、自分を誘う」と話し、幻視幻聴の存在が伺われた。また、時間的失見当識に加え、『7』の連続減算ができず、聞き間違いが目立ち、注意障害が疑われた。頭部CTで異常所見はなかった。その時の脳波（**図 19A**）では、基礎律動が4〜7 Hz に徐化し、前頭部に高振幅徐波が約2 Hz 間隔で律動的に出現する。せん妄と診断され入院した。

翌日には意識清明となり、幻聴も消失した。シンナー吸入について、本人から聴取できた。2日後の脳波（**図 19B**）では、基礎律動は10〜11 Hz となり、振幅も減少する。前頭部の高振幅徐波はみられない。

図 19C は、6記録部位（Fp1-A1、Fp2-A2、C3-A1、C4-A2、O1-A1、O2-A2）の平均パワー値を示す。急性中毒時（曲線 **A**）では、1.5〜2 Hz と 5 Hz にパワー値のピークがある。**図 19A** の脳波における前頭部の高振幅徐波が 1.5〜2 Hz のピークを、基礎律動徐化が 5 Hz のピークを反映している。2日後の脳波ではピークが10 Hz 以上の高い周波数に移行している（曲線 **B**）。

失見当識および注意障害から、せん妄が疑われたが、脳波が幻覚妄想を主症状とする

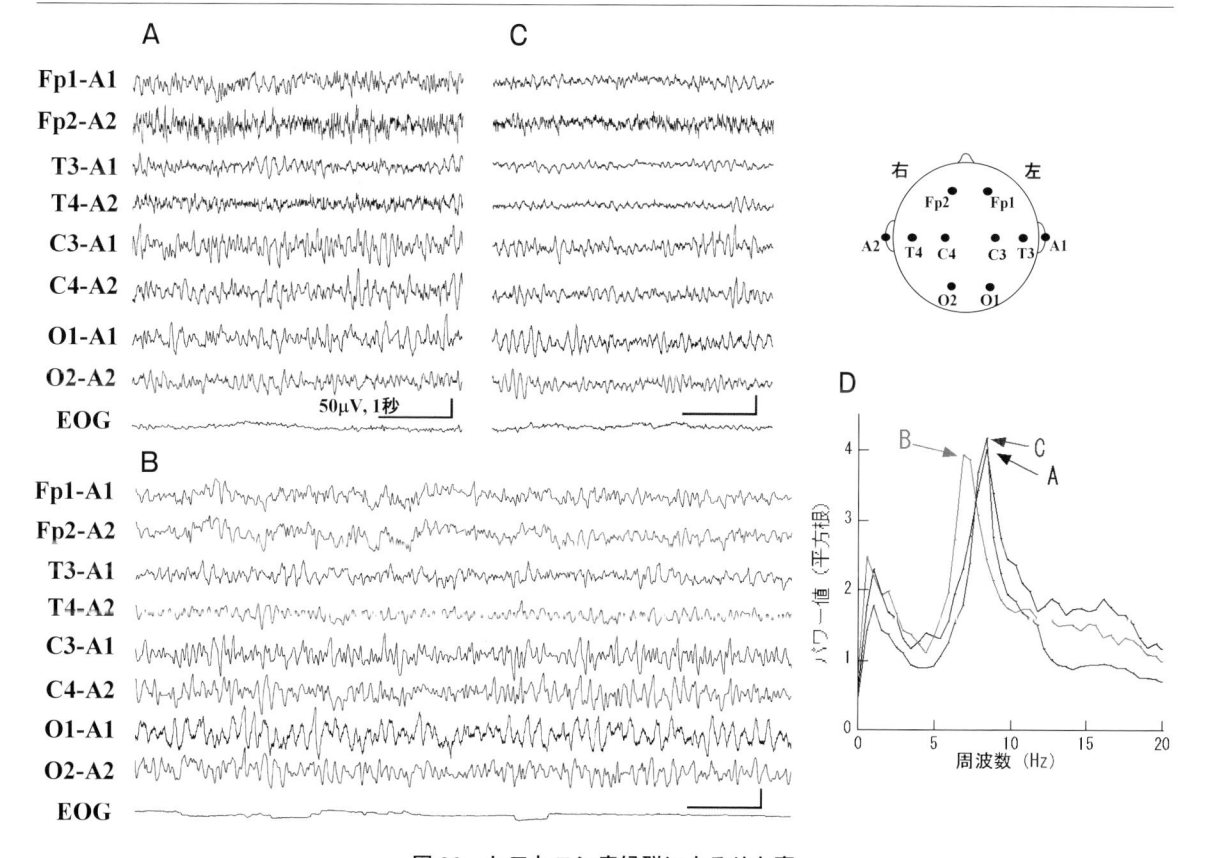

図 20　セロトニン症候群によるせん妄

【ケース 16】72歳女性。診断は躁うつ病。炭酸リチウムと抗うつ薬パロキセチンを服薬していた。**A**：セロトニン症候群初期の脳波。基礎律動は8 Hz 前後。徐波の混入がみられる。**B**：A の4日後、セロトニン症候群極期の脳波。基礎律動は7 Hz 前後となる。徐波の混入がみられる。**C**：B の8日後、回復期の脳波。基礎律動は8 Hz 前後に回復する。徐波の混入も減少する。**D**：周波数解析によって得られたパワー曲線。

代表的疾患である統合失調症との鑑別の決め手となった。統合失調症では脳波異常はみられない。有機溶剤の急性中毒症状は、意識混濁にともなう発揚感および多幸感と要素的あるいは情景的幻視を主とする幻覚を特徴とする。シンナー急性中毒期の脳波では、本ケースのように、意識混濁を反映する基礎律動の徐化と突発性徐波がみられる。

【ケース16】セロトニン症候群によるせん妄

72歳女性。診断は双極I型障害（躁うつ病）。27歳時に最初の大うつ病エピソードとなり、以降同エピソードと躁病エピソードを繰り返してきた。気分調整薬である炭酸リチウムにて経過観察されてきたが、3ヵ月前にうつ症状が出現し、選択的セロトニン再取り込み阻害薬である抗うつ薬パロキセチンが追加された。しかし、内服は不規則であった。徐々に症状は悪化し入院となった。入院後に炭酸リチウム800 mg/日とパロキセチン30 mg/日が処方された。主治医は患者が内服していないとは知らず、投与量を漸増したつもりが、結果的にはいきなり高用量を投与する結果となった。

入院後6日ごろより、反応性が乏しくなり、困惑した表情で徘徊し、言動のまとまりを欠くようになった。入院8日目の脳波（図20A）では、基礎律動は8 Hz前後の遅いアルファ律動が主である。アルファ律動はやや頂点が鋭く、突発波である鋭波と見誤る箇所もある。しかし、典型的な基礎律動と連続し、その一部を構成しているので突発波と鑑別できる。Fp2-A2の速波様の高周波数は、筋電図アーチファクトである。

その後、怒りっぽく、会話も意味不明となり、食事も摂れなくなった。それに伴い、38℃前後の発熱、手指振戦、発汗、四肢のミオクローヌスをみとめた。その時の入院12日目の脳波（図20B）では、基礎律動が7 Hz前後にまで徐化している。また、デルタ帯域の徐波が単発で混入している。

上記の臨床症状からセロトニン症候群が疑われ、入院15日目で薬剤をすべて中止した。徐々に穏やかとなり、食事も自力で摂るようなった。症状改善時（入院20日目）の脳波（図20C）では、基礎律動が8 Hz前後にまで回復している。

周波数解析の結果（図20D）も、上記の視察評価の結果と同様に、セロトニン症候群悪化にともないパワー値ピーク周波数が減少し（曲線Aから曲線B）、薬剤中止による症状改善に伴いピークが元の周波数に戻った（曲線Bから曲線C）。

セロトニン症候群は、不安焦燥、興奮、意識混濁の精神症状に加え、ミオクローヌス、腱反射亢進、手指振戦などの神経症状、そして発熱、発汗、下痢などの自律神経症状からなる症候群であり、セロトニン作動薬による中枢および末梢のセロトニン機能の過剰亢進が原因と考えられている。特に炭酸リチウムがその作用を増強する可能性があり、セロトニン再取り込み阻害薬と炭酸リチウムの併用には注意を要する。

セロトニン症候群の脳波は、本症例が示すように基礎律動の徐化であり、特に診断特異性の高い所見はない。

【ケース17】原因不明の高カルシウム血症によるせん妄

73歳女性。2年前より、物忘れが目立つようになった。1ヵ月前より、亡夫の幻視と夜間不穏が出現するようになり入院した。入院時の長谷川式認知症スケール（HDS-R）は6点、Mini-Mental Scale Examination（MMSE）は9点だった。夜間に増悪するため、せん妄の可能性が考えられた。Trzepaczのせん妄評価尺度（DRS）は27点だった。この時の脳波（図21A）では、基礎律動が、1 Hz前後のデルタ帯域と5 Hz前後のシータ

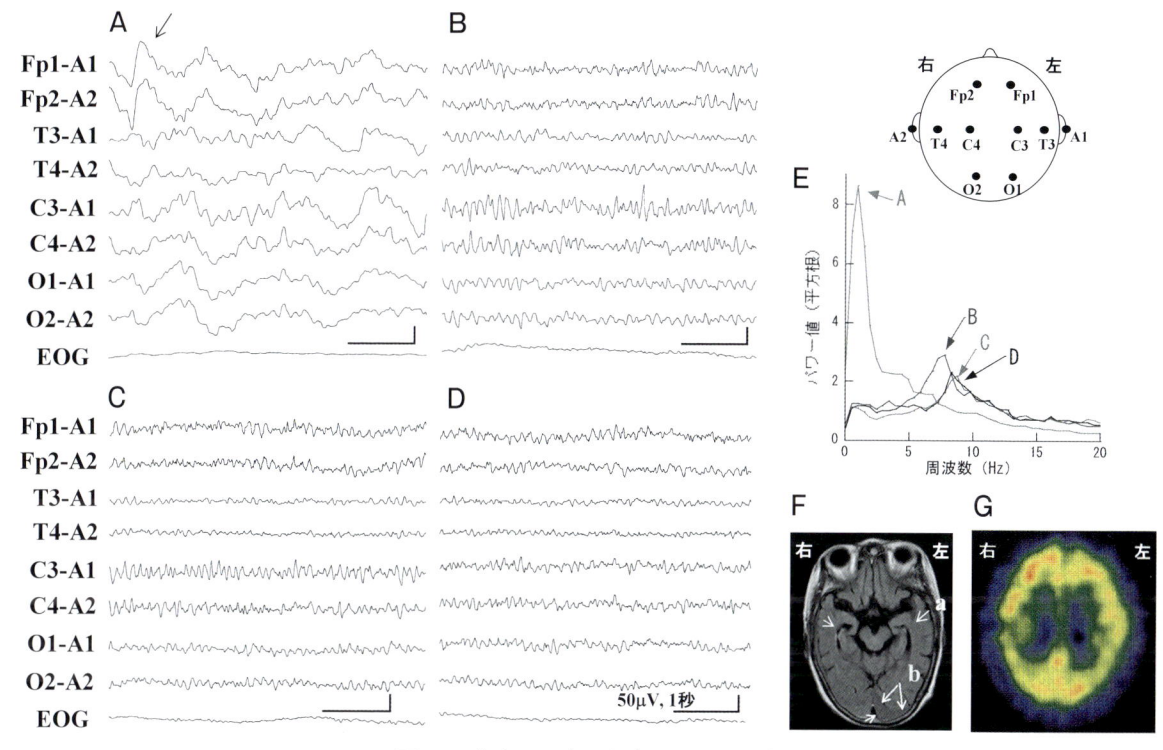

図21 高カルシウム血症によるせん妄

【ケース17】73歳女性。軽度認知障害。原因不明の高カルシウム血症。**A**：せん妄時（血清Ca濃度、12.6 mg/dl）の脳波。前頭部に三相波様のデルタ帯域徐波が出現する。**B**：治療開始10日（血清Ca濃度、8.0 mg/dl）の脳波。せん妄は軽快傾向にあった。**C**：治療開始19日後（血清Ca、9.5 mg/dl）の脳波。**D**：治療開始33日後（血清Ca、9.5 mg/dl）の脳波。CとDでは、せん妄は消失していた。**E**：周波数解析によって得られたパワー曲線。**F**：MRI。a：内側側頭葉萎縮。b：水腫または血腫。**G**：^{99m}Tc-HMPAO SPECT。FとGは、せん妄消失後に施行した。

帯域の徐波よりなる。また前頭部に三相波様の突発波（矢印）が時に出現する。この時、血清Ca濃度が、12.6 mg/dlとやや高値であった。

入院5日後より、骨吸収抑制剤であるインカドロン酸二ナトリウムの点滴静注と輸液により血清Ca濃度の補正を行った。投与開始6日後には血清Ca濃度は8.9 mg/dlにまで低下した。この間も夜間徘徊などせん妄が続いたが、幻視は消失し、興奮は次第になくなった。

投与開始後10日、見当識は終日保たれ、夜間せん妄は消失した。DRSは11点、HDS-Rは22点、MMSEは21点と回復した。血清Ca濃度は8.0 mg/dlと低下した。この時の脳波（**図21B**）では、基礎律動が7〜8 Hzに改善するも、軽度に徐化している。

さらにその9日後（DRS、4；HDS-R、25；MMSE、22；血清Ca、9.5 mg/dl）の脳波（**図21C**）と23日後（DRS、4；HDS-R、23；MMSE、24；血清Ca、9.5 mg/dl）の脳波（**図21D**）はともに、基礎律動が8〜9 Hzにまで改善する。

周波数解析の結果でも、回復にともない基礎律動のピーク周波数が増加している（曲線Aから曲線D）。

高カルシウム血症の原因として、副甲状腺機能亢進症、悪性腫瘍および薬剤性などが考えられるが、本症例では、その原因を明らかにすることはできなかった。また、血清Ca濃度は14 mg/dl以上で意識障害が生じると報告されており、本症例のCa濃度はせん妄を惹起するにはやや低い。本症例は、せん妄改善後のMMSEおよびHDS-Rはともに

25点以下であり、軽度認知障害（mild cognitive impairment：MCI）の可能性がある。また、頭部 MRI（**F**）における両側内側側頭葉の萎縮や SPECT（**G**）における両側頭頂葉の低集積などの所見から、アルツハイマー型認知症初期である可能性もある。MCI が背景にあるために、比較的低い Ca 濃度でせん妄が惹起されたのかもしれない。せん妄の原因はさておき、せん妄と脳波基礎律動の改善が時間的に平行していることは理解していただけると思う。

【ケース 18】水中毒による意識障害からの回復過程

45 歳女性。診断は統合失調症。33 歳時に幻聴を主に発症し、その後再発による入院を繰り返してきた。以前より過量飲水をみとめたが、この 3 ヵ月間でその量が増えた。

自宅で倒れているのを発見され、救急搬送された。痛み刺激に顔をしかめるのみであった。血清 Na 濃度は、109 mEq/l だった。水中毒と診断され、入院した。同日の CT（**図 22E**）では、脳浮腫のため、脳溝がつぶれてみえない。

翌日には、血清 Na 濃度は 142 mEq/l と正常化したが、会話内容はまとまらず、時間的失見当識をみとめ、軽度ながら意識混濁は続いた。その時の脳波（**図 22A**）において、基礎律動は 5〜10 Hz（7 Hz 前後が主）に徐化し、高振幅徐波（矢印）の混入がみられる。

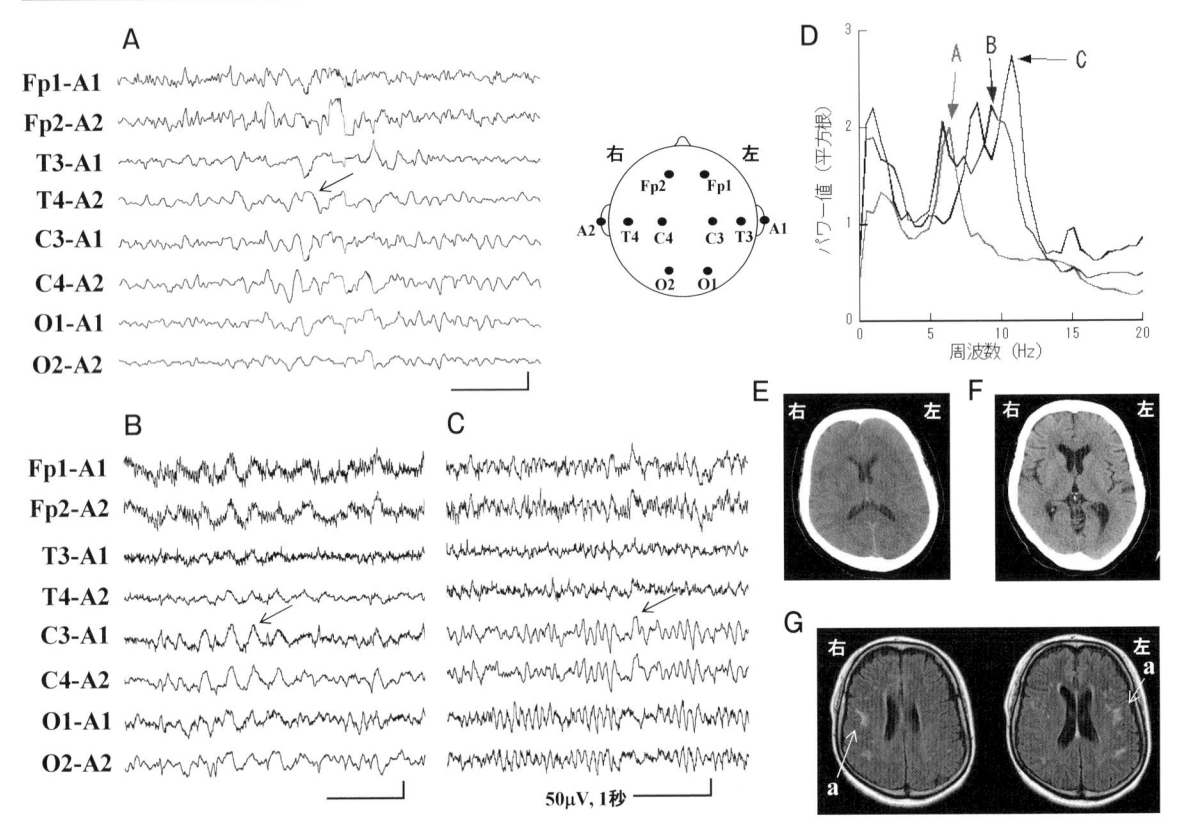

図 22　水中毒による意識障害からの回復
【ケース 18】45 歳女性。診断は統合失調症。**A**：過量飲水による意識消失の翌日の脳波。血清 Na 濃度は 142 mEq/l と正常化していたが、軽度の意識混濁は続いていた。基礎律動の徐化に加え、突発性徐波の混入がみられる（矢印）。**B**：水中毒 2 日後の脳波。矢印は徐波の混入を示す。**C**：水中毒 10 日後の脳波。矢印は徐波の混入を示す。**B** と **C** では、意識清明であった。**D**：周波数解析によって得られたパワー曲線。**E**：水中毒時の CT。**F**：**E** の 4 日後の CT。**G**：水中毒回復 10 日後の MRI。a：橋外髄鞘崩壊（extrapontine myelinolysis）を疑う高信号。

Na 濃度正常化2日目には、意識清明となった。**図 22B** に3日目の脳波を示す。後頭部の基礎律動は、9 Hz へと回復するが、高振幅徐波の混入（矢印）は続く。

10 日目には、基礎律動は 10〜11 Hz と正常化するが、徐波の混入は残存する（**図 22C**）。ただし、その出現頻度は低くなった。

その後 30 日目と 60 日目の脳波では、基礎律動は後方優位の 10〜11 Hz の α 活動が主となり、徐波は消失した（呈示せず）。

周波数解析の結果（**図 22D**）は、基礎律動のパワー値ピークの周波数が回復経過とともに増大することを示している。パワー曲線の2峰性は、基礎律動（高周波数のピーク）に徐波（低周波数のピーク）が混入しているためと思われる。

水中毒は、慢性統合失調症患者でしばしばみられ、その原因となる飲水衝動を止められない症例も多い。水中毒の脳波の特徴は、基礎律動の徐化と低電位化であり、時にこの異常所見は、血清 Na 濃度および臨床症状の改善後も長期に残存することが報告されている。本症例では、基礎律動の徐化が、血清 Na 濃度と症状の改善後も少なくとも数日はみられた。

水中毒の脳波異常が、血清 Na 濃度の正常化後もしばらく持続するのは、その脳波異常が神経細胞の興奮性を担う Na イオンの直接効果だけでは説明できないことを示している。

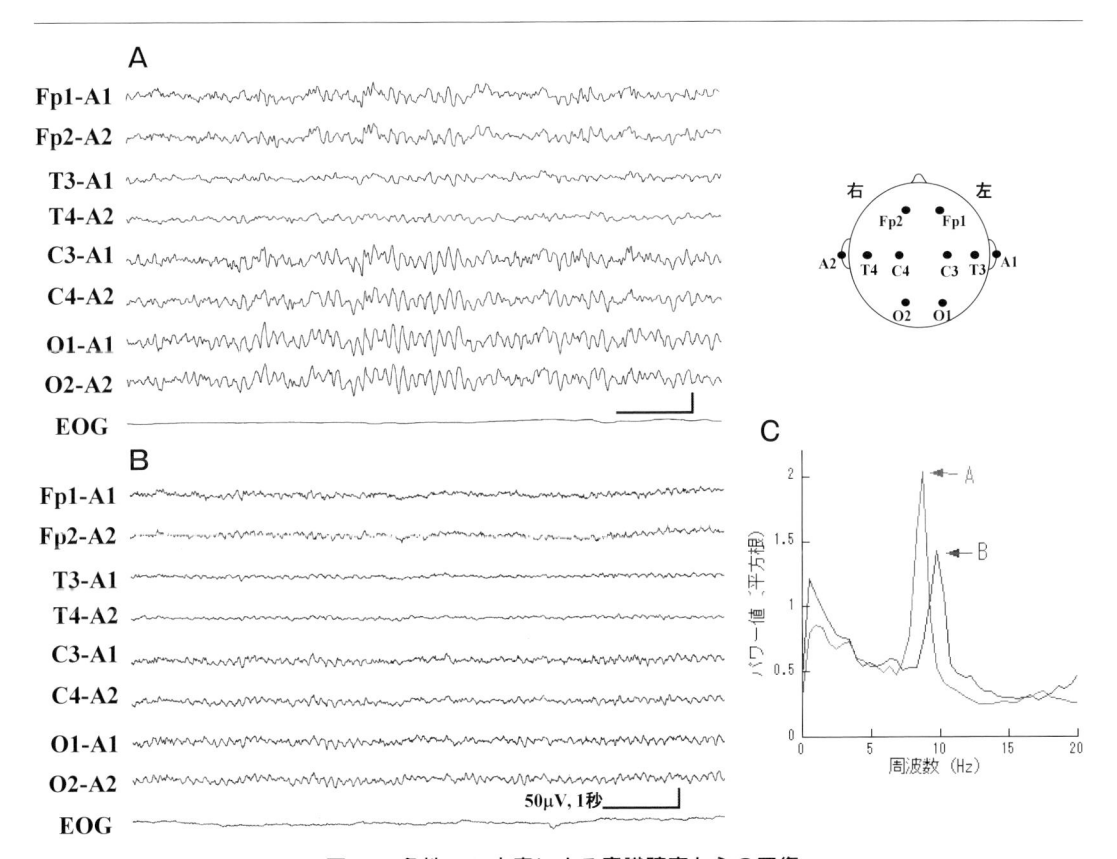

図 23　急性 CO 中毒による意識障害からの回復

【ケース 19】23 歳男性。診断は、大うつ病性障害。**A**：急性 CO 中毒による意識障害からの回復2日目の脳波。基礎律動は 8〜9 Hz。**B**：**A** の 20 日後の脳波。基礎律動は 10 Hz に回復。振幅が低振幅となる。**C**：周波数分析によって得られたパワー曲線。

本症例では、MRI の flair 画像（図 22G）において、両半球白質に橋外髄鞘崩壊（extrapontine myelinolysis：EPM）を疑う高信号をみとめる（矢印）。EPM は、低 Na 血症の急速補正により生じると考えられているが、低 Na 血症にともなう脳浮腫による圧迫のために生じた脱髄であるなど諸説がある。EPM が脳波基礎律動の回復を遅らせた可能性も考えられるが、脳波改善後にも EPM は持続してみられた。

【ケース 19】一酸化炭素中毒による意識障害からの回復過程

23 歳男性。診断は大うつ病性障害。3 ヵ月前より、うつ症状が出現した。自殺目的で、車内で木炭を焚いたが、その後車内から脱出し、建物の 3 階から飛び降り、救急搬送され入院した。木炭を焚いた以降の行動は覚えていない。入院時の CO-Hb は 8.8% だった。翌日に意識清明となった時（CO-Hb，1.7%）の脳波（図 23A）では、基礎律動の周波数は、8〜9 Hz と遅いアルファ律動が主である。さらにその 20 日後の脳波（図 23B）では、基礎律動の周波数は 10 Hz にまで増大し、振幅も低下した。周波数解析の結果では（図 23C）、意識回復 1 日目（曲線 A）に比べ、回復 20 日後（曲線 B）の周波数ピークが右方移動し、周波数の改善が示された。

図 23A の脳波は、急性 CO 中毒から脱し、臨床的に意識混濁はみられなくても、脳活性の回復はいまだ十分とはいえないことを示している。

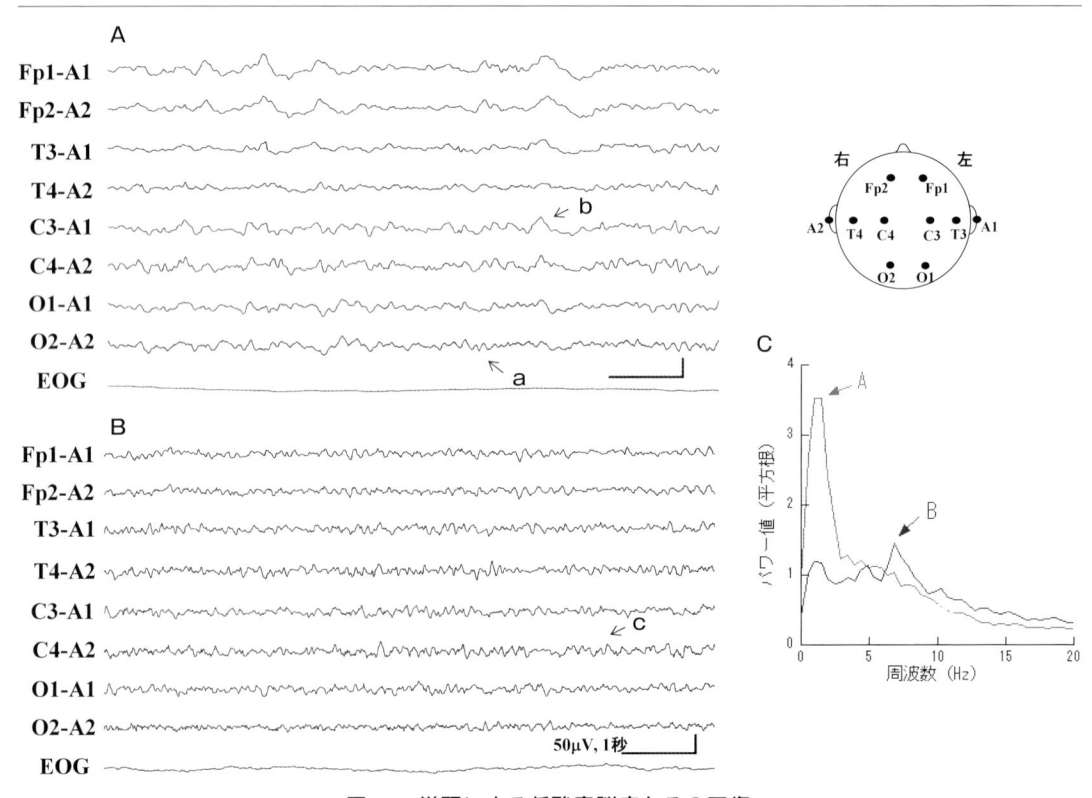

図 24　溢頸による低酸素脳症とその回復

【ケース 20】48 歳男性。診断は、大うつ病性障害。A：溢頸 16 日後の脳波。意識混濁は続き、反応性に乏しい状態。基礎律動は 4〜7 Hz（a）。徐波の混入もみられる（b）。B：溢頸 70 日後の脳波。意識清明となったが、後遺症と思われる軽度の知能低下をみとめた。基礎律動は 7 Hz（c）。徐波の混入もみられなくなった。C：周波数解析によって得られたパワー曲線。

【ケース 20】縊頸による低酸素脳症からの回復過程

48歳男性。診断は大うつ病性障害。5ヵ月前にうつ症状が出現した。首つり自殺を図り、救急搬送された。来院時、Japan Coma Scale は30だった。その後も意識混濁は回復せず、問いかけに対してうなずくのみで、自発語のない状態が続いた。第16日の脳波（図24A）の基礎律動は、わずかにアルファ律動もみとめるが、4～7 Hz のシータ律動が主であり（矢印 a）、デルタ帯域の徐波も高頻度に混入する（矢印 b）。

第40日を過ぎた頃より、自発的会話も可能となった。図24B は第70日の脳波である。この頃には、意識清明で、会話も円滑となり、積極的にリハビリに参加するようになった。HDS-R は27点にまで回復した。また、ウェクスラー知能検査では、全IQ が87、言語性 IQ は101と正常であるが、動作性 IQ は72と低かった。基礎律動は7 Hz のシータ律動が中心となるまでに改善し（矢印 c）、図24A で出現していたデルタ帯域徐波も消失している。

頭部 MRI では軽度萎縮をみとめる以外に異常はなかったが、脳波は正常化までには回復していない。ウェクスラー知能検査の結果が示すように、意識回復後も軽度ながらも多数後遺症を残す可能性があり、脳波を含めた継続的追跡が必要である。

［ケース 12～20］は、せん妄時の基礎律動徐化を指標として、回復過程の追跡に対して脳波の継時的計測が有用であることを示している。特に、周波数解析は、基礎律動異常を数値化し、回復過程評価をわかりやすくする。

3.2. 基礎律動の左右非対称

健常の脳波所見では、基礎律動振幅が左右対称であると前述したが、正確には完全な対称ではなく、一般に、右利きの人では、優位（左）半球において振幅が小さくなっていることが多い。振幅低下を異常と判定するには対側振幅の1/2以下となる必要があるともいわれている。しかし、脳波の左右差が脳の病変を反映するか否かをこのようなあいまいな基準で決めるのもいかがかと思う。振幅の左右差が気になれば、CT あるいは MRI にて確認すべきである。

左右非対称は振幅のみの問題ではない。むしろ、機能障害の左右差は、基礎律動の周波数の左右差となってみられるはずである。

【ケース 21】左脳動静脈奇形による脳出血と基礎律動左右非対称

79歳男性。36歳時に、脳動静脈奇形によると思われる左頭頂葉後頭葉に脳出血をみとめた（図25C）。以降、右上下肢のけいれん発作（焦点運動発作）が出現するようになった。現在まで、バルプロ酸400 mg/日を服薬してきた。79歳時に失見当識および記銘障害など健忘症状が目立つようになり受診した。その時の脳波では（図25）、基礎律動は、後頭部優位の7 Hz シータ律動が主となり、徐化をみとめた。このシータ律動は、耳朶を基準電極とする脳波（図25A）の右後頭部 O2-A2 でみられるが、対側の O1-A1 ではみられず、代わりにデルタ帯域の徐波をみとめる。同様に、前後方向の双極導出法脳波（図25B）の P4-O2 で7 Hz のシータ律動が連続性よく出現するが、対側の P3-O1 ではみられない。基礎律動の左半球における欠如（あるいは著明な徐化というほうがふさわしいか）は、左頭頂葉後頭葉病変と関連があると思われる。

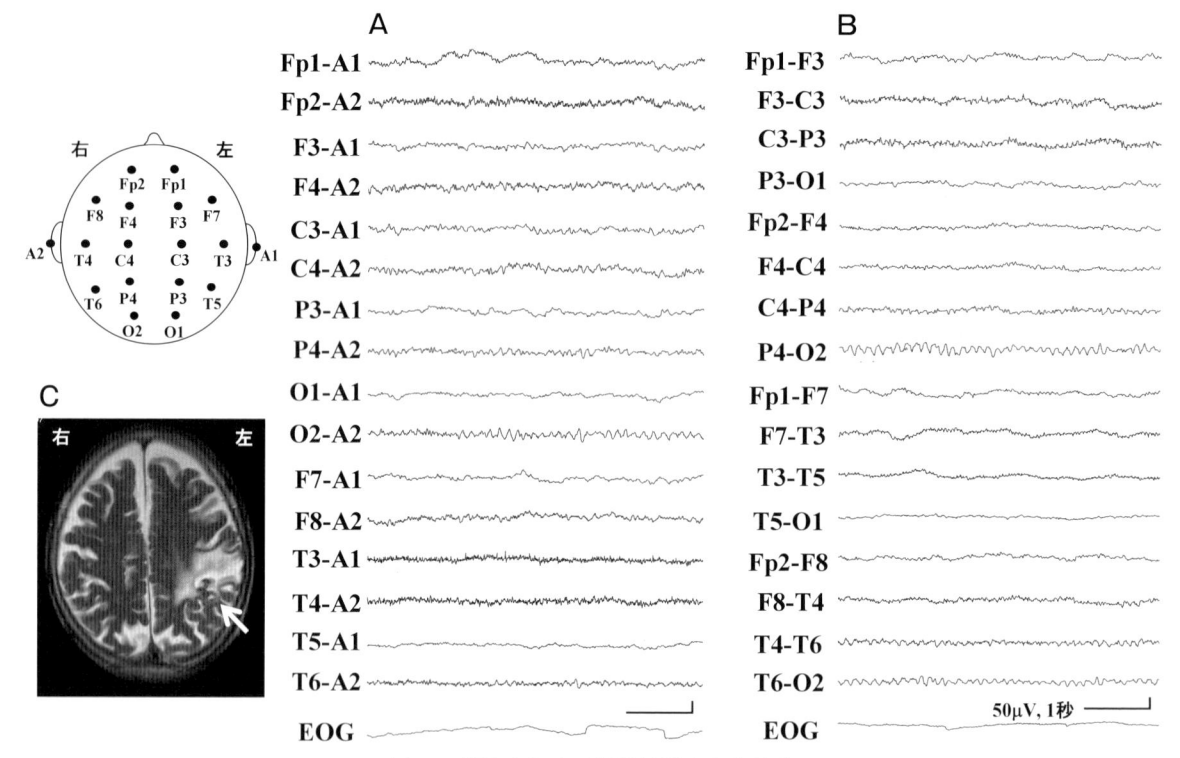

図 25　脳出血による基礎律動左右非対称

【ケース 21】79 歳男性。左脳動静脈奇形による左頭頂葉後頭葉脳出血（C：T2 強調 MRI、高信号、矢印）。A：同側耳朶を基準電極とする脳波。B：前後方向の双極導出脳波。A と B ともに、右半球電極で記録される 7 Hz シータ律動が、左半球電極ではみられず、代わって、デルタ帯域の徐波がみられる。

【ケース 22】右側癌性髄膜炎と基礎律動左右非対称

　73 歳男性。精神および神経疾患の既往はない。2 ヵ月前から頭痛と嘔吐をみとめ、次第に物忘れ、会話のまとまりのなさ、歩行障害も目立つようになった。当科初診 17 日前に A 病院を受診し、失見当識および記銘障害をみとめ、認知症と診断された。

　5 日前より落ち着きなく、作業せん妄と思われる反復運動が出現し、当院へ入院した。入院時の同側耳朶を基準電極とする脳波（図 26A）において、基礎律動は 4～5 Hz と徐化し、突発性徐波が 2～3 秒間隔で右前頭部を中心に反復する（矢印）。徐化した基礎律動に左右差はみられない。MRI において、右側に硬膜下水腫を指摘されたが（図 26）、脳実質の圧排や偏位はみられなかった。しかし、右側に偏在する反復性徐波は、MRI 異常と空間的に一致するが、軽症の硬膜下水腫ではみられない。この所見からは、MRI 異常所見がせん妄の原因である可能性が強く疑われる。

　その後意識障害が進行し、寝たきりとなり呼びかけに応じなくなった。発症後 3.5 ヵ月の脳波（図 26B）では、さらに基礎律動が徐化し、左側に 4 Hz のシータ律動（矢印）がみられる一方、右側ではデルタ波が主となり、右側の基礎律動徐化が進行し、周波数の左右非対称が生じている。

　その後髄液中に腺癌細胞が検出された。また、剖検の結果、膀胱腺癌を原発巣とする転移性髄膜炎と診断され、右下前頭回と上側頭回の脳実質に腫瘍細胞が浸潤していた。右前頭側頭部の反復性徐波（図 26A）および右半球の基礎律動徐化の進行（図 26B）は、この腫瘍細胞浸潤が原因と思われる。

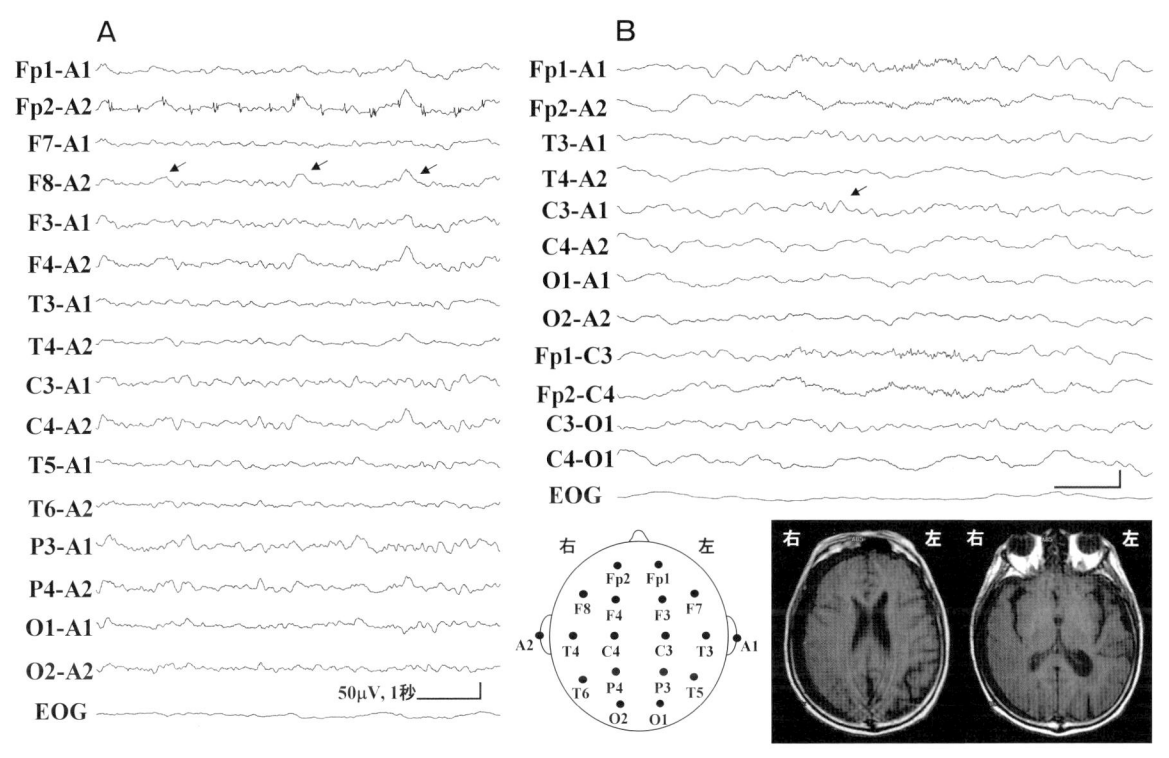

図26　右側癌性髄膜炎と基礎律動および突発性徐波の左右非対称
【ケース22】73歳男性。転移性癌性髄膜炎（右側に強い。MRI）。A：発症2ヵ月後の脳波。右前頭側頭部に突発性徐波が反復する（矢印）。B：発症3.5ヵ月後の脳波。基礎律動は左側でシータ律動（矢印）と右側でデルタ律動となり、徐化は右優位に進行した。

　本ケースの所見から話はそれるが、慢性硬膜下血腫あるいは水腫でよくみられる所見は、双極電極導出脳波における患側の電位平坦化である。血腫あるいは水腫は高濃度の電解質を含有するため電気抵抗は低い。この血腫あるいは水腫が介在すれば、脳実質と電極間の距離が離れても抵抗は小さく、大きな局所電流が流れる。この一種の短絡効果のため、隣接する2電極で記録される脳波が同一化し、双極電極導出では患側の振幅が低電位となる。

　［ケース21、22］が示すように、左右非対称の異常は、振幅よりは、周波数の非対称がより重要な指標である。

3.3 意識障害のない反応性低下（昏迷）と脳波基礎律動

　意志発動障害（意志を行動として表出できなくなる障害）のため、反応が乏しくなる状態を、精神医学用語では昏迷という。外見上は、意識障害にみえるが、覚醒状態にある。通常の意識障害とは異なり、不自然な印象を与えるが、印象で診断はできない。意識障害がないことを客観的に証明する必要があり、脳波の基礎律動徐化がないことが診断の重要ポイントである。

図27　解離性昏迷

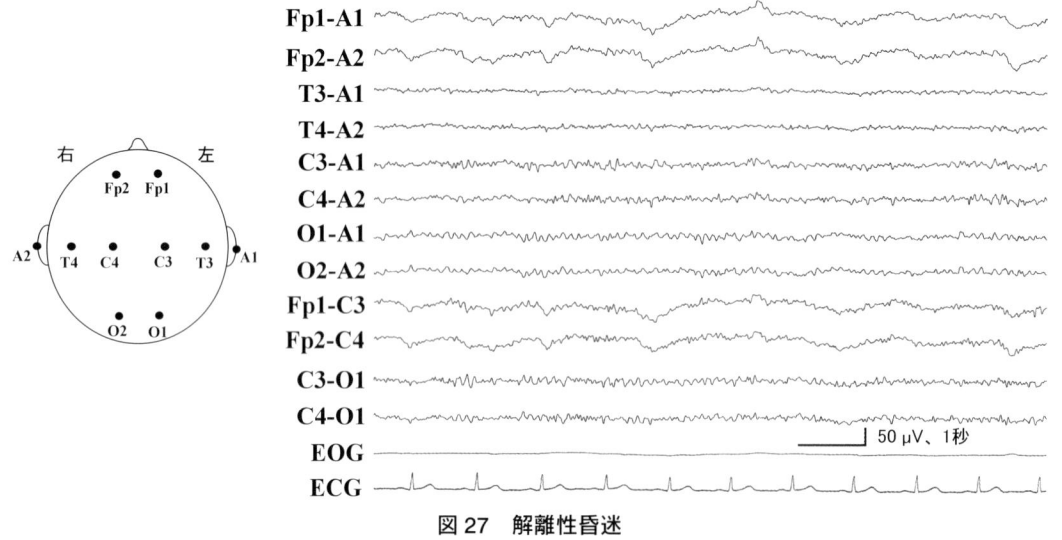

【ケース23】55歳男性。診断は、解離性障害。呼びかけに対して無反応時の脳波。基礎律動は後頭部優位の9 Hzのアルファ律動である。Fp1-A1とFp2-A2およびFp1-C3とFp2-C4にみられる基線のゆれはアーチファクトである。

【ケース23】解離性（ヒステリー性）昏迷

55歳男性。39歳時より、仕事中に過呼吸や突然倒れて無反応となることがたびたびあった。

図27は、無反応時の脳波である。四肢のけいれんはない。呼びかけや痛み刺激にまったく応じなかった。基礎律動は後頭優位の9 Hzのアルファ律動である。脳波は正常であり、昏迷と診断した。ストレス状況が心因となり生じるものを解離性（ヒステリー性）昏迷という。本ケースでは、仕事上の負荷がストレスとなっている可能性が考えられた。

【ケース24】統合失調症緊張型の昏迷

28歳男性。診断は統合失調症。1年前より幻聴、独語をみとめるようなった。2日前より、無言となり、食事もとらないため、受診した。医師の質問にまったく答えず、蝋人形のように同一姿勢（カタレプシー）をとり続けた。図28Aは、初診時の脳波である。この時点では治療を開始していない。低振幅のベータ律動を広汎にみとめるが、アルファ律動はみられない。いわゆる低電位脳波である（低電位脳波は【ケース7】を参照）。意識障害に特徴的な基礎律動徐化がみられず、本ケースの無反応は昏迷と診断される。この直後から抗精神病薬治療を開始した。5日後には、会話が可能になり、行動も円滑になり始めた。図28Bは治療開始28日後の脳波である。抗精神病薬リスペリドン6 mg/日を服用していた。20μV以下の低振幅であるが、アルファ律動が出現するようになった。アルファ律動が、脳活性の亢進状態では、大脳神経細胞興奮の脱同期のために、減少することは繰り返し述べた。少なくとも、このケースの昏迷は、過緊張による脳過活動状態にあり、回復にともなって、脳過活動が改善したとみることができる。

以上、意識障害の脳波に関して、しつこいくらいに多数のケースを呈示紹介した。著者は、意識障害からの回復の程度を、臨床症状だけでなく、脳波を指標として評価するように心がけている。特にパワースペクトル法などの周波数解析は、脳波に必ずしも精

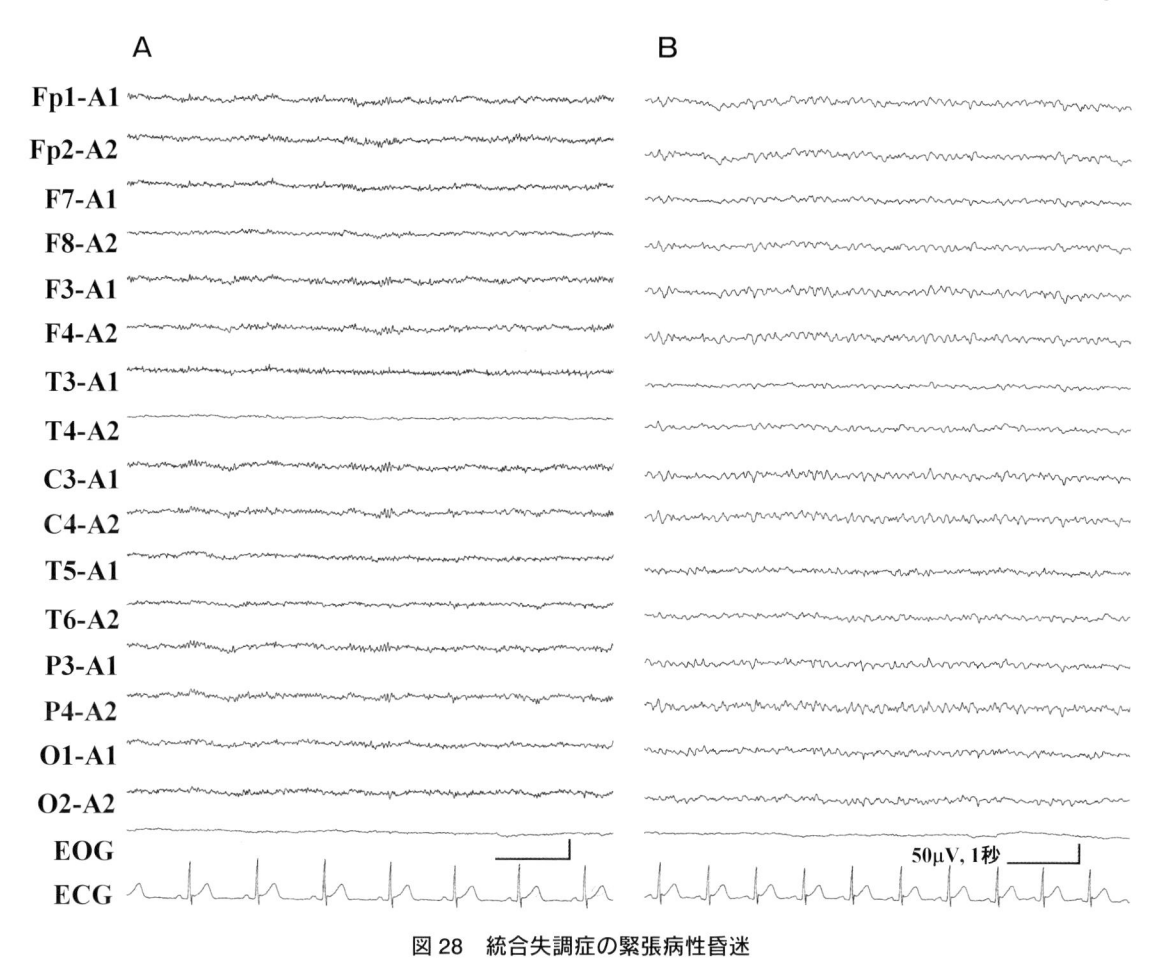

図 28 統合失調症の緊張病性昏迷

【ケース 24】28 歳男性。診断は、統合失調症緊張型。呼びかけに応じず、同一姿勢をとり続けたり、常同動作を繰り返す昏迷状態となった。A：昏迷時。アルファ律動はみられず。低振幅のベータ律動が広汎性にみられる。B：昏迷からの回復時。抗精神病薬を内服して、28 日後の脳波。8.5 Hz のアルファ律動が出現。

通していない医療者との討論や家族への病状説明に際し有用である。

第 3 章 の ま と め

1. せん妄など精神症状をともなう軽度の意識障害は、臨床症状だけでは意識清明との鑑別ができない場合がある。
2. 軽度の意識障害の診断に、脳波はきわめて有用である。
3. 軽度意識障害の脳波所見は、基礎律動徐化と突発性徐波の混入である。
4. 意識障害からの回復過程で、臨床的には回復したとみられる状態でも脳波異常が完全には回復していないことがある。回復過程の脳機能評価の追跡に脳波は有用である。
5. 基礎律動異常の追跡のために、周波数解析を用いて、脳波所見を数量化およびビジュアル化するとビギナーにも理解しやすい。
6. 反応性の低下から、意識障害と誤診される昏迷（精神医学領域に限定されて、

意識障害のない反応性低下を意味する用語）は、神経学的には意識障害ではないため、脳波基礎律動は正常である。この鑑別に脳波が有用である。

7 基礎律動の振幅と周波数および突発性徐波混入の左右非対称に注意すべきである。その原因となる形態異常を脳画像から明らかにすべきである。

8 以上、脳波は、意識障害評価にきわめて感度が高い反面、疾患に特異的な所見に乏しい。意識障害の評価に脳波を、その基礎となる疾患の解明にはMRIおよびCTなどの脳画像を用いるなど総合的に検査を行う必要がある。

第4章

正常な基礎律動徐化
――眠気と軽睡眠の脳波

覚醒時から軽睡眠までの脳波変化―基礎律動変化と睡眠時突発波
眠気時の徐波律動
眠気時徐波律動の lazy activity
てんかん性突発波との鑑別を要する睡眠時突発波

4章　正常な基礎律動徐化

本章では、基礎律動の徐化を呈する眠気時の脳波を説明する。

眼を閉じていれば、自然と眠くなるのが人情というもの。このため、通常の脳波検査中に、被験者は眠気を催すことが多い。この場合に判読者が注意すべきことは、①眠気脳波を覚醒脳波と見誤らないこと、②眠気時に出現しやすい所見を見逃したり、異常所見と誤診しないことである。

睡眠はレム睡眠とノンレム睡眠に大別される。さらにノンレム睡眠の深度は脳波所見を基準に1から4の段階に分類される（表2）。

表2　成人の睡眠

ノンレム睡眠	段階1	眠気（drowsiness）	α波の減少、頭蓋頂鋭波
	段階2	軽睡眠（light sleep）	紡錘波、K複合
	段階3	深睡眠（deep sleep）	高振幅徐波（20％以上）
	段階4		高振幅徐波（50％以上）
レム睡眠			広範囲周波数の低振幅パターン

Rechtschaffen と Kales の分類による。

しかし、通常の脳波検査でみられるのは段階2までであり、本書では、段階2までの眠気および軽睡眠期の脳波を呈示する。

繰り返しになるが、閉眼覚醒時脳波の正常所見は、

> ①基礎律動は10Hz前後のアルファ律動が主であること、
> ②アルファ律動が後頭部優位に出現すること、
> ③開眼などに反応して、アルファ律動が減衰すること、

である。

眠気を含め睡眠は、脳活性の正常な低下である。繰り返し説明したことではあるが、脳活性低下により、大脳皮質神経細胞の興奮が同期化し、その結果基礎律動は徐化する。加えて、徐化にともない、後頭部優位性が崩れ、反応性が消失する。この点は、睡眠脳波の所見と病的活性低下である意識障害は同じである。

4.1　覚醒時から軽睡眠までの脳波変化——基礎律動変化と睡眠時突発波

上述のように、軽睡眠までの脳波所見は、通常行われる脳波検査で、日常茶飯事にみられ、覚醒脳波と見誤ると誤診の原因となる。しかし、軽睡眠と覚醒脳波の鑑別は決して難しくはない。

【ケース25】覚醒から軽睡眠までの脳波変化

28歳健常女性。図29と図30は、覚醒から軽睡眠に至る過程の脳波である。

まず、図29Aの覚醒時脳波ではアルファ律動が後頭部優位（O1-A1、O2-A2）に連続性よく出現する。引き続き、図29Bは、眠気が出現しはじめた時の脳波である。後半にアルファ律動が減少し、前頭中心部に周波数の不規則な低振幅のシータ律動が混入する

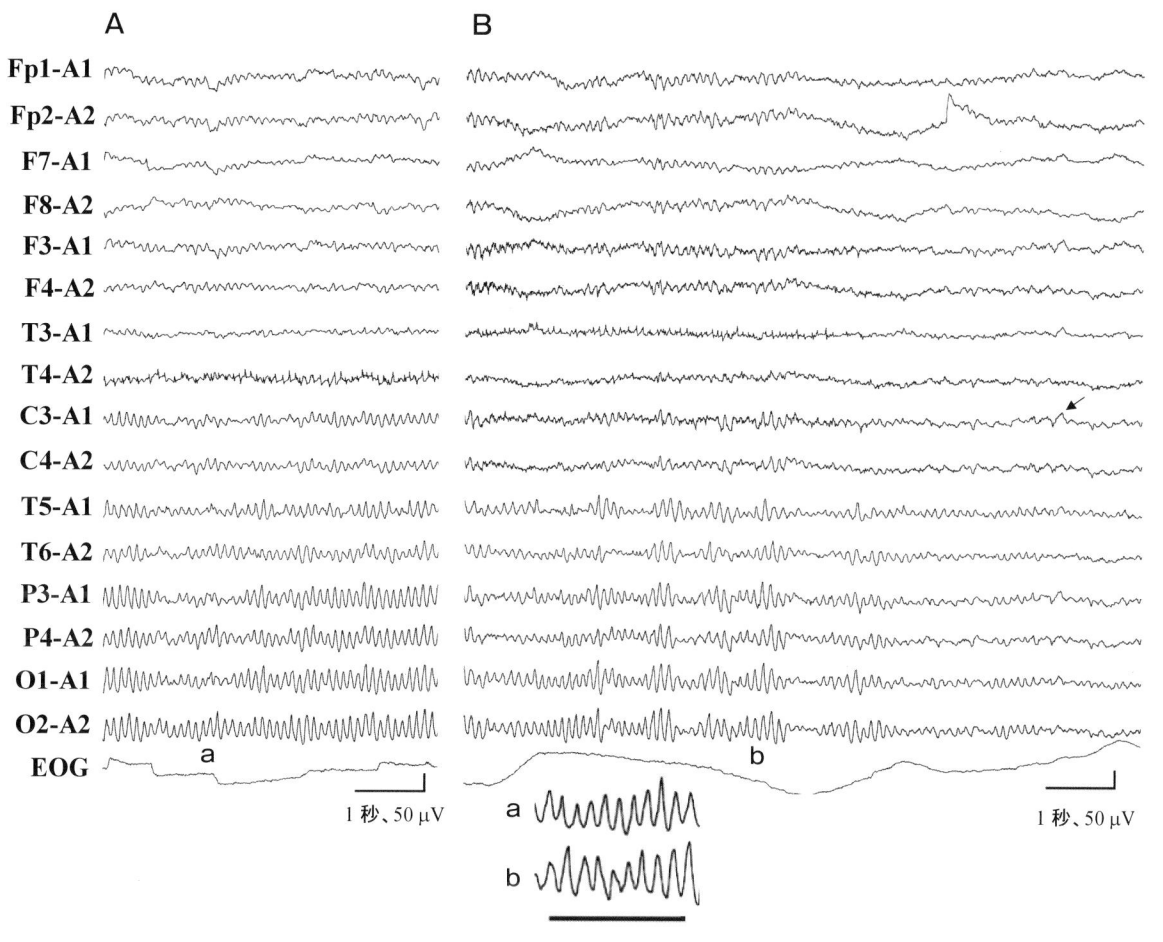

図29 覚醒時および眠気時脳波
【ケース25】28歳健常女性の脳波。A：覚醒時脳波。B：ごく軽い眠気時脳波。矢印は眠気時に出現したシータ波を示す。下にaおよびbの拡大脳波を示す。a：覚醒時周波数、9.5 Hz。b：ごく軽い眠気時の周波数、8.5 Hz。

ようになる（矢印）。RochtschlafferとKalesの基準では、睡眠脳波1頁分（30秒）のアルファ律動の占める割合が50%未満になると睡眠段階1と判定される。**B**の前半部は、覚醒時（**A**）と比較して、アルファ律動の連続性は保たれ、段階1には達していない。しかし**A**と**B**の前半部の間で、O2-A2のアルファ律動の周波数を比較すると、覚醒時の9.5 Hz（**A**のa）から8.5 Hz（**B**のb）へと遅くなっている。加えて、**図29B**の前半では、前頭部電極（Fp1-A1とFp2-A2）でアルファ律動の出現量が増大する。断っておくが、耳朶を基準電極としており、前頭部電極で記録されるアルファ律動は、必ずしも前頭部起源とは言えない。後頭部アルファ律動が前方へ拡大し、基準電極である耳朶電極（A1とA2）がその活性を拾うと、見かけ上前頭葉起源かのように記録される（第2章【ケース3】図8Bにて説明）。しかし、いずれにしても、眠気により後頭優位性が若干減弱したと言える。

この睡眠段階1への移行期（ごく軽い眠気）を覚醒時脳波と混同すると、基礎律動の周波数と分布（アルファ律動の後頭優位性など）を誤って評価することになる。

覚醒とごく軽い眠気を鑑別する指標は、眼電図（electrooculogram：EOG）である。眼球の網膜側はマイナス、角膜側がプラスに帯電している。EOGは、両眼外側に配置した

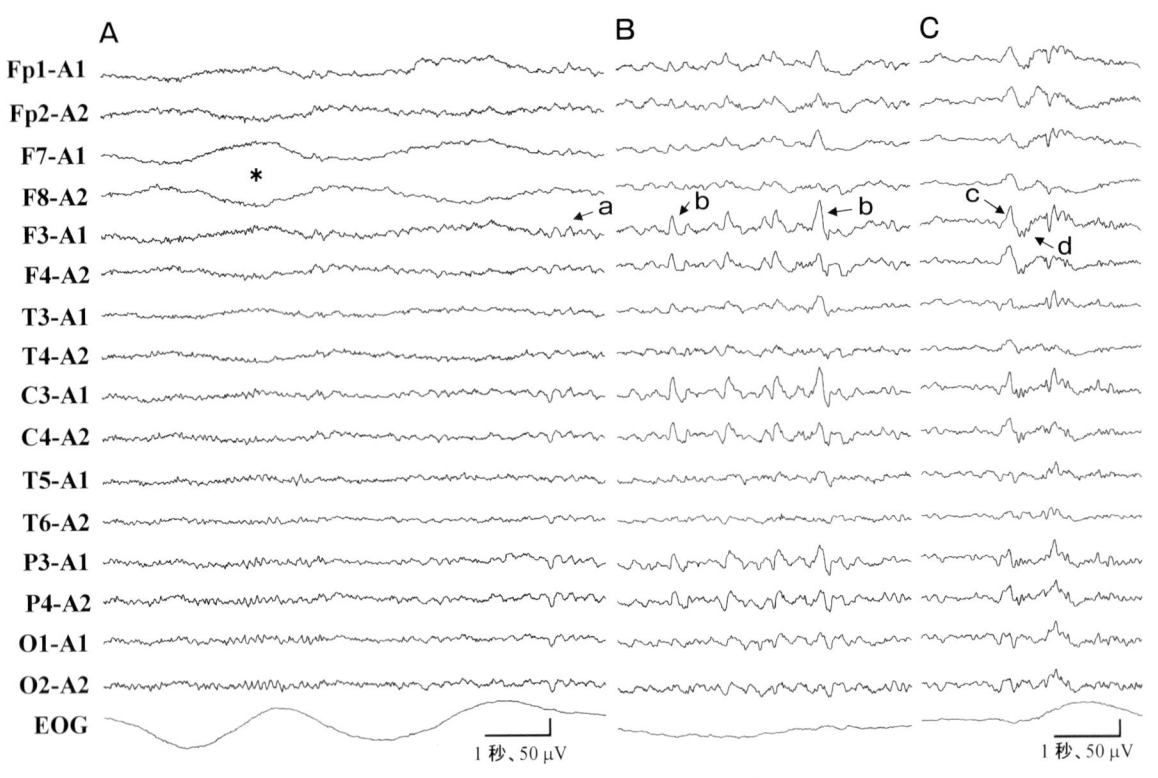

図30 睡眠段階1から段階2の脳波

【ケース25】28歳健常女性。図29直後の脳波。**A**：睡眠段階1。アルファ律動の減少および消失と徐波の混入（**a**）を特徴とする。**B**：睡眠段階1後半。頭蓋頂鋭波（**b**）の出現を特徴とする。**C**：睡眠段階2。K複合（**c**）と紡錘波を特徴とする。**d**はK複合にともなう紡錘波を示す。

電極から、帯電した眼球の運動によって生じる電極間電位差の変化を記録したものである。覚醒時には、眼球は動かないか、または、**図29A**のように急速な動き（EOGでは急速な矩形波的なふれ）を示す。一方、ごく軽い眠気が始まると眼球の緩徐な水平運動が起こるようになる。この水平運動は、**図29B**のEOGで示すような緩徐な上下のゆれとして計測される。ごく軽い眠気の評価には脳波よりEOGが役に立つ。

　図30は、図29直後の、睡眠段階1（**A**と**B**）と睡眠段階2（**C**）の脳波所見である。**A**の前半ではアルファ律動が痕跡をとどめるのみである。後半ではそのアルファ律動も完全に消失し、約5Hzの低振幅シータ律動が目立つようになる（矢印**a**）。一般に、睡眠段階1では2〜7Hzの徐波が混入するようになる。低振幅であることが多いが、段階1が進むとしばしば高振幅となる。また、F7-A1とF8-A2にみられる、位相が逆転する緩徐な基線のゆれ（＊）は、EOGのふれと時間が一致している。これは、眼球運動のアーチファクトである。

　睡眠が深くなるにつれ、基礎律動の徐化に伴って、中心部C3-A1とC4-A2で最大振幅となる鋭波（持続時間が1/12〜1/5秒の鋭い頂点の突発波：第5章、**5.2.**を参照）が出現する。本ケースでは、左前頭部（F3-A1）と左中心部（C3-A1）で最大振幅となる（**図30B**：矢印**b**）。この鋭波の多くは、頭蓋頂（vertex）で最大振幅となるため、**頭蓋頂鋭波**（vertex sharp wave）または**瘤波**（hump）と呼ばれ、睡眠段階1から2への移行期にみられる。時にてんかん性突発波との鑑別を要する形状となる。

　さらに睡眠が深くなると、**K複合**（K complex）が出現する（**図30C**：矢印**c**）。K複

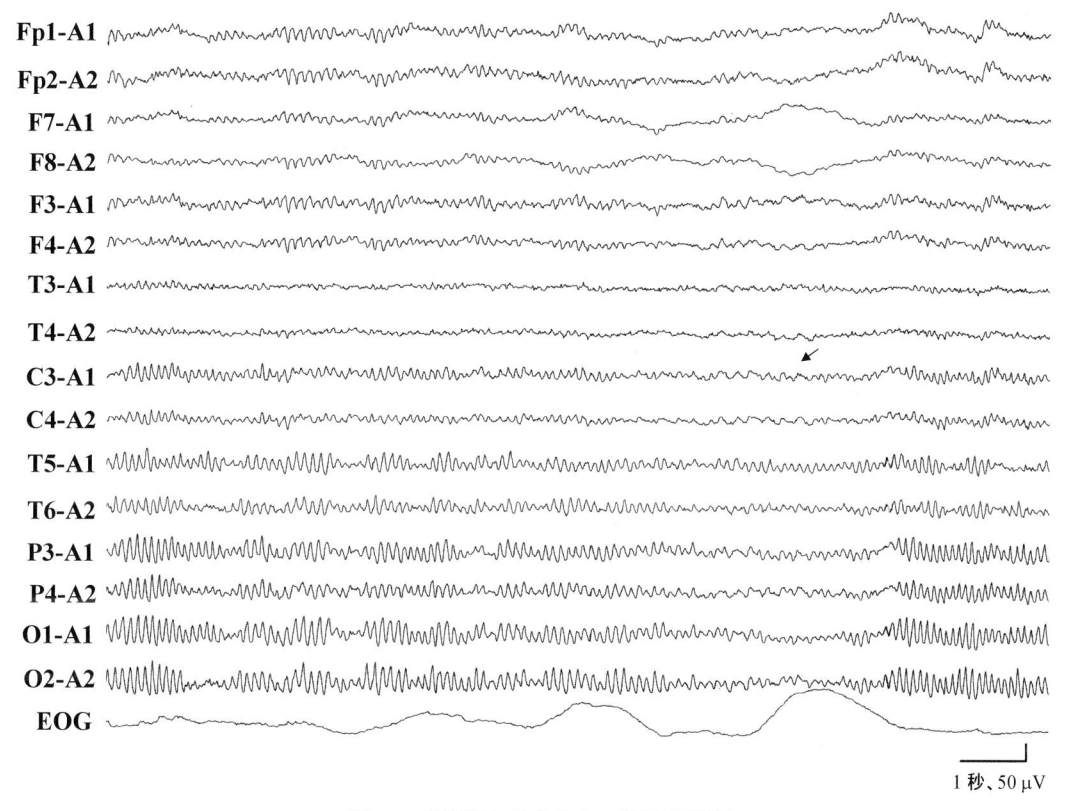

図 31　覚醒時にみられた一過性の眠気
【ケース 25】28 歳健常女性。図 29、図 30 と同じケース。矢印はシータ波の混入を示す。

合は、睡眠段階 2 を代表する突発波である。陰性鋭波とそれに続く陽性成分の二相性で、持続時間は頭蓋頂鋭波より長く、0.5 秒以上と定義される。陰性鋭波の下降部から陽性成分にかけて 12〜14 Hz の紡錘波をともなう場合（**図 29C：矢印 d**）とともなわない場合がある。その頭皮分布は、頭蓋頂鋭波と同じく頭蓋頂に最大振幅をもつタイプとその前方の前頭正中部に最大振幅を持つタイプがあり、前者は、ブロードマン 6 野に、後者は 9 野に起源があると報告されている。K 複合は、外的または内的刺激に対して誘発されると考えられている。K 複合と紡錘波が睡眠段階 2 の特徴である。紡錘波は、12〜14 Hz の律動波で、持続時間は 0.5 秒以上と定義される。

　図 29 と**図 30** のように、覚醒から睡眠へと至る一連の連続した経過をとる場合もあるが、短時間の眠気が頻回に繰り返されることも多い。**図 31** は**図 29**、**図 30** と同じ被験者の脳波である。前半の覚醒からごく軽い眠気の脳波に移行することが眼球運動よりわかる。基礎律動が遅くなり、前方部のアルファ律動の出現量が増す。その後 2 秒間ほど一過性にアルファ律動の減少とシータ律動の混入（矢印）がみられる。この徐波の混入は眠気時にみられる正常所見であるが、覚醒時脳波と見誤れば異常と判定されるかもしれない。筆者が被検者になった経験では、このような一過性の"脳波上"のごく軽い眠気は自覚されない。眠気に対する脳波の感度はきわめて高い。

【ケース 26】睡眠時後頭部鋭一過波（POSTS）

　26 歳健常女性。**図 32** は、睡眠段階 2 の脳波である。耳朶電極を基準電極とする脳波

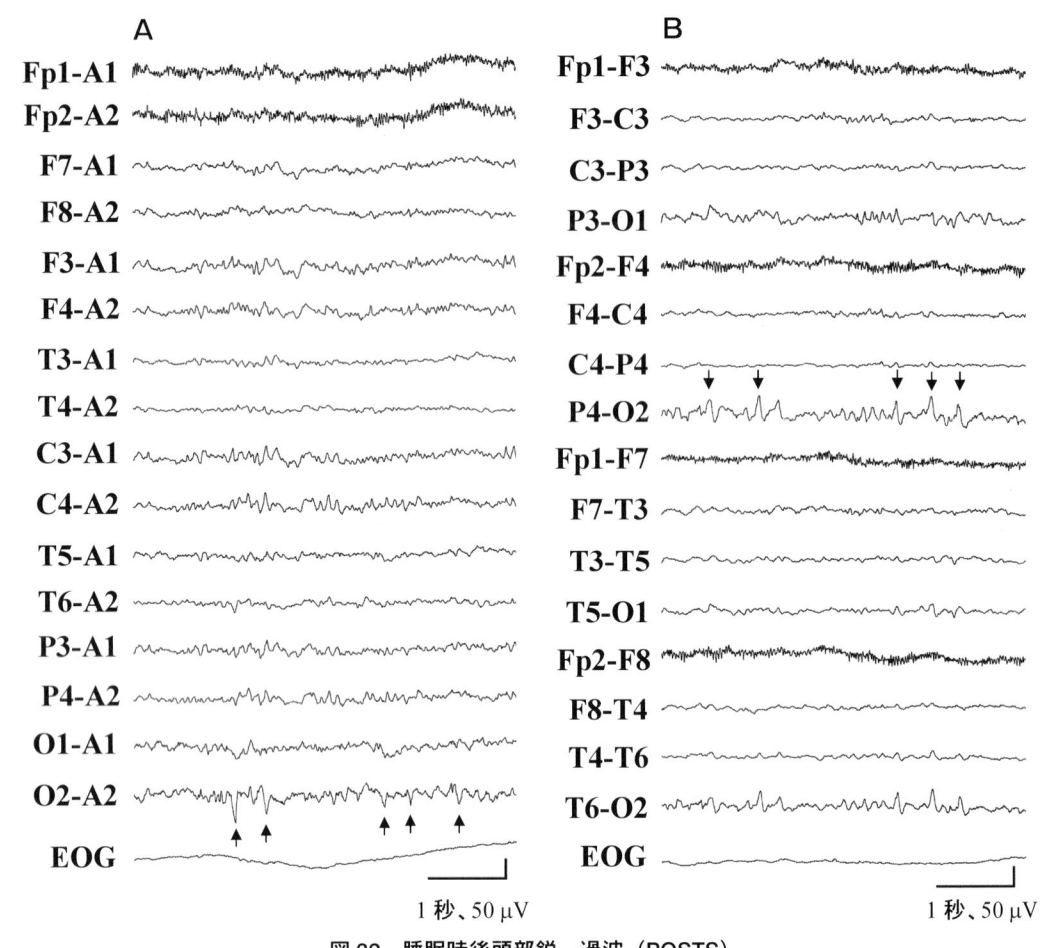

図32 睡眠時後頭部鋭一過波（POSTS）
【ケース26】26歳健常女性。A：耳朶を基準電極とする脳波。B：前後方向の双極誘導。矢印はPOSTSを示す。

（A）において、右後頭部O2-A2に陽性鋭波が反復して出現する（矢印）。特に、前後方向の双極誘導（B）のP4-O2とT6-O2において、一見てんかん性突発波にみえる（矢印）。この鋭波は、睡眠時後頭部鋭一過波（positive occipital sharp transients of sleep：POSTS）と呼ばれる。POSTSは睡眠各段階で出現し、健常成人の50～80％に出現する正常所見である。日中の視覚情報が睡眠中にフィードバックすることを反映し、夢との関連が指摘されているが、否定する見解もあり、その生理学的意味は不明である。いずれにせよ、てんかん性突発波と誤らないことである。

4.2. 眠気時の徐波律動

【ケース27】眠気時 Fm θ リズム

20歳健常女性。図33は、覚醒から睡眠段階1に至る過程の脳波である。両側耳朶連結を基準電極とする基準電極導出脳波である。ごく軽い眠気時に、覚醒度が一時的にあがり、12 Hz の後頭部優位性アルファ律動が一過性に出現する。図の後半部では再び眠気が増し、アルファ律動が消失する。それにともない、前頭部優位に（Fzで最大振幅を

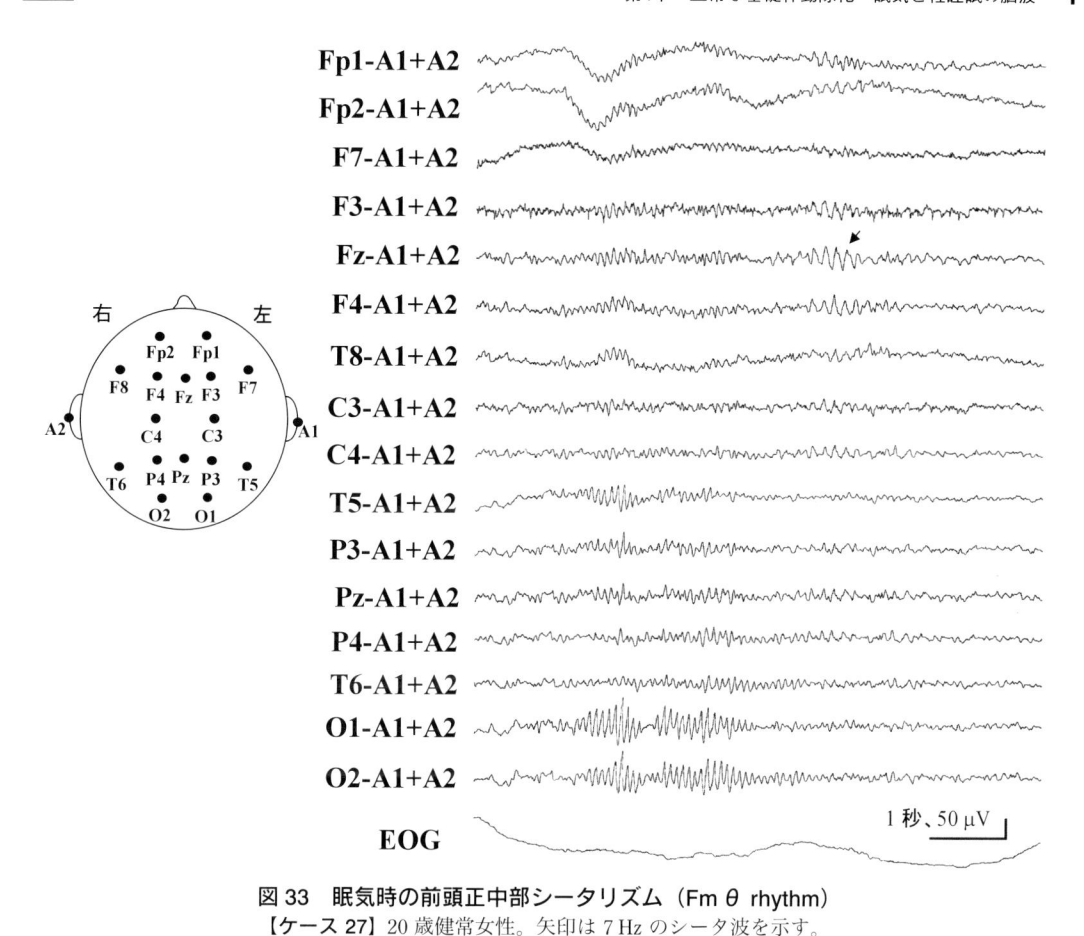

図33 眠気時の前頭正中部シータリズム（Fm θ rhythm）
【ケース27】20歳健常女性。矢印は7Hzのシータ波を示す。

示す)、7 Hz のシータ律動が出現する（矢印）。前頭正中部に出現するシータリズムを Fm θ リズム（frontal midline theta rhythm）という。本来は計算などの精神作業時に出現するシータ律動を指すが、眠気時にも出現する正常所見である。

【ケース28】眠気時デルタ律動

16歳健常女性。図34 も、覚醒から眠気に至る過程の脳波。16歳健常女性の脳波である。前半部にはアルファ律動もみられるが、緩徐な眼球水平運動があることから、軽い眠気時の脳波であることがわかる。F7-A1 と F8-A2 の位相逆転する基線のゆれは、眼球運動によるアーチファクトである。中途より3 Hz のデルタ波が広汎性に3～4秒間出現する（矢印）。この眠気時デルタ波も正常所見である。

【ケース29】睡眠時の高振幅シータ群発

71歳男性。診断は症候性てんかんである。発作型は、強直間代発作と無けいれん重積発作である。頭部 MRI で陳旧性の橋梗塞と両側被殻のラクナ梗塞をみとめる（呈示せず）。図35 は、発作間欠期（発作のない時期）脳波である。覚醒時（A）には、7 Hz のシータ波が広汎性に出現する。正常アルファ基礎律動でみられる振幅の漸増漸減を欠き、いわゆる広汎性アルファ律動（diffuse alpha rhythm：第2章 2.1.1. を参照）である。慢性でび漫性の脳機能低下状態にあると思われるが、この覚醒時脳波にはてんかん性突発

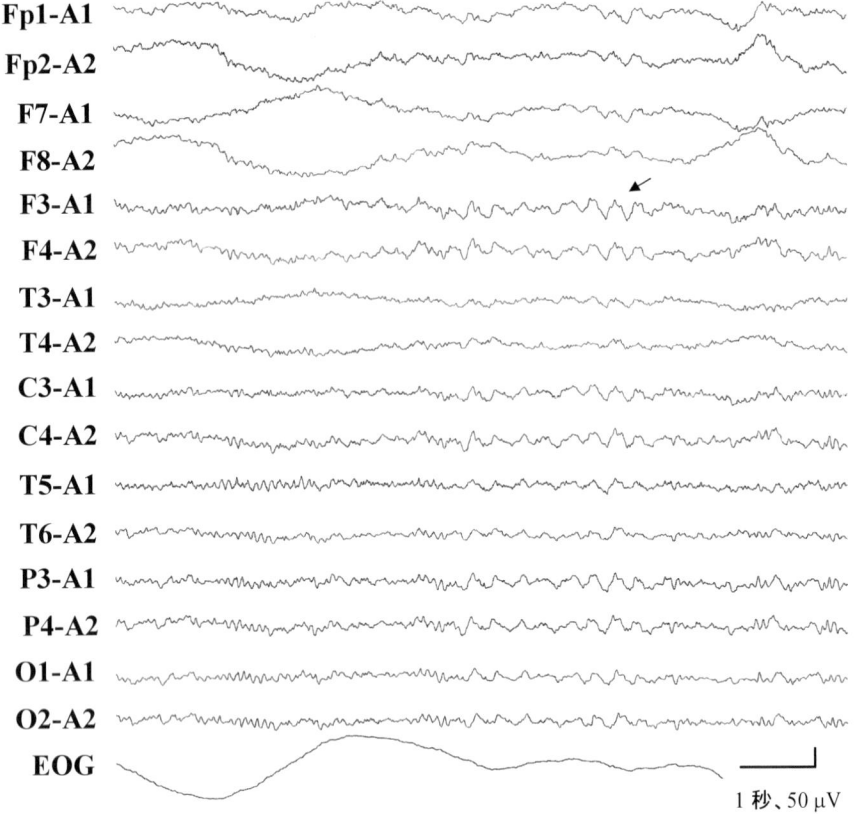

図 34
眠気時の広汎性デルタ波
【ケース 28】16 歳健常女性。矢印は 3 Hz のデルタ波を示す。

波をみとめない。一方、睡眠段階 2 の脳波（**B**）において、前頭部から中心部におよぶ 4 Hz の高振幅シータ群発が出現する（矢印）。**群発**とは、一過性かつ一定のリズムで出現する突発波と定義され、多くは背景の基礎律動に対して高振幅である。本ケースはてんかん患者であるが、このシータ群発に棘波（持続時間 1/12 秒未満の頂点の鋭い突発波：第 5 章 **5.2.** を参照）がともなわず、てんかん性と診断できる特異的所見ではない。この徐波群発も、眠気時にみられる徐波の一つであり、異常所見とは言えない。

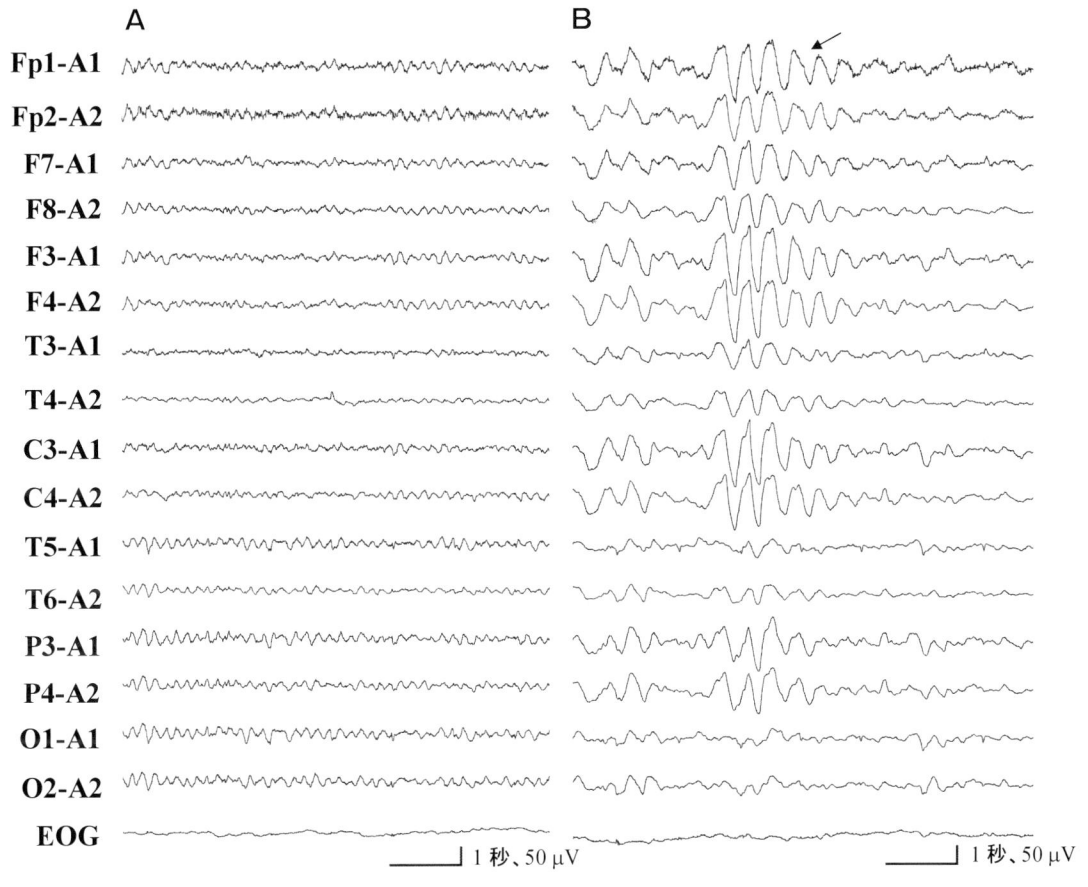

図 35 眠気時の高振幅シータ群発

【ケース 29】71 歳男性。てんかん。強直間代発作と無けいれん重積状態の臨床発作を呈する発作間欠期脳波。**A**：覚醒時脳波。広汎性アルファ律動を示す。**B**：睡眠段階 2 の脳波。**B** の矢印は 4 Hz の高振幅 θ 群発を示す。

4.3. 眠気時徐波律動の lazy activity

　今まで呈示した眠気時徐波は両半球対称に出現していた。もし一方の半球に機能障害があれば、本来両半球対称に出現すべき脳波活動が、その半球では発生せず、対側半球にのみ偏在することになる。この機能低下によるあるべきはずの脳活動が減弱する現象を lazy activity と呼ぶ。

【ケース 30】睡眠時徐波律動の lazy activity

　78 歳男性。右中脳大動脈領域の陳旧性脳梗塞。覚醒時（図 36A：前半部）では、後方優位に 10 Hz 前後のアルファ律動をみとめ、MRI 病変の近傍記録電極にても異常所見をみとめない。蛇足だが、第 3 章の【ケース 21】（図 25）では、脳病変によるアルファ律動の左右非対称を呈示したが、本ケースでは対称性が維持されている。【ケース 21】と本ケースとの対称性に関する相違は、損傷部位の違いによって説明できる。アルファ律動の主の発生源が後頭葉であることは繰返し述べた。【ケース 21】は頭頂葉後頭葉に病変があり、アルファ律動発生源を直接障害したが、本ケースのように側頭葉に主病変がある場合は、後頭葉機能が保持され、アルファ律動発生源に対する影響が少ないのかも

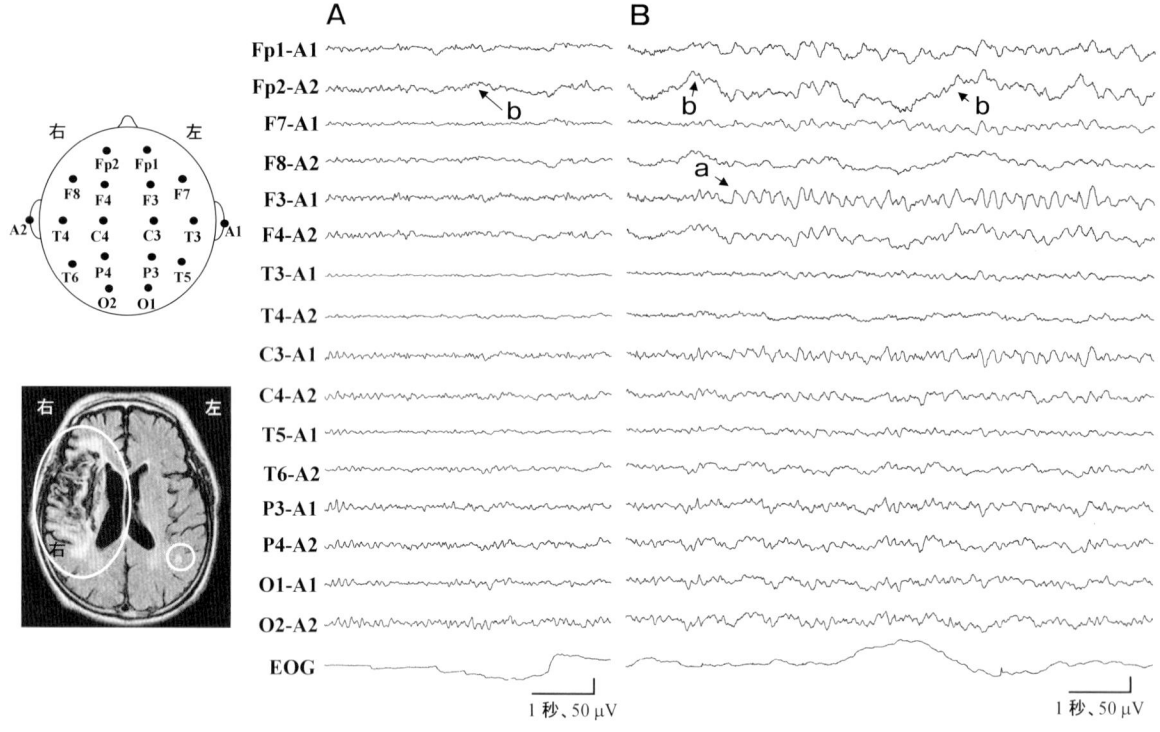

図 36　眠気時徐波の lazy activity─陳旧性脳梗塞

【ケース 30】78 歳男性。頭部 MRI にて、脳梗塞（丸で囲む）、特に右中大脳動脈領域の広範囲の陳旧性脳梗塞を示す。
A：覚醒時からごく軽い眠気への移行期。
B：睡眠段階 1。a は左半球に偏在するシータ波を、b は右半球に偏在するデルタ波を示す。**図 33、34、35** で示した正常眠気時徐波が、本ケースでは、梗塞のため、患側（右半球）で抑制されている(lazy activity)。

れない。

　図 36A の後半部では眠気が増し、アルファ律動が減少する。ここまでは正常所見である。

　さらに眠気が進む**図 36B** では、眠気時に左前頭・中心部（F3-A1 と C3-A1）に 5 Hz のシータ律動をみとめる（矢印 a）。それと比較して、対側の F4-A2 と C4-A2 では、振幅が低下し、連続性が乏しい。このシータ律動における左＞右の左右差は、本来右半球にも発生すべき眠気時シータ律動が右側脳梗塞よって減弱したために生じたと思われる。

　加えて、0.5 Hz 以下の徐波の混入を右前頭部（Fp2-A2、F8-A2、F4-A2）にみとめる（矢印 b）。右前頭葉障害に起因する異常と考えられる。振り返って、**図 36A** の後半部をみると、Fp2-A2 と F8-A2 および F4-A2 に右半球に偏在するデルタ帯域の徐波の混入（矢印 b）を若干みとめ、梗塞との関連が考えられる。

　以上、本ケースの所見をまとめると、覚醒時脳波では明らかな異常所見をみとめないが、眠気の出現と同時に、右中大脳動脈領域の陳旧性脳梗塞に起因すると思われる患側前頭部のデルタ波の出現と正常でみられるはずの眠気時シータ波の抑制が生じる。眠気脳波が異常所見の検出を可能にした一例である。

4.4. てんかん性突発波との鑑別を要する睡眠時突発波

睡眠時にみられる、頭蓋頂鋭波やK複合などの突発波は、もちろん、てんかんとは無関係の正常所見である。しかし、高振幅徐波や紡錘波が融合すると、棘徐波複合などのてんかん性突発波と誤って判定される可能性がある。厄介なことに、眠気あるいは睡眠時には、てんかん性突発波の検出率がもっとも高い状態になるため、てんかんでは、眠気あるいは睡眠脳波は診断上重要であり、注意して判読する必要がある。

【ケース31】てんかん発作波に似た頭蓋頂鋭波とシータ律動

11歳男性。広汎性発達障害と診断されている。てんかん発作の既往はない。図37は、睡眠段階1の脳波である。頭蓋頂鋭波（矢印a）が高頻度に繰り返され、それに高振幅で7Hzのシータ律動が混在する（矢印b）。一見、てんかん発作時に特徴的な突発性律動波（第5章【ケース41、42、43】）と類似の形状に見える。特に、小児期の頭蓋頂鋭波は尖っており、てんかん性棘波あるいは鋭波と形状が類似する。しかし、頭蓋頂中心の分布に限局したままである点に注意して、てんかん性異常波と鑑別すべきである。

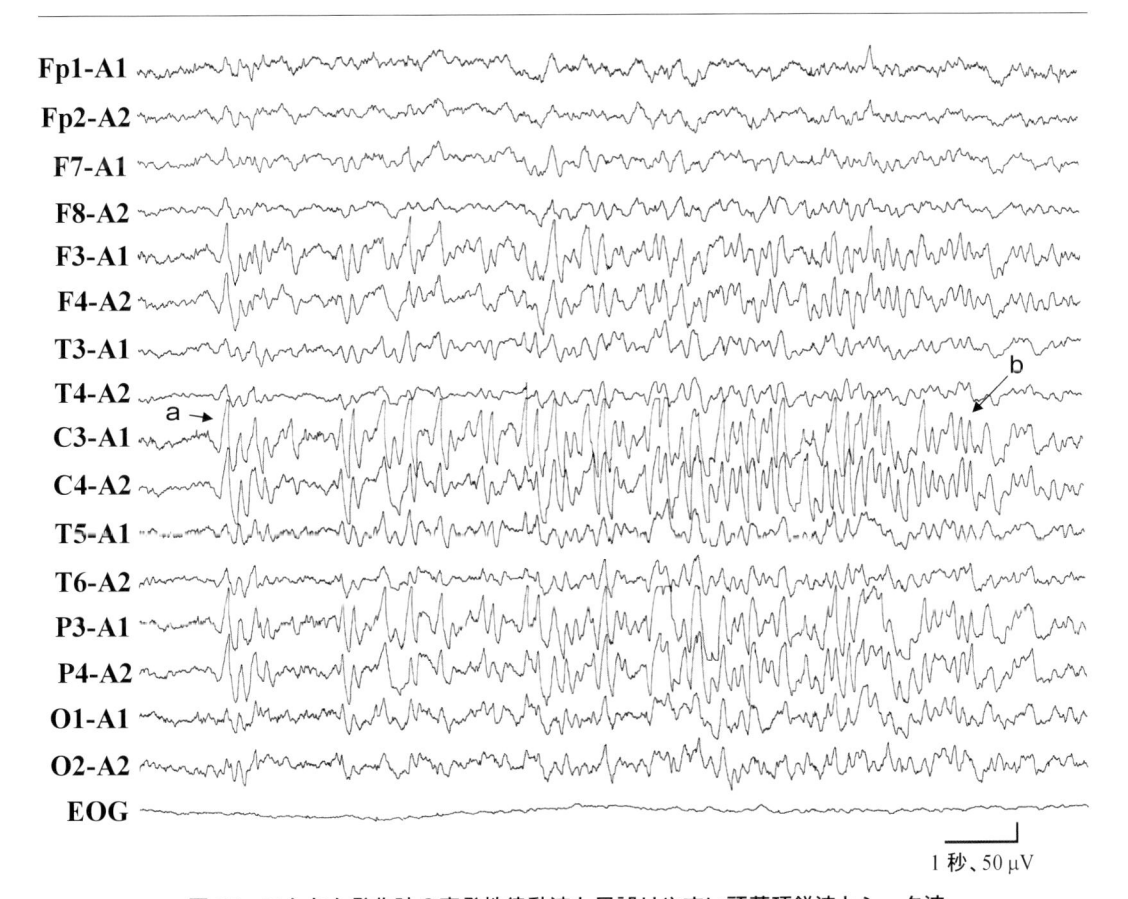

図37 てんかん発作時の突発性律動波と見誤りやすい頭蓋頂鋭波とシータ波
【ケース31】11歳男性。診断は、広汎性発達障害。睡眠段階1の脳波。矢印aは頭蓋頂鋭波を、矢印bは7Hzのシータ波を示す。

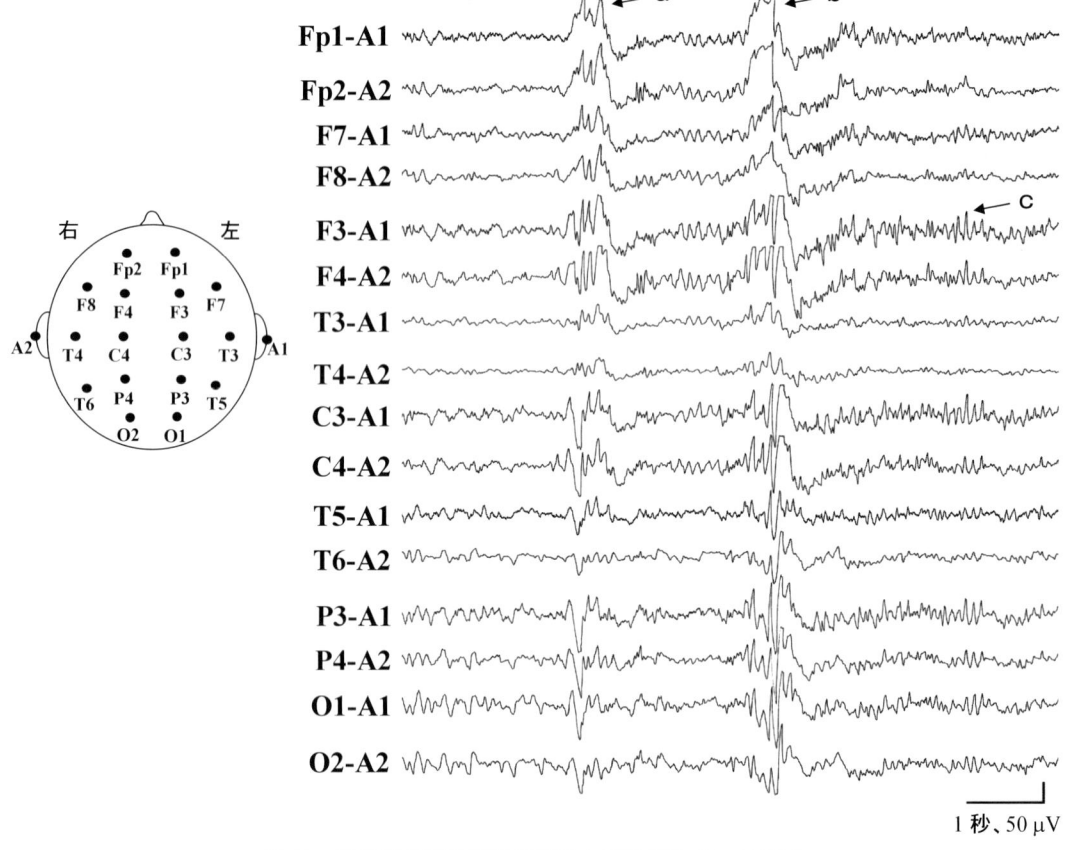

図 38　発作間欠期の棘徐波複合と見誤りやすい K 複合
【ケース 32】30 歳健常女性。睡眠段階 2 の脳波。矢印 a と b：K 複合。矢印 c：紡錘波。K 複合に棘波様の高振幅紡錘波が先行し、多棘徐波複合に類似した合成波を形成する。

【ケース 32】てんかん性棘徐波複合に似た K 複合—mitten pattern

　30 歳健常女性。図 38 は、睡眠段階 2 の脳波である。前頭部に最大となる K 複合が 2 ヵ所出現している（a、b）。a と b ともに紡錘波（c）をともなっている。特に b にともなう紡錘波は数秒間持続する。問題は、ベータ帯域の周期で反復する高振幅の棘波様の紡錘波が K 複合に先行し、この紡錘波と K 複合の合成波がてんかん性突発波である多棘徐波複合（棘徐波複合については、第 5 章 **5.2.** 参照）に見かけ上みえることである。棘徐波複合との鑑別点は、棘波様の波が先行するだけでなく、K 複合波の上に重なっていることである。棘徐波複合と見誤りやすい棘波様紡錘波と K 複合の合成波は手袋に形が似ていることから、mitten pattern とよばれる。Mitten pattern については、第 5 章の【ケース 60】で再度述べる。

第 4 章 の ま と め

1. 人は横になれば眠くなる。日常の脳波検査は、覚醒時脳波を評価するが、必ずと言っていいほどに眠気の（あるいは軽睡眠の）脳波がみられる。
2. 眠気脳波を覚醒脳波と見誤ると、基礎律動徐化や徐波の混入を異常所見と判定しかねない。
3. ごく軽い眠気と覚醒脳波を鑑別する鋭敏な所見は、脳波自体ではなく、同時に記録している眼電図である。眠気時の水平眼球運動によるゆっくりしたふれからその鑑別は容易である。
4. 以下の軽睡眠時の特徴的な所見は、ぜひ覚えるべきである。
   - 頭蓋頂鋭波
   - K複合
   - 紡錘波
   - 睡眠時後頭部鋭一過波
5. 眠気睡眠時はてんかん性突発波の出現頻度が高い時期である。睡眠時の正常突発波とてんかん性突発波が時に形が類似するため、鑑別に注意が必要である。
6. 以上の睡眠脳波の特徴を理解して、覚醒時脳波データを得るため、技師は、眼電図に注意し、被検者を刺激し、覚醒脳波の記録に努めるべきである。また、判読者は眠気時脳波を厳密に鑑別し眠気時の所見しか記録されていなければ、技師に覚醒時脳波を記録すべく再検を指示すべきである。一方、眠気時は所見の宝庫である。てんかん性異常波も誘発されやすい。技師はただ被検者を覚醒させておけばよいというものでもなく、必要に応じて眠気時の脳波もしっかりと記録すべきである。検査目的にもよるが、覚醒時と眠気時（眠気がなければ仕方がないが）のいずれもの脳波を記録してはじめて、情報豊かな脳波といえる。

コラム2
脳波を解析する　第2話　─脳のネットワークと脳波コヒーレンス─

　脳波の空間分解能は悪い。しかし，脳波異常が局所で検出されれば，その部位に機能異常があると推測できる。画像検査と相互補完的に評価すれば，脳局在論で説明のつく病態を形態と機能の両面から説明することも可能である。しかし，ある特定の局在部位ではなく，ネットワークの機能不全によって起こる病態には，別の検査が必要となる。

　MRI拡散テンソル画像は，脳白質の軸索走行の可視化を可能にした。しかし，あくまでも形態学的結合を調べるものであり，機能的結合も同時に調べる必要がある。

　脳機能（あるいは神経細胞の活動性と言う方が正確か）の部位間の結合性を検討する脳波解析に脳波コヒーレンスがある。「結合の強い2つの部位の脳波の出現パターンは類似性が高い」という仮説に基づいて，その類似性を数値化したのがコヒーレンスである。以下，簡単に説明する。

　まず，相互相関数の話からはじめる。2カ所AとBの脳波をそれぞれ時間変数tの関数$f(t)$と$g(t)$とする。この2つの関数の類似性を表す関数が，相互相関数である。次の数式で表すことができる。

$$Z(t) = \int_{-\infty}^{\infty} f(t)g(t+\tau)dt$$

　この2つの関数を同じ周期Tの単律動とする。さらに，$f(t)$の波より，$g(t)$の波が時間Δtだけ遅れて出現すると仮定した場合，$Z(\tau)$は，$\tau = \Delta t + nT$（n：整数）の時，つまり時間Tおきに，正のピークをもつ"波"の関数となる。$f(t)$と$g(t)$の波が同一パターンで出現すると，$Z(\tau)$の"波"の振幅は大きくなる。同一パターンとは，$g(t)$の波のピーク全てが$f(t)$の波に対応するピークを持ち，そのピークが全て同じ時差Δtだけ遅れて出現することを意味する。ややこしい話の嫌いな人は，相互相関数は2つの関数の類似性を表す関数で，類似性が高いと，相互相関数の"波"の振幅が大きくなると覚えよう。

　実際の脳波は単律動ではない。相互相関数$Z(\tau)$の波形も多数の周波数成分の合成波となる。各周波数成分の分析と来れば，フーリエ変換が登場する。この相互相関数のフーリエ変換によって得られる特定周波数成分の振幅スペクトルすなわち類似性の強さをクロススペクトルという。クロススペクトルは，2つの脳波それぞれの振幅によって影響を受けるため，補正が必要である。

　各周波数成分の振幅情報の指標は，コラム1で示したパワースペクトルである。ある周波数成分の部位AのパワースペクトルをS_A，BをS_Bとする。この2つのパワースペクトルで，AとBのクロススペクトルS_{AB}を除すことによって振幅の影響を除外することができる。この補正した指標がコヒーレンス（Coh）である。次の数式で表される。

$$Coh^2 = \frac{|S_{AB}|^2}{S_A S_B}$$

　振幅が異なっても，2つの関数の出現パターンが完全に一致すれば，コヒーレンス値は1となり，全く一致しなければ，0となる。

　著者が脳波の定量解析に関する論文を読んでいつも感じる居心地の悪さは，数式を頭では理解したつもりでも，その数値の意味が体感できないことによる。そこで，著者はエクセルで複数の単律動からなる合成波を作り，その合成波のパラメータと定量解析の結果を検討し，解析した指標の意味を実感するようにしている。コラム3ではシミュレーション脳波のコヒーレンスを計測してみる。理屈を百万遍述べるより，余程わかったような気持ちになれる。

第 5 章

てんかんの脳波

てんかんの基礎知識―臨床症状
てんかんの基礎知識―脳波所見
部分発作
    部分発作の発作間欠期脳波
    部分発作の発作期脳波
全般発作
てんかんとの関連に疑問がもたれる棘波および棘徐波複合
    14 & 6 Hz 陽性棘波および 6 Hz 棘徐波複合
    小鋭棘波とアーチファクト
    側頭部シータ群発
脳波現象の合成により，棘徐波複合と見誤る所見
てんかん重積状態

5章　てんかんの脳波

　てんかんは、脳神経細胞の過剰興奮によって生じる突然の脳機能の亢進あるいは抑制（てんかん発作）を繰り返す疾患である。脳波は、その過剰興奮を反映した神経細胞の電気現象を直接捉える診断価値のもっとも高い検査である。この章では、てんかんの脳波所見を解説するのはもちろんであるが、てんかんとの関連が疑問視されるグレーゾーンの所見あるいは形状が類似する合成波やアーチファクトでてんかんと誤診しかねない所見についても説明する。

5.1. てんかんの基礎知識—臨床症状

　てんかんの脳波を説明する前に最低限必要な知識を説明する。
　表3に発作型分類を、**表4**にてんかんの疾患分類を示す。

表3　てんかん発作の分類

Ⅰ．全般発作
A．欠神発作
B．強直間代発作
C．ミオクローヌス発作
D．強直発作
E．間代発作
F．脱力発作
Ⅱ．部分発作
A．単純部分発作
B．複雑部分発作
C．部分発作から二次性全般化する発作

表4　疾患の国際分類のための2つの基準原則

1．発作型を基準にする。部分発作（局在関連）かあるいは全般発作
1）局在関連性てんかん
2）全般てんかん
2．原因を基準にする
1）特発性　遺伝素因以外には基盤をなす要因をみとめないもの
2）症候性　脳にある特定の病変が、発作の原因と推定されるもの
3）潜因性　原因不明だが、症候性と推測されるもの

表3、表4ともに1989年　国際抗てんかん連盟分類。

　よく混同されることではあるが、発作型の分類と疾患の分類は違う。発作型は臨床発作のパターンであり、疾患分類は、てんかん発作を繰り返す慢性疾患それ自体の分類である。しかし、診断において、第一にすべきことは、発作型を明らかにすることである。
　発作型を分類する基準は、

表5　単純部分発作の細分類

1）運動徴候を呈するもの（運動発作）	
焦点運動発作	偏向性
姿勢性	音声性（発生あるいは言語停止）
2）体性感覚あるいは特殊感覚（感覚発作）	
体性感覚性	視覚性
聴覚性	嗅覚性
味覚性	めまい性
3）自律神経症状	
4）精神症状	
言語障害性	記憶障害性（既視感など）
認識性（時間感覚の変容など）	感情性（怒り、恐怖など）
錯覚性（巨視症など）	構造幻覚性（音楽、光景など）

> 1）脳の一部の発作か全体の発作か
> 2）意識障害をともなうかともなわないか

である。

　てんかん発作が脳の過剰興奮によって誘発されることは前述したが、脳のある一部の過剰興奮によって誘発される発作を**部分発作**という。発作の内容は過剰興奮した脳部位の機能に関連する（表5）。一方、脳全体に過剰興奮が及ぶ発作を**全般発作**という。脳全体に広汎に投射する経路をもつ脳部位（脳幹や間脳など）が過剰興奮し、その経路を介して、脳全体に同時に過剰興奮が誘発される。また意識障害のない発作を**単純発作**といい、意識障害をともなう発作を**複雑発作**という。この部分と全般および単純と複雑の二分法を基準にして発作型は決まる。たとえば、意識清明下で出現する上肢のけいれん発作（焦点運動発作）を単純部分発作とよぶ。発作型を明らかにすることは、てんかん診断に重要なだけでなく、薬物選択に不可欠である。

5.2. てんかんの基礎知識—脳波所見

　まず、てんかんの脳波判定に必要な基礎知識を簡略に述べる。持続的に記録される基礎律動（背景脳波ともいう）に対して、基礎律動からきわだった波形で、突然かつ一過性に出現する脳波活動を**突発波**とよぶことは繰り返し述べた。てんかんの診断価値の高い突発波は、**棘波**（spike）と**鋭波**（sharp wave）である。

　図39Aに棘波（1）と鋭波（2）の模式図を示す。棘波の持続時間は1/12秒未満（83ミリ秒）、鋭波は1/12秒〜1/5秒（200ミリ秒）で、ともに鋭いピークを持つ。棘波と鋭波に続いて徐波が形成される。これを**棘徐波複合**（3）あるいは**鋭徐波複合**（4）という。棘波と鋭波は、てんかん焦点での過剰興奮（厳密には個々の神経細胞の過剰興奮と多数の細胞の興奮の過剰同期）を反映する。一方、棘波および鋭波に続く徐波は、過剰興奮を抑えるために代償的に働く抑制過程（GABA介在性シナプス後電位や膜電位依存性カリウムチャンネルが関与する過分極など）を反映する（図39B）。棘波および鋭波が単独で発生する場合は、焦点が狭い範囲に限定され、棘徐波複合あるいは鋭徐波複合が形成される場合は、焦点が広範囲に及ぶという。

　てんかんの診断には、発作中の脳波（**発作期脳波**）を記録することが好ましいが、発作頻度が低いとその好機をとらえることは難しい。そこで、発作のない時の脳波（**発作

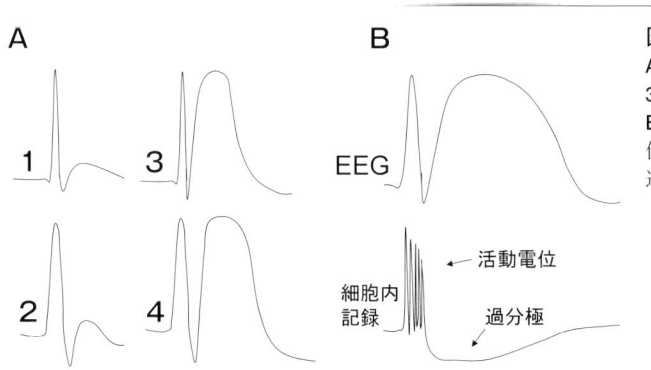

図39　てんかん異常波形の模式図
A：てんかん性突発波。1：棘波、2：鋭波、3：棘徐波複合、4：鋭徐波複合。
B：棘徐波複合と細胞内電位との関係。活動電位の過剰発火が棘波に、その後に誘発される過分極が徐波に対応する。

間欠期脳波）の異常所見が診断上重要となる。発作間欠期では、上記のてんかん性突発波が単発（時に数発程度反復）で発生する。発作間欠期には脳細胞の過剰興奮があっても、抑制機能が働き、過剰興奮が短時間で消失するため、臨床発作を起こすに至らない。しかし、この抑制機能が十分働かないと過剰興奮が長時間持続し、臨床発作を引き起こすと考えられている。このため、発作期では、発作間欠期でみられるものと同じ形のてんかん性突発波が律動的かつ連続的に長時間反復することが多い。他方、棘波や鋭波の形をとらず、背景脳波（基礎律動）とは異なる振幅あるいは周波数（デルタ帯域からベータ帯域までのあらゆる周波数）の律動波が臨床発作と同時に突然出現することもある。発作にともない出現する律動波を**突発性律動波**という。また、基礎律動が突発性に振幅が低下する脱同期波形・賦活波形が出現することもある。そして、これらの発作期パターン（棘波あるいは棘徐波複合の反復、突発性律動波、脱同期波形・賦活波形）が一つの発作中に順次みられる場合もある。発作期の脳波所見を正確に評価するためには、脳波記録時の発作様式に注意して観察し、脳波所見と照合することが不可欠である。

　てんかん患者の発作間欠期脳波において、棘波や鋭波が必ずしもみつかるとは限らない。特に発作焦点が深部にある場合には、頭皮上電極で記録されない可能性がある。逆に、棘波や鋭波をみとめても、発作の既往がない場合、発作閾値が多少低い可能性はあるものの、てんかんと診断すべきではない。

5.3 部分発作

　繰り返しになるが、部分発作はある特定の脳部位の過剰興奮であり、その過剰興奮が起こると、その部位の機能に関連した内容のてんかん発作が誘発される。発作は、過剰な機能亢進を反映した場合もあれば、機能消失を反映した場合もある。そこで、単にてんかん性突発波を見つけるだけが脳波判読ではない。異常波の発生部位（焦点）を明らかにし、発作の内容が焦点の脳機能に一致するか否かを明らかにしなければならない。また、脳障害が焦点形成に関与するのだから、MRIやSPECTおよびPETなど神経画像も必ず施行し、仮に異常所見がみつかれば、その局在部位と脳波異常波の発生部位が一致するか否かを明らかにしなければならない。発作型、脳波で明らかになった焦点、そして神経画像から明らかになった脳病変の三者の関連を検討してはじめて脳波をちゃんと判読したといえる。

　診断上もっとも重要なことは、てんかん焦点を脳波から明らかにすることである。双極導出法（双極誘導）がその局在同定に優れていることは第1章で述べた。この双極導出法による、てんかん性異常波の局在同定について、図40の模式図を用いて説明する。まず電極2の近傍にてんかん焦点があったと仮定する。電極2でもっとも大きな振幅の棘波が記録されるだろう。しかし、実際の脳波では、基礎律動など背景脳波のゆれがあり、最大振幅を同定できないことがしばしばある。双極導出法は、電極2とその隣接する電極1あるいは電極3との

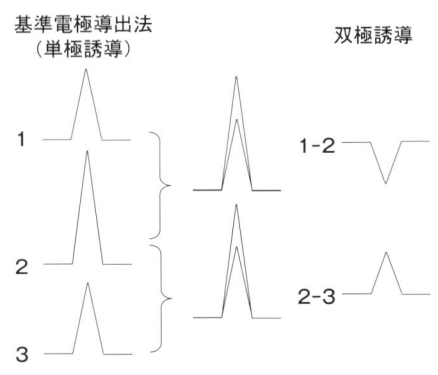

図40　棘波の位相逆転の模式図

電位差を記録したものである。電極1から電極2の電位を差し引けば、記録される棘波は下向きになる（1-2）。他方、電極2から電極3の電位を差し引けば、記録される棘波は上向きになる（2-3）。このように、双極導出法では、てんかん焦点の近傍電極2を挟んで、極性が反対となる。この現象を位相逆転（phase reversal）という。広い範囲で電位の変わらない背景脳波に比べ、てんかん性突発波は狭い範囲の興奮である。このため、隣接する電極間の電位を差し引くと背景脳波は相殺され消えてしまうが、てんかん性突発波は、差し引き後にも電位が残るため、背景脳波に比べてんかん性突発波の存在が際立つ。位相逆転の有用性は、実際の脳波で説明する。

5.3.1. 部分発作の発作間欠期脳波

【ケース33】複雑部分発作と二次性全般化強直間代発作を繰り返す、多発性海綿状血管腫の発作間欠期脳波

38歳男性。13歳時に強直間代発作（大発作）があり、多発性海綿状血管腫と診断された（図41：MRI、矢印）。15歳時に左前頭開頭術を受けた。抗てんかん薬の服薬が不良で強直間代発作と複雑部分発作を繰り返した。

耳朵を基準電極とする脳波（図41A）で、左前頭部記録電極（Fp1-A1、F7-A1およびF3-A1）に棘徐波複合（a）をみとめる。その局在同定には、双極導出法（B）が有効である。F7を含む2組の電極ペア（Fp1-F7とF7-T3）で棘波の極性が反転する（b）。前述のように、この現象を位相逆転（phase reversal）といい、2組の電極ペアいずれにも含まれるF7近傍に棘波焦点のあることを示唆している。この焦点は、MRIでの血管

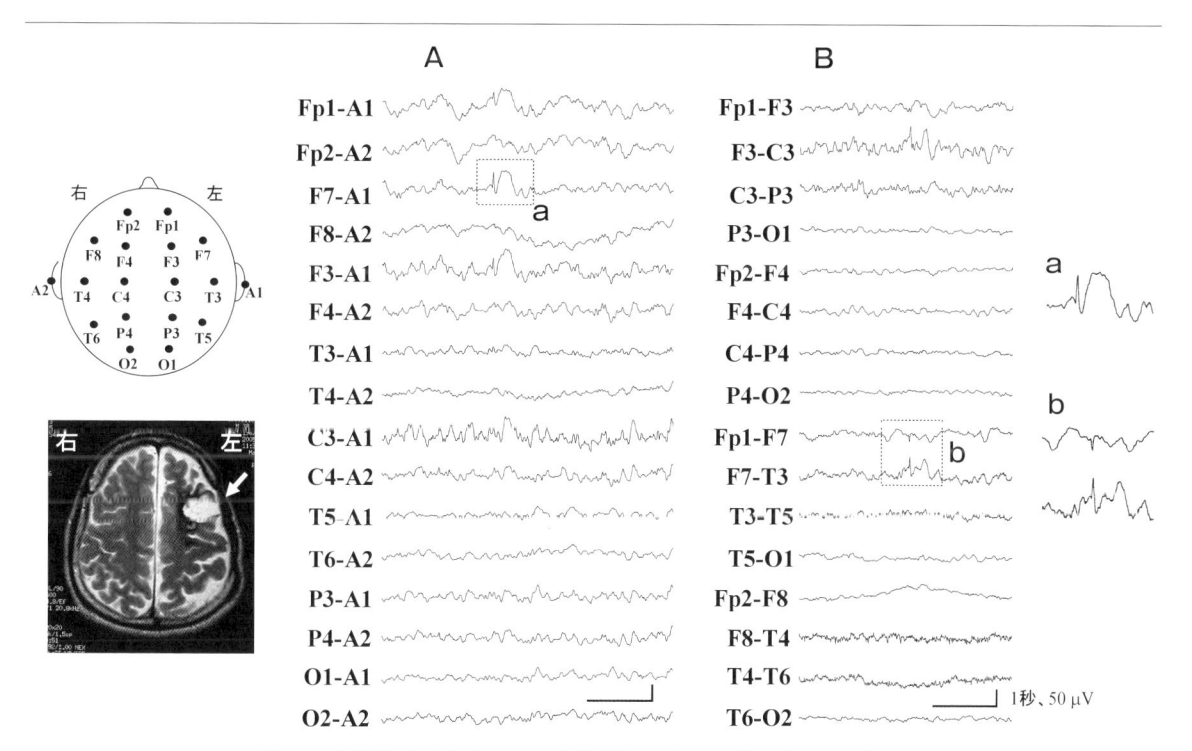

図41 複雑部分発作を呈する多発性海綿状血管腫の発作間欠期脳波

【ケース33】 38歳男性。診断は、多発性海綿状血管腫による局在関連性症候性てんかん。発作型は、複雑部分発作と二次性全般化強直間代発作。A：同側耳朵を基準電極とする脳波。F7-A1に最大振幅の棘徐波複合が出現する（a）。B：双極誘導。F7を中心に棘波の位相逆転をみとめる（b）。T2強調MRI：左前頭部海綿状血管腫（矢印）。

腫と部位が一致する。

また、てんかん脳波のテーマから逸れるが、本ケースの脳波では、基準電極導出法脳波（A）の C3-A1 と C4-A2、双極導出法（B）の F3-C3 と F4-C4 の左右相同部位を比べると、左側電極での基礎律動の振幅が大きくなる左＞右の非対称をみとめる。この左右差は、開頭術の手術痕によると考えられる。手術痕は頭蓋骨に比べ電気抵抗が小さいため、手術痕に強い局所電流が流れ、その結果、その近傍電極で大きな電位が計測される。脳活動自体の左右非対称ではなく、手術痕によるアーチファクトである。

海綿状血管腫の患者の 1/3 は、てんかん発作を初発症状とし、その発作型は、血管腫の発生部位により異なる。本ケースでは血管腫の局在と発作間欠期の棘波の焦点が一致しており、血管腫近傍に棘波焦点が形成されたことは明らかである。

【ケース 34】体性感覚発作と二次性全般化強直間代発作を呈する、軽睡眠時棘徐波複合

24 歳男性。初発時期は不明だが、10 秒ほど続く右上腕の灼熱感からなる単純部分発作（体性感覚発作）が出現した。1 ヵ月前、この灼熱感に引き続き、強直間代発作があった。今回、同様の発作が再発し、救急搬送された。発作型は、単純部分発作と二次性全般化強直間代発作である。

図 42 は、強直間代発作から回復 2 時間後の発作間欠期脳波である。A の脳波は、頭蓋頂鋭波（vertex sharp wave）（a）が出現する睡眠第 1 段階から第 2 段階への移行期にある。この軽眠期に、F3-A1 と C3-A1 に最大振幅をもつ棘徐波複合（b）をみとめる。

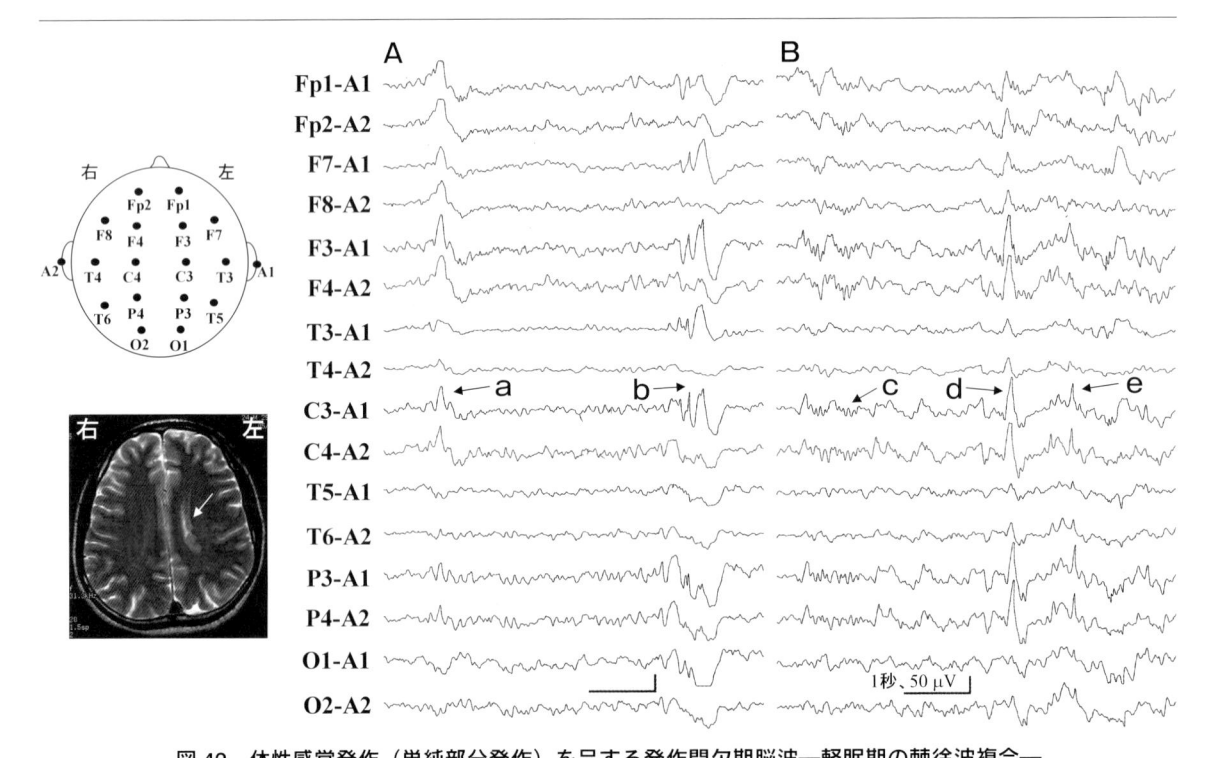

図 42　体性感覚発作（単純部分発作）を呈する発作間欠期脳波―軽眠期の棘徐波複合―
【ケース 34】24 歳男性。発作型は、感覚発作（単純部分発作）と二次性全般化強直間代発作。診断は、局在関連性症候性てんかん。頭蓋頂鋭波（a、d、e）が出現する軽眠期に左中心部（C3-A1）に棘徐波複合（b）が出現する。てんかん異常波と頭蓋頂鋭波の鑑別に注意が必要である。MRI：左側脳室の上衣細胞異所性形成（矢印）。

Bは同時期の脳波であるが、紡錘波（c：睡眠期に出現する14 Hz前後のベータ律動）の出現する睡眠第2段階である。C3-A1とC4-A2を中心に分布する頭蓋頂鋭波（d）をてんかん性突発波と誤ってはならない。頭蓋頂鋭波の同定は、睡眠段階と頭蓋頂部中心の分布を理解すれば容易である。一方、棘徐波複合（b）は、左半球に偏在し、頭蓋頂鋭波とは異なる分布を示した。eの示す突発波は、持続時間が短くてんかん性棘波と形状では鑑別できない。分布からは頭蓋頂鋭波と考えられる。てんかん性突発波は、その形状だけでなく、その分布や他の箇所の所見も参考に総合的な判断が要求される。軽睡眠時の正常突発波を、てんかん性と誤診する可能性があることは、第4章の【ケース31】（図37）と【ケース32】（図38）でも述べた。

左中心部起源の発作間欠期棘波（b）の存在は、左感覚野の過剰興奮によると推定される右上肢感覚発作から発作が始まったことをうまく説明する。さらに、本ケースでは、左側脳室に上衣細胞の異所性形成をみとめた（図42、MRI、矢印）。しかし、このMRI所見が同側の焦点形成に関与したか否かは議論のあるところであろう。

また、本ケースのように、てんかん性突発波は覚醒期より、軽眠期での検出確率が高くなる。てんかん性突発波は、個々の神経細胞の興奮性の増大とともに、多数の神経細胞興奮が過剰同期して誘発される。睡眠時のように脳活性低下時には、神経細胞興奮の同期化が起こっており、興奮の同期性の観点にたてば、睡眠はてんかん性突発波が誘発

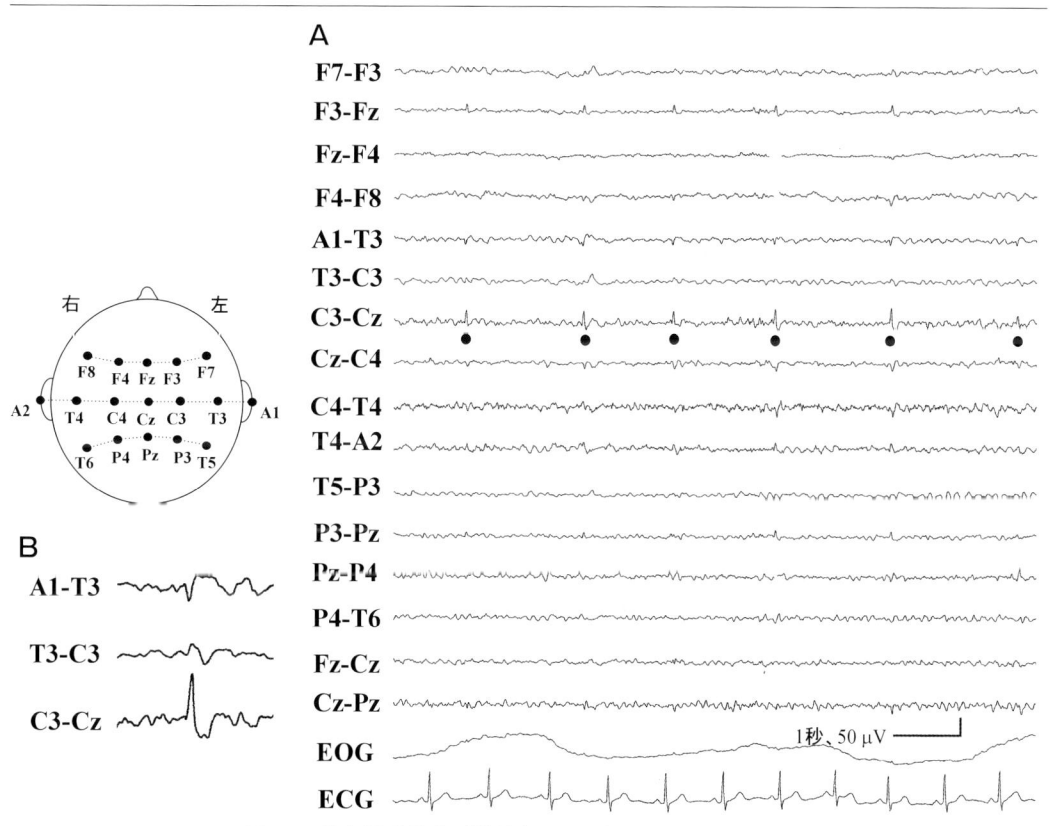

図43　焦点運動発作（単純部分発作）の発作間欠期脳波

【ケース35】41歳女性。発作型は、口部と右上肢の硬直する単純部分発作。診断は、局在関連性症候性てんかん。A：左右方向の双極電極導出脳波において、T3-C3を挟み、A1-T3とC3-Cz間で位相逆転する棘波が出現する（●）。B：棘波の位相逆転の拡大脳波を示す。

されすい状態にあるといえる。このため、てんかんを疑う場合、軽眠期脳波を記録する必要があり、眠気がでるくらいに時間をかけて脳波記録をとるべきである。

【ケース35】焦点運動発作の発作間欠期脳波

41歳女性。28歳から、10秒ほど続く、口部と右上肢の硬直する焦点運動発作が出現するようになった。現在も週2〜3回の頻度で、特に入眠時に頻発する。

眠気時の左右方向の双極導出脳波（図43A）を示す。アルファ律動もみられるが、眼球水平運動による眼電図（EOG）のゆっくりしたふれもみられ、睡眠段階1に入る直前と考えられる。C3-Czで最大振幅となる棘波（●）が約2秒間隔で反復する。この棘波は、心電図（ECG）のQRS波と時間的に一致せず、そのアーチファクトではない。Bで示すように棘波発生個所の脳波を拡大すると、棘波は、T3-C3を挟みA1-T3とC3-Cz間で位相逆転している。T3とC3間に棘波焦点があれば、T3とC3では同じ振幅の棘波が記録される。このため、T3-C3導出では棘波は相殺され検出されない。以上より、T3とC3の間、左運動野近傍に棘波焦点があると推察される。単純部分発作である焦点運動発作は、前中心回運動野のてんかん発射で起こる。このように、位相逆転の位置より推定される棘波焦点と臨床発作から推定されるてんかん焦点は一致することが多い。

【ケース36】複雑部分発作を呈する海綿状血管腫の発作間欠期脳波—耳朶活性1

59歳女性。3ヵ月前に、自転車に乗って外出していた際、気がつくと裸足で歩いていて、その間の記憶がなかった。その後も同様の一過性の健忘エピソードがたびたびみられた。友人と会話中に4〜5秒間ほど突然反応がなくなることがあり、友人のすすめで受診した。発作型は、複雑部分発作である。

同側耳朶を基準電極とする脳波（図44AとB）では、Fp2-A2、F8-A2、F4-A2の右前頭部に最大振幅を有する陰性（上向き）の棘波とその直後の右優位で、前方から後方に及ぶ広汎性の陽性（下向き）のふれをみとめた（矢印a、b）。加えて、この陽性のふれのほうが目立つ棘波もみられる（c）。

局在性を明らかにするにはさまざまなモンタージュの双極導出脳波を検討することが必要である。耳朶電極を含む双極導出脳波（C）において、基準電極導出脳波AとBでみられた棘波の陽性成分が、A2を含む電極ペア（F8-A2とA2-T4）間で位相逆転している（Cの下の脳波拡大図、d、e、f）。この位相逆転は、右耳朶電極で棘波の振幅が最大であるために生じたもので、その耳朶電極近傍の側頭葉底面に棘波焦点があると推測される。このように、側頭葉起源の棘波は、耳朶電極で最大振幅となるため、耳朶を基準電極する脳波では、その同側の導出すべてで下向きのふれの棘波がみられることとなる。この現象を**耳朶活性**という。

基準電極導出脳波の棘波a、bの陰性—陽性の2相性波形から、右前頭部から右側頭葉底部へと棘波の焦点が移動した可能性が考えられる。

MRIでは、右海馬近傍に海綿状血管腫がある。複雑部分発作のてんかん焦点の多くは、海馬を含む内側側頭葉にある。おそらくその出血巣の近傍の内側側頭葉に棘波焦点を形成した可能性がある。加えて、SPECTにおいてみられた右側頭葉の血流低下を反映した低集積像もこれを支持する所見である。

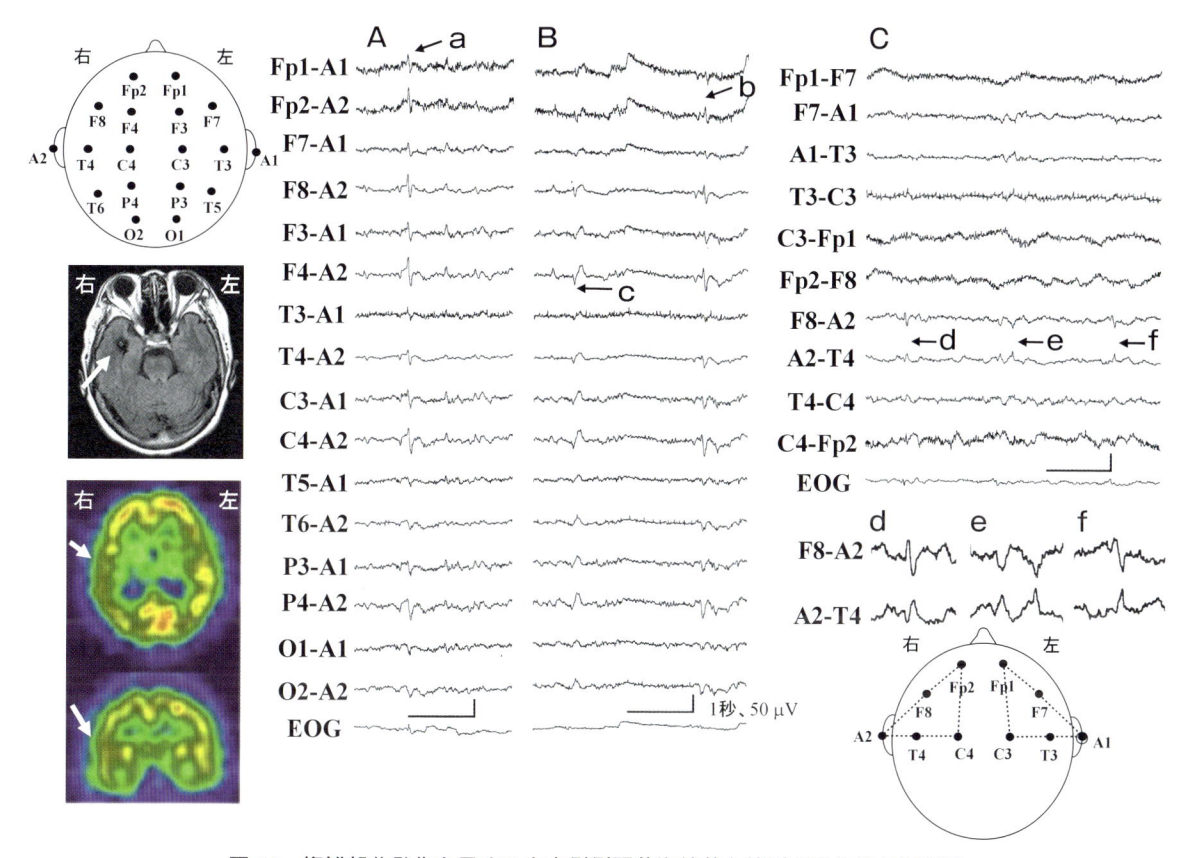

図44 複雑部分発作を呈する右内側側頭葉海綿状血管腫の発作間欠期脳波

【ケース36】59歳女性。発作型は、複雑部分発作。診断は、局在関連性症候性てんかん（側頭葉てんかん）。A、B：同側耳朶を基準電極とする脳波。矢印 a、b：右前頭部に最大振幅をもつ陰性棘波に広汎性の陽性成分が続発する。矢印 c：耳朶活性による陽性棘波。C：双極導出脳波。矢印 d、e、f：棘波。下にその拡大脳波を示す。右耳朶（A2）で位相逆転がみられる。T1強調MRI画像：右側頭葉海綿状血管腫（矢印）。^{99m}Tc-HMPAO SPECT（発作間欠期）：右側頭葉および頭頂葉の低集積（矢印）。

【ケース37】脳動静脈奇形による複雑部分発作の発作間欠期脳波—耳朶活性2

　36歳男性。16歳時、頭痛から意識障害が出現した。検査の結果、右側頭葉内側から視床後部におよぶ脳動静脈奇形の破裂出血（CT：矢印）があり、摘出術を受けた。以降、てんかん発作が頻発するようになった。数十秒から2分ほど意識減損が続き、そのとき口をもぐもぐする自動症がみられた。この自動症をともなう複雑部分発作は月に1回の頻度でみとめ、3〜4ヵ月に1回の頻度で、特に睡眠中に、強直間代発作が複雑部分発作に続発した。

　軽度眠気時の基準電極導出脳波（図45A）では、右耳朶電極（A2）を基準電極とする脳波で下向きの棘波が反復して出現する（●）。T6-A2では、この下向き成分に続き、陰性棘波がみられることもある（▲）。前後方向の双極電極導出脳波（図45B）では、T4-T6とT6-O2で位相逆転する棘波（a）がみられる。この棘波（a）は、脳波（A）の棘波（▲）に呼応し、右側頭後部に起源がある。また、耳朶電極を含む双極導出脳波（図45C）では、F8-A2とA2-T4で位相逆転する棘波（b）がみられる。このA2を挟んで位相逆転する棘波は、A2の近傍の側頭葉底面に起源がある。棘波（b）に呼応する、A2を基準電極とする脳波（図45A）の下向きのふれ（●）は、【ケース36】と同様に、耳

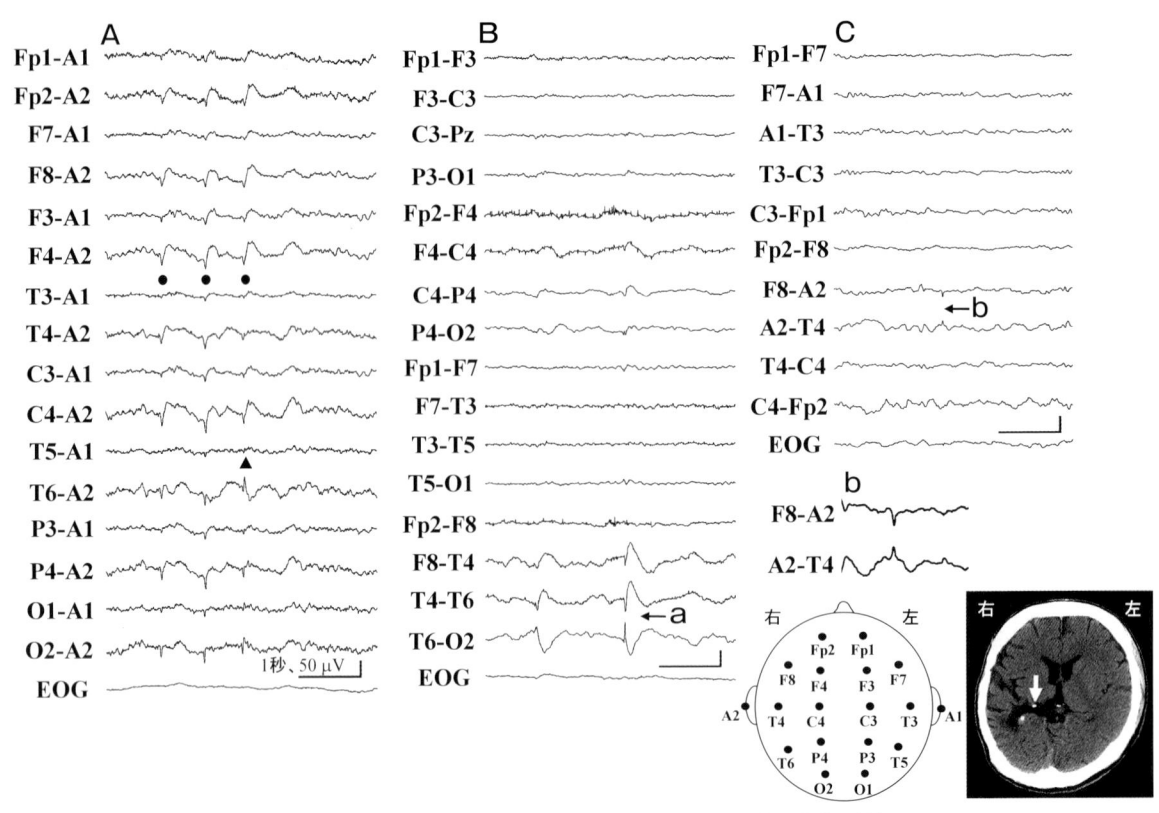

図45　複雑部分発作を呈する脳動静脈奇形の発作間欠期脳波

【ケース37】36歳男性。発作型は自動症をともなう複雑部分発作。診断は局在関連性症候性てんかん。頭部CTに、脳動静脈奇形摘出痕がみられる（矢印）。A：右耳朶活性による陽性棘波（●）と陽性棘波に続きT6-A2で最大振幅をもつ陰性棘波（▲）をみとめる。B：前後方向の双極導出脳波。T6で位相逆転する棘波（矢印a）。C：耳朶電極を含む双極導出脳波。A2で位相逆転する棘波（矢印b）。Cの下にA2で位相逆転する棘波の拡大図を示す。

朶活性による電気現象である。

　頭部CTにて、脳動静脈奇形摘出による右側脳室後角から右側頭葉脳表に連続する裂溝と右視床背側石灰化をみとめる（矢印）。病巣は右側頭後部および内側側頭葉の近傍に位置し、2つの棘波の焦点形成に関与した可能性が高い。

【ケース38】複雑部分発作を呈する右尾状核欠損の発作間欠期脳波—耳朶活性3

　65歳女性。14歳時に初めて複雑部分発作が出現した。腹部不快感や悪心に始まり、数十秒の意識減損（複雑部分発作）へと続く。意識減損中、仏壇のろうそくに火をつけ、自分の毛髪を燃やす、あるいはかばんを繰り返し触るなどの自動症がみられた。さらにこの複雑部分発作に続発し、二次性全般化する強直間代発作もみられた。現在も2～3ヵ月に1回の頻度で複雑部分発作をみとめる。MRIにて、右尾状核頭の欠損をみとめた（図46：T2強調MRI画像、矢印）。

　同側耳朶を基準電極とする脳波（図46A）では、右側頭前部F8-A2で最大振幅の陰性（上向き）棘波（a）が出現し、その直後に右耳朶（A2）を基準電極とする右活性電極で広汎に下向きの棘波（b）が続く。また、陰性棘波の先行しない下向きの棘波（c）もみられる。

　この2種類の棘波焦点を同定するには、繰り返し述べたように、さまざまなモンター

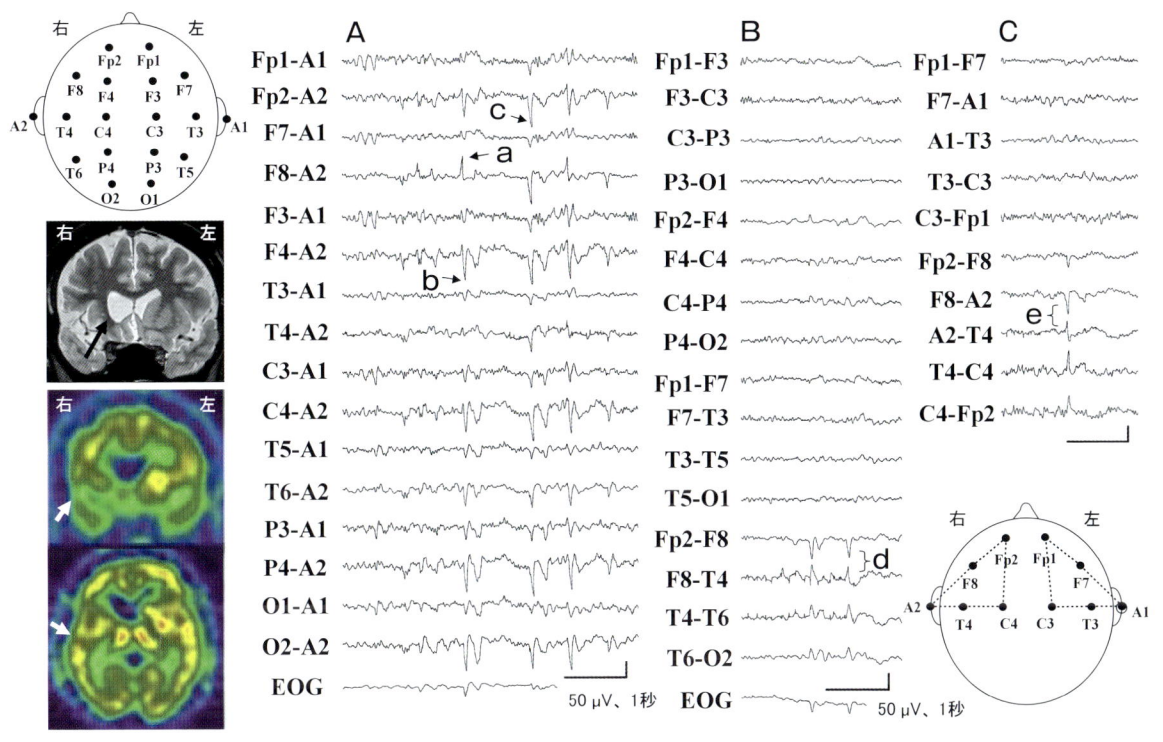

図46 複雑部分発作を呈する右尾状核欠損の発作間欠期脳波

【ケース38】65歳女性。発作型は、複雑部分発作と二次性全般化強直間代発作。診断は、局在関連性症候性てんかん。A：基準電極導出脳波。a：陰性棘波。b、c：陽性の棘波。B、C：双極導出脳波。d、e：棘波の位相逆転。MRI：右尾状核頭欠損（矢印）。^{99m}Tc-HMPAO SPECT（発作間欠期）：欠損する右尾状核にくわえ右前頭葉、側頭葉、島回の低集積（矢印）がみられる。

ジュの双極導出脳波により棘波の位相逆転を検討すべきである。前後方向の双極導出脳波（図46B）では、Fp2-F8 と F8-T4 間で位相逆転する棘波（d）をみとめる。この棘波は、基準電極導出脳波（A）の陰性棘波（a）に対応し、右側頭前部に起源をもつと推測される。

基準電極導出脳波でみられた下向き棘波（b、c）の位相逆転は、前後方向のモンタージュ（B）では検出できなかった。この下向き棘波に対応するものは、耳朶電極を含むモンタージュの双極導出脳波（図46C）における、F8-A2 と A2-T4 間で位相逆転する棘波（e）である。A2 を挟んで記録される位相逆転は、棘波焦点が耳朶にもっとも近い右側頭葉底面にあることを示唆している。A の広汎性の下向き棘波（b、c）もまた、【ケース37】と【ケース38】と同じく、耳朶活性による所見である。

以上まとめると、右側頭前部と右側頭葉底面に焦点をもつ2つの棘波が記録された。尾状核は、抑制性伝達物質 GABA 含有神経からなり、周辺の脳部位に投射し、その機能に対して抑制性の調整を行う。このケースの場合、右尾状核欠損による脱抑制が過剰興奮を引き起こし、同側半球の焦点形成に関与したのかもしれない。

【ケース39】視覚発作を呈する後頭葉てんかんの発作間欠期脳波

8歳女性。6歳時から、左上方視野に、「虹がチカチカする」と訴える視覚発作（特殊感覚性の単純部分発作）が、約10秒間出現するようになった。時に頭痛と嘔気をともなうこともある。

図47は、発作間欠期の同側耳朶を基準電極とする閉眼時脳波である。1秒に1〜2回の高頻度で反復する棘徐波複合が一見広汎にみられる。この反復性の棘徐波複合は開眼により消失する（図48）。図47と図48の基準電極導出法では、棘徐波複合の焦点部位を簡単には同定できない。

棘波焦点は双極誘導によって明らかになる。図49に外側の記録電極を一周するモンタージュの双極誘導脳波を示す。T5、O1、O2およびT6それぞれを挟んで位相逆転する棘波がみられる（*）。このように、発作間欠期の棘波焦点が後方に複数存在する（電極配置図：○）。基準電極導出法では、困難な棘波焦点の同定を、双極導出法が可能にした好例だろう。

発作が視野の左上方にみえる要素性幻視であることから、右視覚野に発作焦点があると推測される。しかし、本症例の発作間欠期の双極誘導脳波は、棘波焦点が後方部に存在することを示すことはできたが、さらに焦点部位を絞り込むことはできなかった。頭皮電極による脳波記録には限界がある。

1）小児発症、2）視覚発作（他の発作型の報告も多いが）、3）発作間欠期の後頭葉起源の反復律動性棘徐波複合、4）開眼による突発波の消失、以上から、本症例は良性後頭葉てんかんが疑われた。15歳時現在では、発作はみられないが、高頻度に反復する棘徐波複合を引き続きみとめる。

蛇足だが、開眼による棘徐波複合の抑制も脳活性と興奮同期性の関連で説明できるかもしれない。前述のとおり、てんかん性異常波は、神経細胞興奮の過剰同期によって誘発される。開眼による脳活性化を反映する視覚野神経細胞興奮の脱同期化が過剰同期を抑制したため、棘波が消失したのかもしれない。

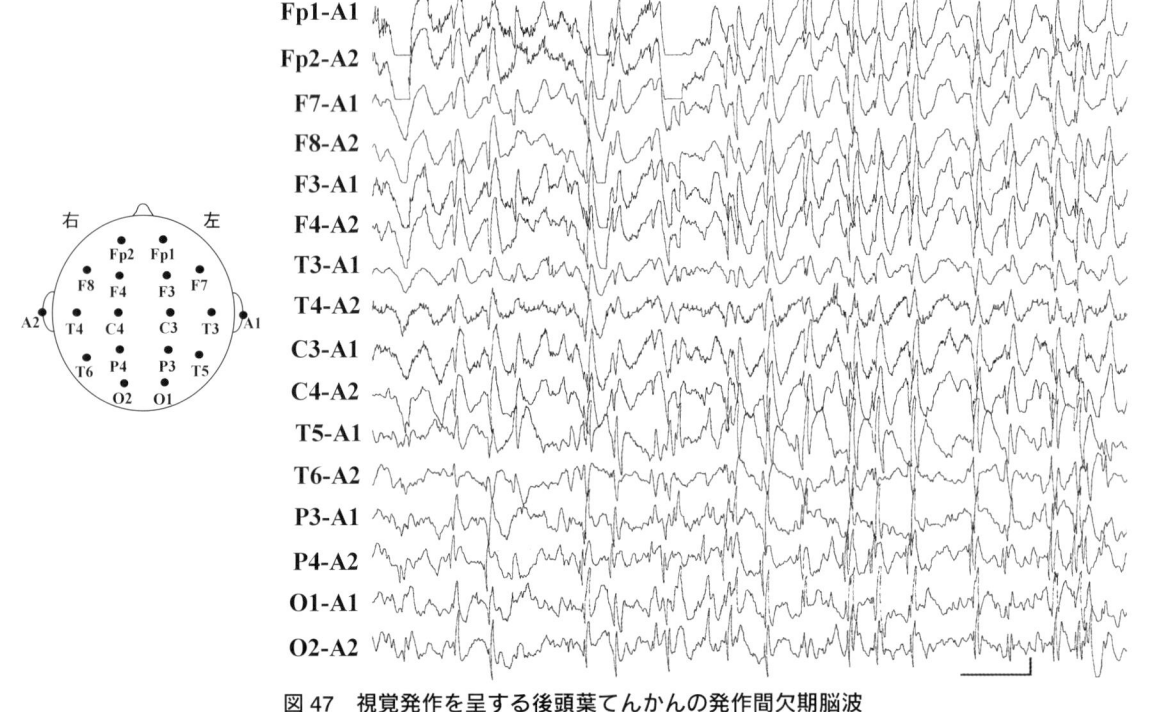

図47　視覚発作を呈する後頭葉てんかんの発作間欠期脳波
【ケース39】8歳女性。閉眼時の同側耳朶を基準電極とする脳波。棘徐波複合が高頻度に反復する。

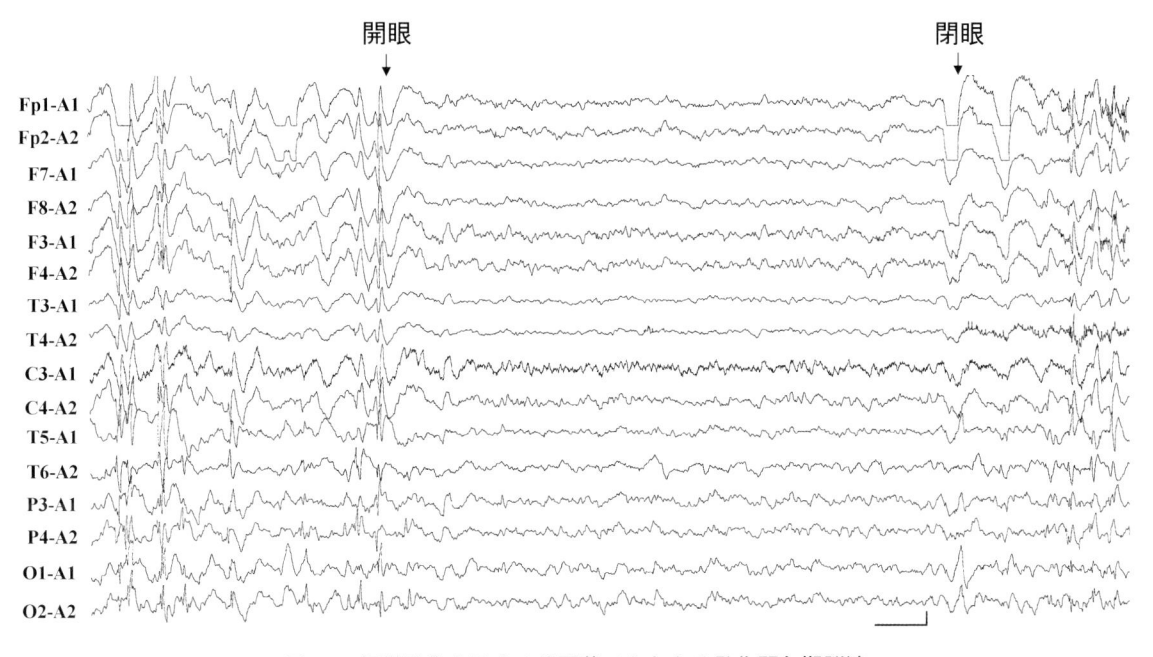

図 48　視覚発作を呈する後頭葉てんかんの発作間欠期脳波
【ケース 39】8 歳女性。図 47 と同じケース。開眼により棘徐波複合が消失する。

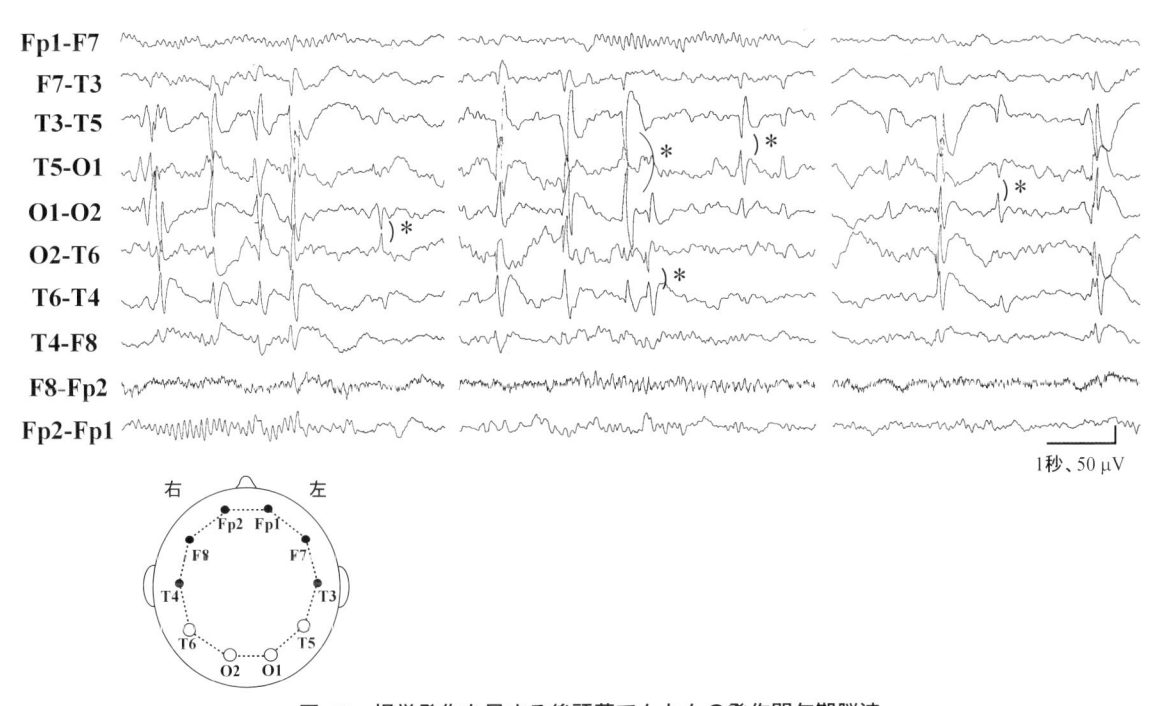

図 49　視覚発作を呈する後頭葉てんかんの発作間欠期脳波
【ケース 39】8 歳女性。図 47、48 と同じケース。閉眼時の双極誘導脳波。＊は位相逆転を示す。電極配置図の白丸は、位相逆転した電極部位を示す。

　　【ケース 33】から【ケース 39】まで、部分発作の発作間欠期脳波を紹介した。発作間欠期脳波によっててんかんを診断するためには、臨床発作とてんかん性異常波の局在が一致するか、さらに神経画像で検出される脳器質病変があれば、その病変の局在もまた

一致するか、この三者の一致に考えをめぐらし、脳波判読を行うことが必要である。

5.3.2. 部分発作の発作期脳波

　発作期脳波では、棘波および鋭波の律動的反復、あるいは背景の基礎律動とは異なる律動波が発作期を通じて持続する。部分発作においては、発作期異常波が限局して記録される。さらに単純部分発作の場合は、意識が清明であるから、アルファ律動が発作期の脳波にもみられるはずである。

　まずは、過呼吸賦活によって誘発されたてんかん発作の症例を紹介する。

　脳波で、必ずしも、棘波などのてんかん性異常波を検出できるとは限らない。異常波がない場合は、70％の確率でしか、てんかんを除外できないといわれている。一方、種々の賦活法を用いれば、異常波を検出する確率は高くなる。賦活法を用いても、異常波がない場合は、90％の確率でてんかんを除外できるという。賦活法においては、発作間欠期突発波だけでなく、てんかん発作を誘発してしまうことがある。

　もっとも簡単で、ルーチンに行われる賦活法は、睡眠賦活と過呼吸賦活である。このうち、過呼吸賦活では、1分間20回の深呼吸を2〜4分間被検者に指示する。これにより、血液 CO_2 分圧は低下し、アルカローシスとなる。脳の細胞外液がアルカローシスになれば、脳機能が低下する。以前説明したように、脳機能低下は、神経細胞発火の同期化に反映され、脳波においては基礎律動の高振幅徐化が生じる。過呼吸による基礎律動の高振幅徐化を build up という。しかし、成人の場合、血液脳関門のため、脳の細胞外液がアルカローシスとならず、脳波に大きな変化は生じない。一方、血液脳関門が未発達の小児において、build up が高頻度でみられる。てんかんから話は逸れるが、過呼吸賦活法による build up のケースをまず紹介する。

【ケース 40】過呼吸賦活による基礎律動の高振幅徐化—large build up

　27歳健常男性。過呼吸賦活前の基礎律動は 11 Hz である（図 50A の a）。過呼吸開始後3分（図 50B）では、基礎律動は 7 Hz に徐化し、振幅が増大する（b）。過呼吸によっ

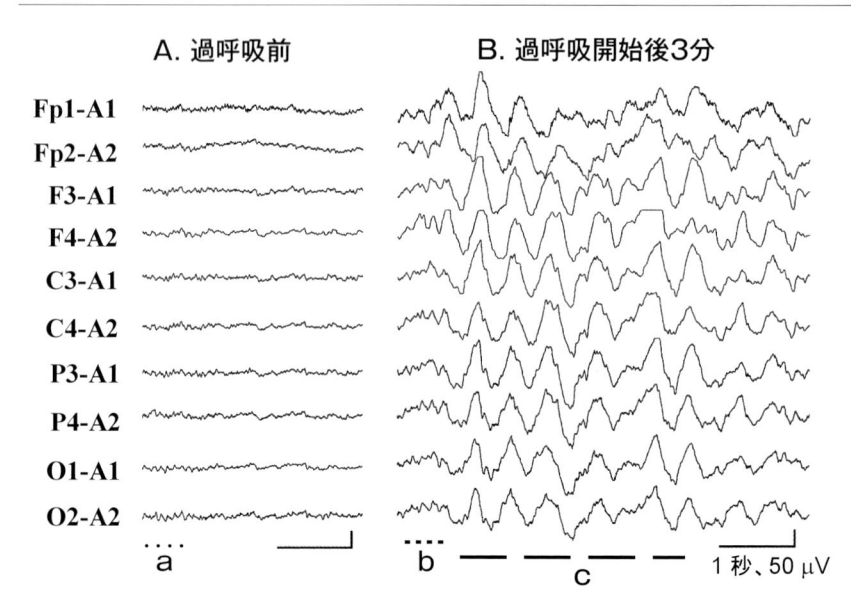

図 50
過呼吸による脳波変化
—build up
【ケース 40】27歳健常男性。A：過呼吸前。正常な基礎律動をみとめる（a）。B：過呼吸開始後3分。基礎律動の徐化（b）、高振幅徐波群発（c）をみとめる。

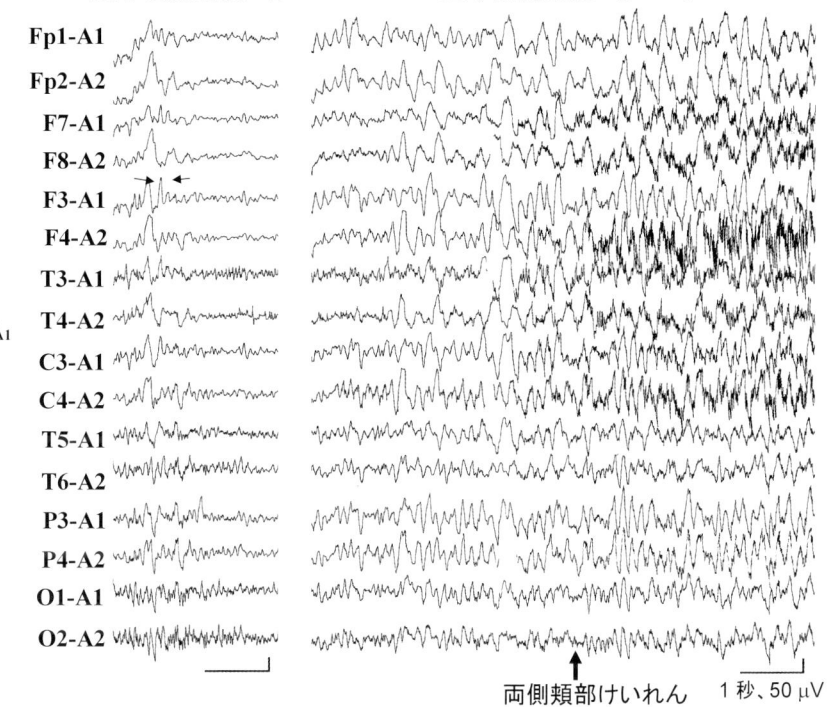

図51　過呼吸賦活によって誘発された頬部けいれん発作の発作期脳波

【ケース41】 29歳女性。睡眠中に両側の頬部のけいれん発作を繰り返す。A：過呼吸開始後2分。棘波と徐波が出現しはじめる（矢印）。B：過呼吸開始後3分20秒。棘波、鋭波および徐波が反復し、頬部の発作が誘発された。

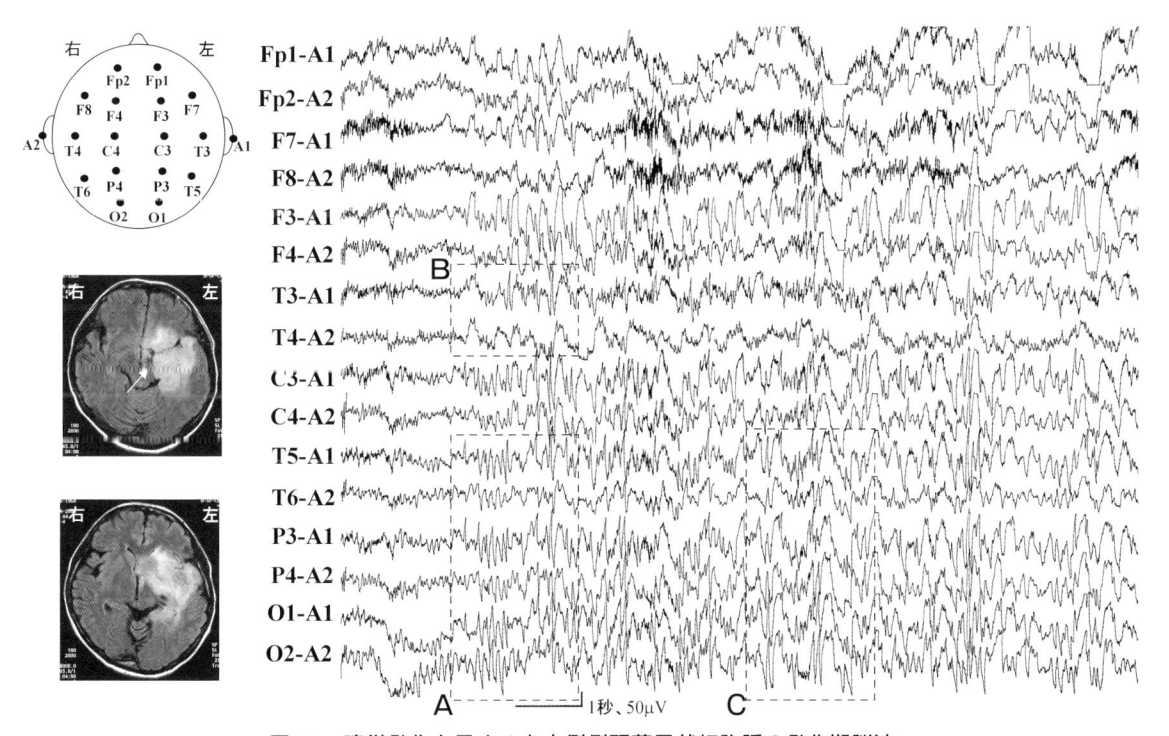

図52　嗅覚発作を呈する左内側側頭葉星状細胞腫の発作期脳波

【ケース42】 34歳女性。発作型は、幻嗅発作に始まる単純部分発作。診断は、局在関連性症候性てんかん（側頭葉てんかん）。発作前半部分の脳波。MRI：左半球の星細胞腫。矢印は、左鉤回による脳幹の圧迫を示す。

て誘発される高振幅徐化を build up という。さらに、2 Hz の高振幅デルタ波（徐波群発）が広汎に出現する（c）。この c のような際立って強い高振幅徐化を large build up という。c の徐波群発がそれにあたる。

徐波群発などの突発波が誘発されても、棘波および鋭波がともなわなければ、てんかん性とはいえない。本ケースは、正常所見と判定すべきである。しかし、過呼吸による広汎性の徐波群発 large build up の出現率は、健常成人では 10％以下であるが、てんかん患者においては 40％以上になると報告されている。発作を疑う症状があり、徐波群発があれば、その所見のみで確定診断はできないものの、てんかんの可能性を考え、精査すべきである。

過呼吸賦活が発作間欠期てんかん性突発波や臨床発作を誘発する。この理由も、機能低下と神経細胞興奮の同期化の関連で説明できる。繰り返しになるが、てんかん性発作波は、個々の神経細胞の過剰興奮と多数細胞の過剰同期によるので、過呼吸賦活による同期化はてんかん性突発波を誘発しやすくする。

次に過呼吸賦活によって誘発された臨床発作とその発作期脳波について紹介する。

【ケース 41】過呼吸賦活によって誘発された両側頬部のけいれん発作と発作期脳波

29 歳女性。睡眠中の両側頬部のけいれん発作を 25 歳よりみとめた。過呼吸開始後 2 分の脳波において（図 51A）、過呼吸前には検出できなかった棘波および鋭波が単発で出現するようになる（矢印）。過呼吸開始 3 分 30 秒目から棘波および鋭波と高振幅徐波が不規則に反復するようになり、両側頬部のけいれん発作が惹起された。発作波は、両側前頭部、中心部および前中側頭部中心に誘発されている。さらに発作に伴い、高い周波数の筋電図が重畳する。

【ケース 42】幻嗅発作の発作期脳波

34 歳女性。半年前から、不快臭から唾液過剰分泌、呼吸困難、そして右下肢のしびれ感へと続く全経過 10～30 秒の一連の単純発作が起こるようになり、受診した。MRI にて左前頭葉、側頭葉および頭頂葉に広がる占拠性病変をみとめ、左鉤回が脳幹を圧迫していた（図 52、MRI、矢印）。診断は、星細胞腫だった。

図 52 と図 53 に発作時脳波の全経過を示す。前半（図 52）では、高振幅の棘波および棘徐波複合が高頻度に反復して出現し、後半（図 53）には高振幅徐波が主となり、発作は終了し、アルファ律動を主とする脳波へ回復する。発作波は、左半球から右半球へ、後方から前方へと波及する。

発作波の波及様式を詳しく説明するため、図 52 と図 53 の脳波の一部を拡大して示す（図 54）。図 54 の A～E はそれぞれ図 52 と図 53 の A～E の破線で囲まれた部分の拡大脳波である。まず発作開始時（A と B）に、棘波は左頭頂および側頭後部（T5-A1 および P3-A1）から始まり（a）、すみやかに前方へと波及する。ただし、左側頭中部 T3-A1 では棘波をみとめるが（b）、対側の右側頭中部 T4-A2 ではみとめず、左半球に限局したままである。2 秒後（C）に後方部では左から右へと波及している（c）。その後（C と D）、棘波は、次第に徐波（d、e）に置き換わる。その徐波も両側性から発作波の起始部である左側のみに限局するようになり、右側ではアルファ律動が明瞭となる。最後に左側の発作波も消失する。以上まとめると、左後方に始まった発作波は、前方と対側

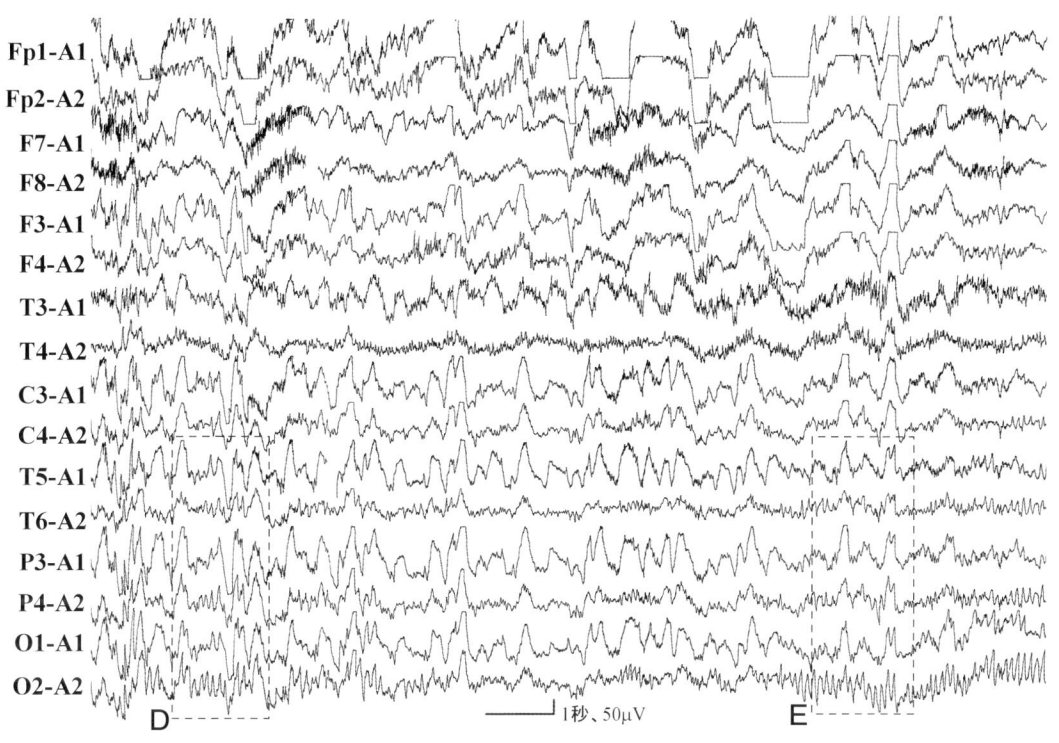

図 53　嗅覚発作を呈する左内側側頭葉星状細胞腫の発作期脳波
【ケース 42】34 歳女性。図 52 に続く発作後半部分の脳波。

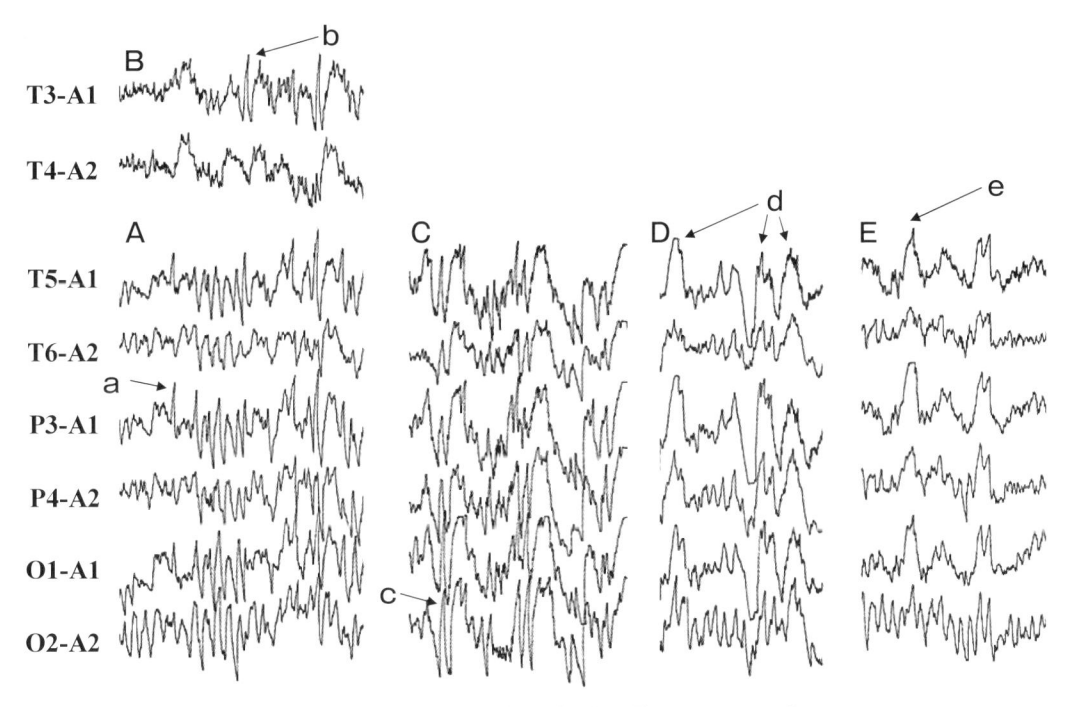

図 54　嗅覚発作を呈する左内側側頭葉星状細胞腫の発作期脳波
【ケース 42】34 歳女性。A〜E はそれぞれ図 52 と図 53 の一部 A〜E の拡大脳波である。a：発作始まりの棘波、b：棘波の前方部への波及、c：両側性の棘波の律動的発射、d：両側性に発生する徐波。e：左側に限局する徐波。

後方へと波及し、まさに"波"の満ち引きのように、元の左後方へと縮小して発作波は終わったことになる。

　嗅覚発作の発作焦点は鉤回にある。本症例のMRI所見において、左鉤回に病変は及んでおり、一連の発作が左鉤回の過剰発射から始まり、他の部分発作へと次々に進展したと考えられる。引き続く唾液過剰分泌は自律発作であり、視床下部、島回および内側前頭前野が関与すると考えられる。いずれも頭皮上電極からは遠い深部にあり、嗅覚発作と自律発作の発作波を頭皮上電極で同定することは困難である。

【ケース43】「キリンがみえる」幻視発作の発作期脳波

　21歳女性。11歳時から、数秒間続く「キリン」の幻視がみえるようになった。時に数分間の意識混濁をともなうこともあった。以上より、精神症状の単純部分発作（構造化された幻覚）と複雑部分発作が疑われた。

　図55は、「キリン」の幻視発作が出現した時の両耳朶連結を基準電極とする、過呼吸3分後の脳波である。Fp1とFp2の徐波は瞬きのアーチファクトである（a）。矢印の時点で「キリン」の幻視を訴えた。その約1秒前より、2 Hzのデルタ帯域の突発性律動波が出現し（b）、その後鋭波に移行し（c）、約15秒間で終了する。本ケースでは、このデルタ帯域律動波が、中心部（C3とC4）、頭頂部（P3とP4）、側頭中部（T3とT4）

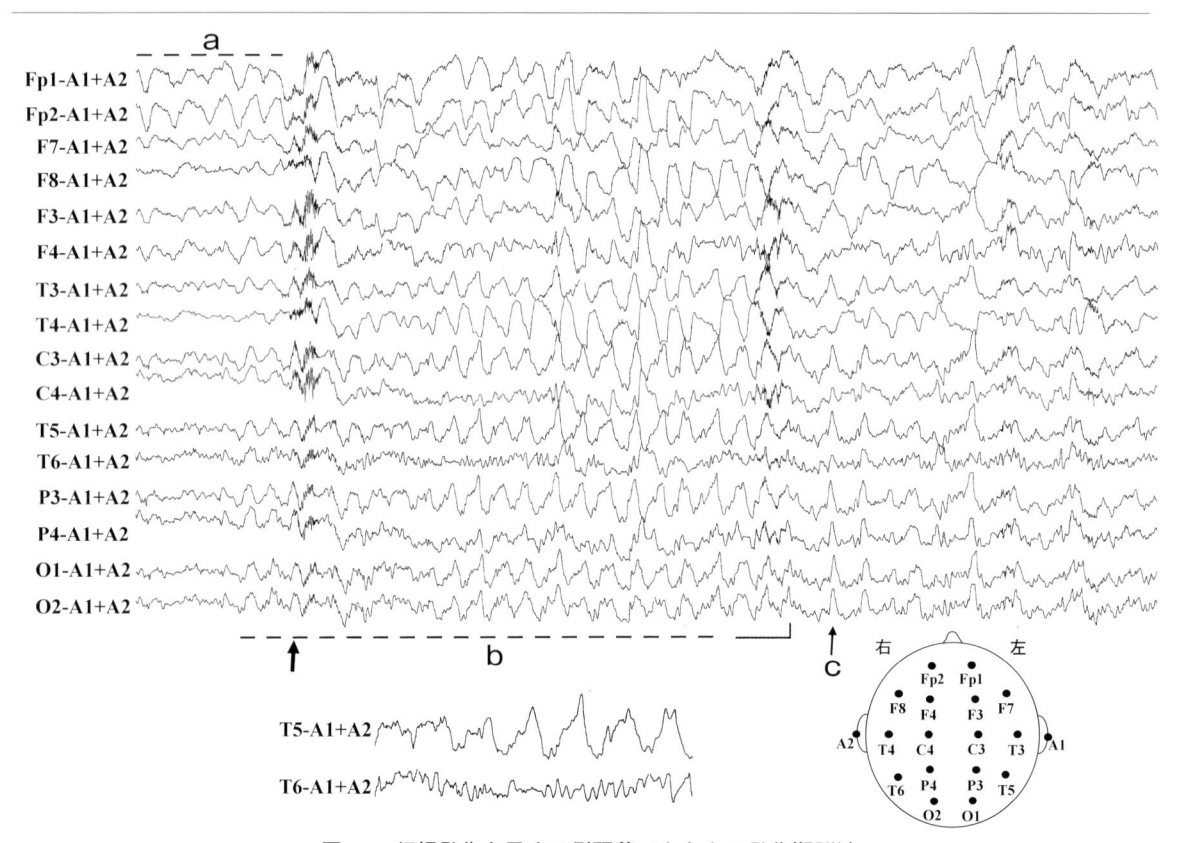

図55　幻視発作を呈する側頭葉てんかんの発作期脳波

【ケース43】21歳女性。発作型は、幻視発作（単純部分発作）と複雑部分発作。診断は、局在関連性症候性てんかん（側頭葉てんかん）。過呼吸開始3分後の閉眼時単極誘導脳波。矢印の時点で、「キリンがみえる」と訴えた。a：瞬きのアーチファクト。b：デルタ帯域の突発性律動波。c：鋭波の出現。発作時に左半球に限局して、徐波の律動的発生をみとめた。下図にT5およびT6におけるデルタ帯域突発性律動波の拡大図を示す。

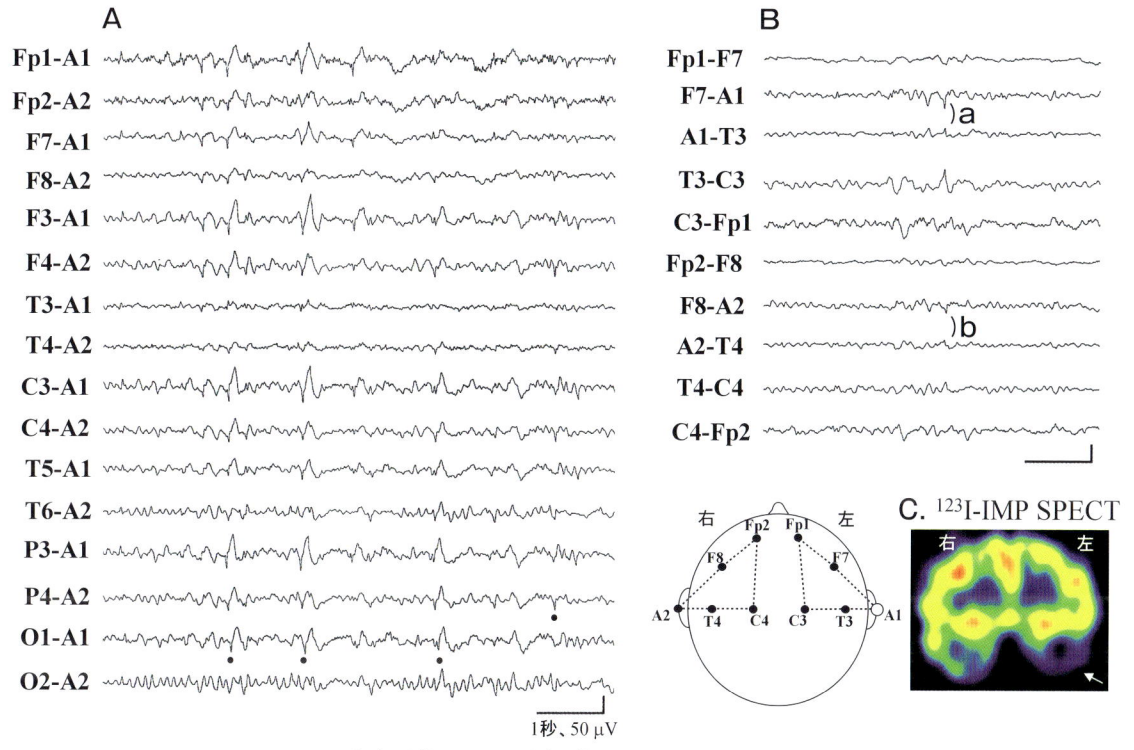

図56 幻視発作を呈する側頭葉てんかんの発作間欠期脳波

【ケース43】21歳女性。図55と同じケース。A：同側耳朶を基準電極とする脳波。黒丸は耳朶活性と思われる陽性棘波である。B：双極誘導。aは原発焦点の位相逆転を示す。bは鏡像焦点の位相逆転を示す。電極配置図の白丸（A1）で、位相逆転がみられたことから右側頭葉低面に棘波焦点部位が形成されたと推測された。C：^{123}I-IMP SPECT の冠状断画像。矢印は左側頭葉の低集積像を示す。

および側頭後部（T5とT6）のうち左優位に出現し（図55、下図）、右側ではアルファ律動がみられる。

　情景や形のある像の幻視発作は、高次の視覚情報処理に関与する外側側頭葉あるいは頭頂葉後部に発作焦点があると考えられ、本症例の発作発射が記録された部位にほぼ一致する。

　図56は、同じ症例の発作間欠期脳波を示す。同側耳朶を基準電極とする脳波（A）では、下向き（陽性）の棘波を頻回にみとめる（●）。陽性棘波の振幅の多くは、左側電極で大きい。この広汎性の陽性波が、同側の耳朶活性によることは再三述べた。

　この陽性棘波の側頭葉起源を確証するために、耳朶電極を含む双極誘導（図56B）が不可欠である。F7-A1とA1-T3で位相逆転がみられ（a）、A1近傍の左側頭部に棘波の起源が存在することが確かめられた。また、振幅は小さいが、位相逆転はF8-A2とA2-T4でもみられ（b）、右側頭葉起源の棘波が同時に存在することがわかる。このように一側の皮質に棘波焦点（原発焦点）があると、その対側半球の相同部位に二次性の焦点形成がみられることがある。これを**鏡像焦点**（mirror focus）という。鏡像焦点は原発焦点の興奮が交連線維を介して対側半球の相同部位に伝達されて形成されると考えられ、側頭葉や前頭葉に原発焦点がある場合にしばしばみられる。

　発作間欠期のSPECTにおいて（図56C）、棘波焦点に一致して、左側頭葉の低集積像がみられる（矢印）。PETやSPECTにおいて、発作間欠期にてんかん焦点が低集積像

を、発作期に高集積像を示すことが報告されている。焦点部位の同定には、脳波と神経画像所見の総合的検討が必要であろう。

　本症例の発作は、幻視からなる単純部分発作と複雑部分発作である。発作発射焦点が外側側頭葉に限局すれば、幻覚の単純部分発作にとどまり、内側側頭葉に及べば、複雑部分発作へ進展したと解釈できる。

　また、本ケースの幻視は、「キリン」など形をもった像である。【ケース 39】（図 47、48、49）は、「チカチカする」などちゃんとした形のある像ではなく、要素的な光情報の視覚発作である。視覚情報処理は、後頭葉で視覚対象を構成する各要素が処理され、頭頂葉への投射経路が"位置"に関する情報処理を、側頭葉への投射経路が、"形"に関する情報処理に関与する。【ケース 39】の後頭葉てんかんが要素性視覚発作を、本ケースの側頭葉てんかんが形のある像の幻視発作を起こす理由は、この脳機能局在によって解釈できるかもしれない。

【ケース 44】睡眠中に発作を繰り返す前頭葉てんかん

　60 歳男性。半年前より、睡眠中に突然大声をあげ、激しく頭を左右に振り、体幹をくねらせ、手で髪をかきむしり、足で繰り返し何かを蹴るような複雑な動作からなる発作をみとめた。持続時間は 1〜2 分である。この間、開眼しているが反応はない。発作終

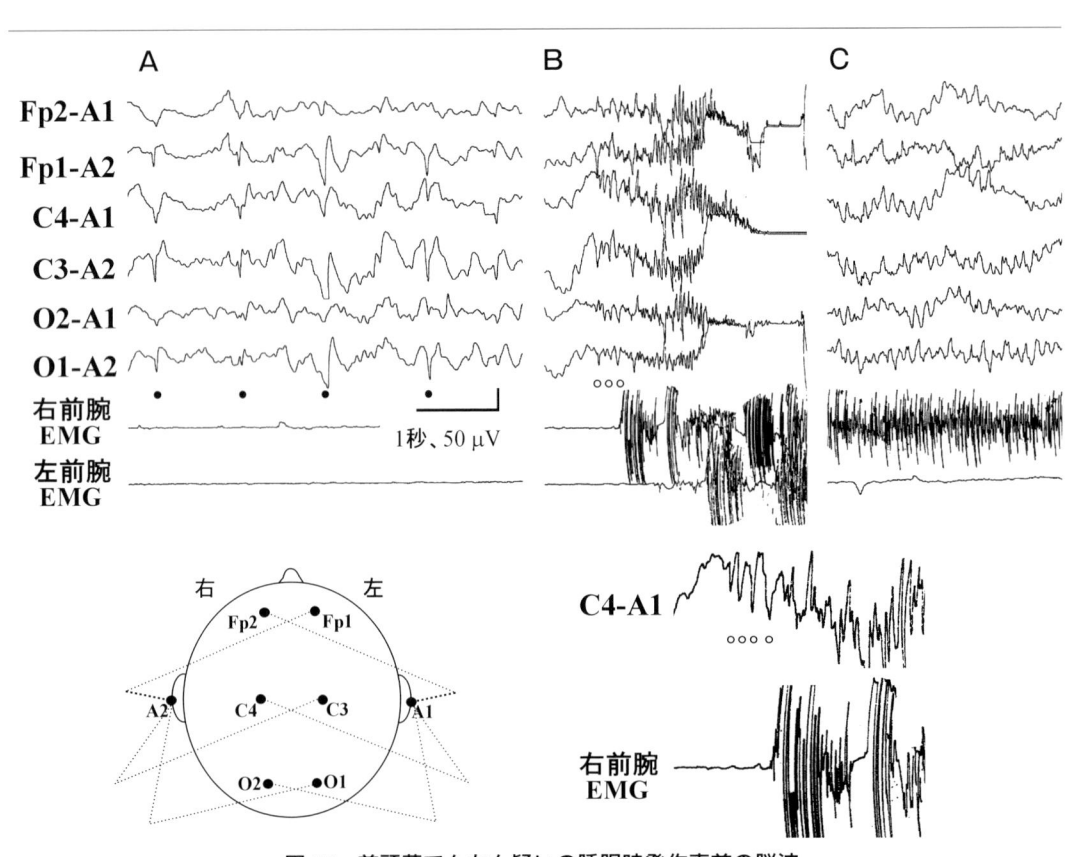

図 57　前頭葉てんかん疑いの睡眠時発作直前の脳波
【ケース 44】60 歳男性。睡眠中突然の複雑で激しい身振りを繰り返す。診断は、前頭葉てんかん疑い。対側の耳朶電極を基準とする睡眠第 2 段階の脳波。両前腕の筋電図を同時記録した。A：発作直前の脳波。黒丸は耳朶活性によると思われる陽性棘波を示す。B：発作開始時の脳波。白丸は発作開始時の陽性棘波の律動的発生を示すが、運動自動症によるアーチファクトの可能性を否定できない。

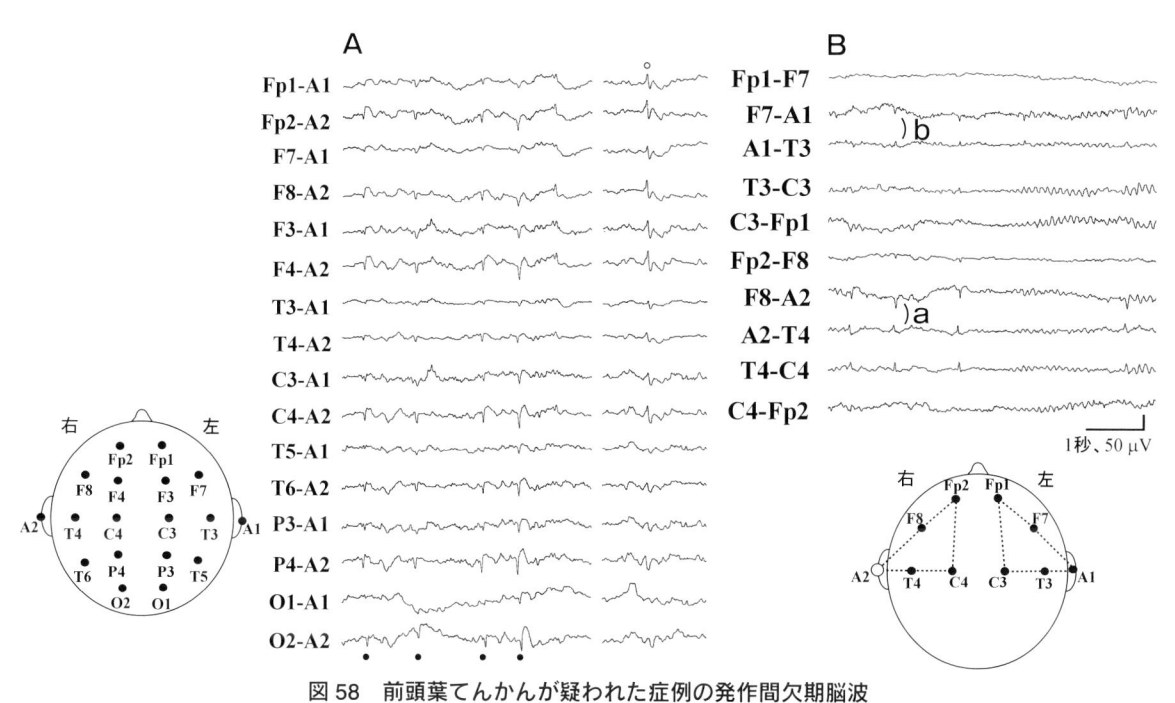

図58　前頭葉てんかんが疑われた症例の発作間欠期脳波

【ケース44】60歳男性。図57と同じケース。A：同側耳朶を基準電極とする脳波。黒丸は右耳朶（A2）の活性によると思われる陽性棘波を示す。白丸は前頭部に出現した棘波を示す。B：双極誘導。aは原発焦点の位相逆転を示す。bは鏡像焦点の位相逆転を示す。電極配置図の白丸（A2）での位相逆転から、右側側頭葉底面に棘波焦点部位があると推測される。

了直後すぐに意識清明となるが、本人は発作についてまったく覚えていない。発作内容から内側前頭葉（帯状回）起源の複雑な運動自動症をともなう複雑部分発作が疑われ、発作観察のためのビデオ撮影とともに睡眠脳波を施行した。睡眠中にてんかん発作が出現する頻度は高い。このため、睡眠脳波は診断に欠かせない。

　図57は、睡眠段階2の脳波を示す。同時に両前腕の筋電図を測定した。右耳朶（A2）の耳朶活性と思われる陽性棘波が頻繁に出現するようになる（A：黒丸）。その直後の発作時の脳波（B）では、運動自動症による筋電図混入のため、てんかん性発射を同定できない。発作直前に両側に陽性棘波が律動的に発生しているようにみえるが（B：白丸）、筋電図のアーチファクトである可能性を否定できない。激しい運動で電極がすべてはずれ、発作時の脳波は1秒間ほどしか計測できなかった。

　約50秒間の発作終了直後に意識清明となり、電極をつけ直し測定した。発作直後の閉眼時脳波（図57C）では、基礎律動はアルファ律動が主となる。発作終了直後に覚醒脳波となる点も前頭葉てんかんを支持する特徴である。

　図58は発作翌日に記録した発作間欠期脳波である。同側耳朶を基準電極とする脳波（図58A）において、右耳朶（A2）の活性と思われる陽性棘波を高頻度にみとめる（黒丸）。一方出現頻度は低いが前頭部に両側性の棘波をみとめる（白丸）。前頭部棘波の振幅は、F7-A1とF8-A2で比較すると、右側でやや振幅が大きい。

　基準電極脳波（A）でみとめた陽性棘波が側頭葉起源であることは、前述の通り、耳朶電極を含む双極誘導で確証すべきである（図58B）。F8-A2とA2-T4で位相逆転をみとめ（a）、右側頭葉起源の棘波が証明された。一方、対側のF7-A1とA1-T3にもより低振幅の位相逆転をみとめ（b）、左側頭葉での鏡像焦点形成が示された。

発作間欠期に側頭葉起源の棘波をみとめるため、本症例が側頭葉てんかんである可能性もある。しかし、側頭葉てんかんと比較して、前頭葉てんかんは、自動症が激しくかつ複雑な動作を示し、運動自動症の消失後にもうろう状態とならず、すみやかに意識清明となる。以上の特徴から、臨床的には前頭葉てんかんと考えるべきであろう。

本ケースのような発作の臨床的特徴と脳波所見の解離は、側頭葉起源の異常発射が前頭葉-側頭葉間の回路を介して進展し、前頭葉で発作を誘発した可能性が考えられるが、推測の域を出ない。

5.4. 全般発作

全般発作の代表的発作は、**強直間代発作（大発作）と欠神発作（小発作）**である（**表3**）。本書ではこの2つの全般発作の脳波を紹介する。強直間代発作は、突然の意識消失と共に生じる全身の筋収縮（強直期）とその後に誘発される全身のけいれん（間代期）よりなる。けいれんの消失とともに、意識混濁（発作後もうろう状態）や睡眠に移行する場合も多い。一方、欠神発作は、突然の意識減損と会話運動の停止、そして突然の意識回復を特徴とする。四肢のけいれんはみられない。全般発作は、両側大脳半球全体の

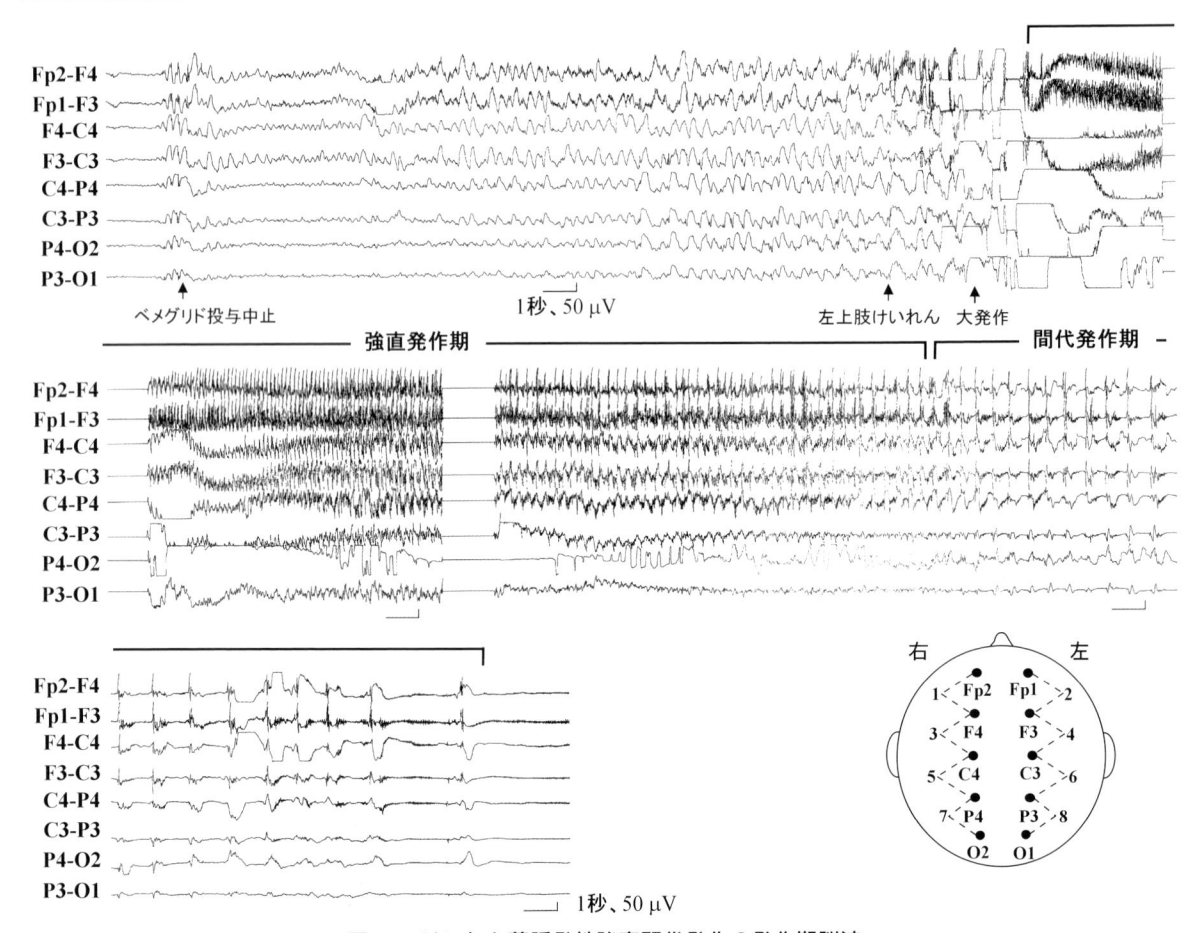

図59　けいれん薬誘発性強直間代発作の発作期脳波
【ケース45】 17歳女性。臨床データなし。けいれん薬ベメグリドの静脈内投与後に誘発された強直間代発作時の脳波。

突然の過剰興奮を反映したものであるが、脳全体が興奮するためには、大脳皮質全体にその経路を投射する、脳幹網様体および視床の興奮が関与する。このため、大脳皮質細胞の一部の焦点が形成される部分発作と異なり、発作間欠期に焦点性のてんかん異常波がみられない。

ここでは、まず、この代表的な強直間代発作と欠神発作の発作期脳波を紹介する。

【ケース 45】けいれん薬によって誘発された強直間代発作

17 歳女性。臨床データなし。図 59 に強直間代発作時の脳波を示す。脳波計測中にけいれん薬ベメグリドを静脈内注射した。両側同期性棘徐波複合が出現した時点で、静脈投与を中止したが、その後も全般性の棘徐波複合が反復した。この時期には意識減損がみられた。その後左上肢のけいれん発作がみられ、さらに 2 秒後に、強直間代発作へと進展した。このため、この発作は、厳密には、全般発作というより、部分発作から進展した二次性全般化発作というべきである。

強直発作期において、広汎かつ高頻度に棘波が律動的に反復する。この棘波の発生頻度は徐々に低下し、間代発作期へと移行する。強直発作期では、棘波の高頻度発生は、運動野を含む脳の持続的な過剰興奮を引き起こし、四肢体幹全体の筋緊張が持続的に高まったままの状態になる。これが強直発作である。引き続き間代発作期になると、棘波発生が低頻度になり、運動野で棘波が発生するごとに筋収縮を繰り返す間代発作となる。

なお、けいれん薬誘発試験は、通常の脳波検査では、現在は行われていない。

【ケース 46】欠神発作—短時間の 3 Hz 棘徐波複合

18 歳男性。中学生の頃より、数秒間の"居眠り"を指摘されたが、治療を受けること

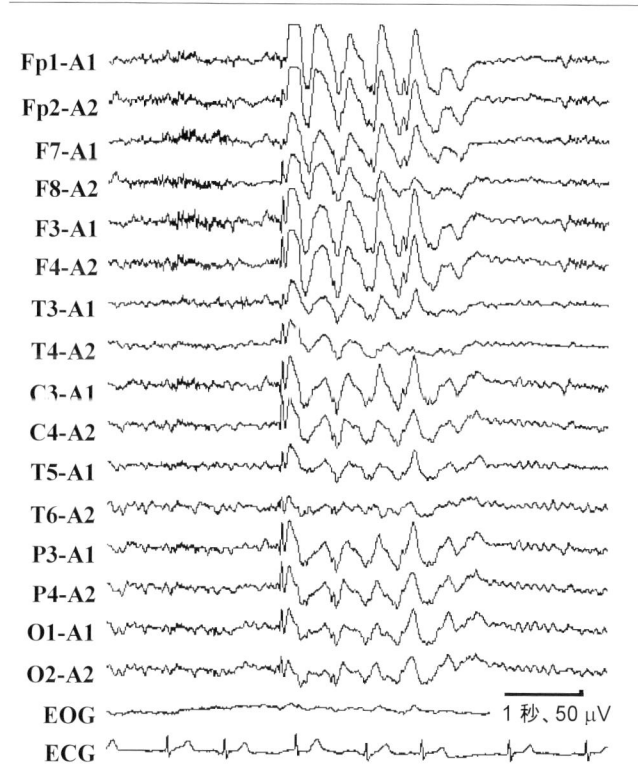

図 60 欠神発作の脳波
【ケース 46】18 歳男性。発作型は、欠神発作。中学時代より、数秒から 10 秒の"居眠り"を自他覚的にみとめた。同側耳朶を基準電極とする脳波。脳波記録中に、2 秒以内の 3 Hz 棘徐波複合が頻回に出現したが、本人の自覚症状はなかった。

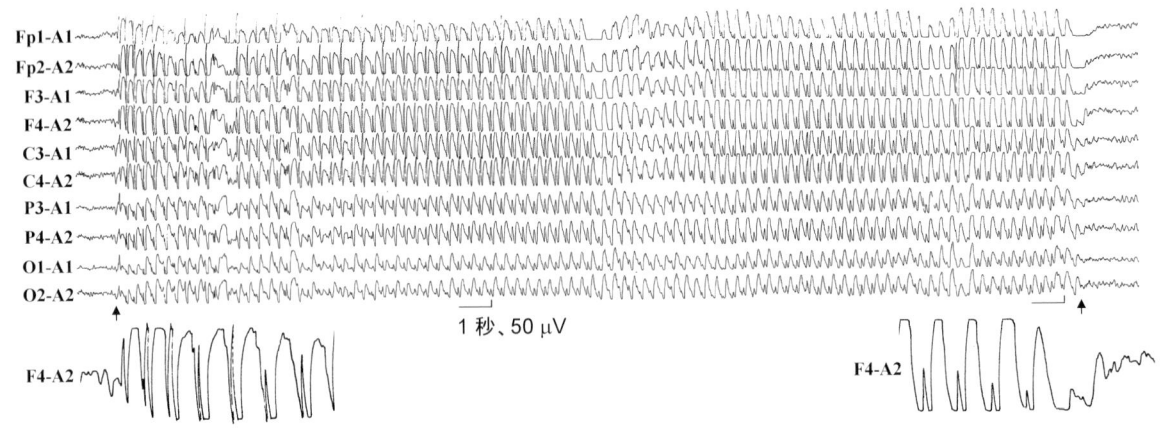

図 61　欠神発作の脳波

【ケース 47】19 歳女性。臨床データなし。同側耳朶を基準電極とする脳波。30 秒間、3 Hz 棘徐波複合が出現した。矢印は発作の開始と終了を示す。下に、F4-A2 の発作開始および終了時点の脳波を拡大して示す。

はなかった。図 60 で示すよう、約 3 Hz の棘徐波複合が左右対称に、広汎だがやや前方優位に出現している。一連の突発波の中には、棘波がはっきりしない箇所や鋭波となる箇所がある。棘徐波複合の終了直後にアルファ律動が出現している。3 Hz 棘徐波複合は、本症例の脳波記録中に頻繁に出現するが、持続時間が 2 秒を超えることはなかった。短時間の出現では、意識減損が自覚的他覚的にわからないことも多い。

【ケース 47】欠神発作—長時間の 3 Hz 棘徐波複合

　19 歳女性。臨床データなし。図 61 で示すように、持続時間が 30 秒の長時間にわたり 3 Hz 棘徐波複合が意識減損とともに出現した。【ケース 46】と同様に分布は広汎だが前頭部優位である。重要な特徴は、棘徐波複合が突然始まり、発作の終了とともに急速に正常な基礎律動に復することである。脳波の急速な正常化は、意識減損が突然終了し、意識清明となる欠神発作の臨床特徴を裏付けるものである。

　前述のとおり、全般発作の発作間欠期脳波では、部分発作でみられる局在性のてんかん性突発波はみられない。以下、強直間代発作を呈するてんかん患者の発作間欠期脳波を示し、その特徴を解説する。

【ケース 48】睡眠時強直間代発作の発作間欠期脳波—広汎性両側同期性棘徐波複合

　32 歳男性。睡眠中の強直間代発作を 2〜3 ヵ月に 1 回の頻度で繰り返す。部分発作はみとめていない。

　発作間欠期脳波（図 62）では、9〜10 Hz のアルファ律動に続き、F3-A1、F4-A2、C3-A1、C4-A2、P3-A1、P4-A2 に 7 Hz の高振幅シータ群発が出現する（図 62A）。このシータ群発は前頭中心部に始まり、後方へと拡大している。緩徐な眼球運動より、アルファ律動はみられるものの、ごく軽度の眠気が始まる時期であることがわかる。この正中に沿って左右対称（両側同期性ともいう）に出現する眠気時シータ群発は、それのみではてんかんと診断できない。棘波をともなっていないか注意すべきだが、頭皮上電極では棘波が検出されない場合もあり、てんかん性の判断は難しいことが多い。眠気時

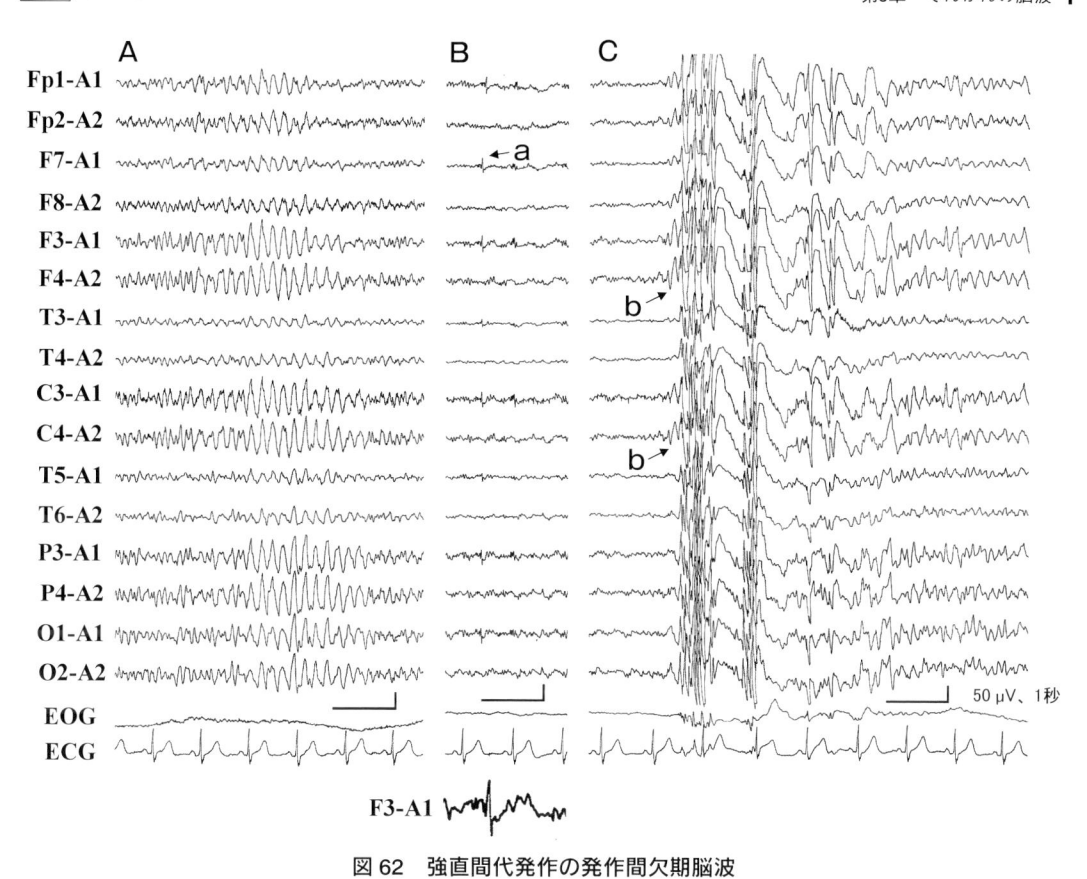

図62 強直間代発作の発作間欠期脳波

【ケース48】32歳男性。発作型は、強直間代発作。部分発作は同定されていない。同側耳朶を基準電極とする脳波。A：7 Hzの高振幅シータ群発が出現。B：小鋭棘波（a）。図下に小鋭棘波の拡大脳波を示す。C：両側同期性の多棘徐波複合。低振幅棘波（b）が先行する。

の高振幅シータ群発は、【ケース29】（図35）ですでに述べた。

さらに眠気が進んだ時に、左半球に偏在する低振幅棘波がみられる（図62B：a）。この棘波は心電図や眼電図と時間的に一致せず、アーチファクトではない。このような低振幅棘波は、小鋭棘波（small sharp spike）あるいは benign epileptiform transients of sleep（BETS）とも呼ばれ、傾眠および入眠時に多く出現する。その特徴は、1）振幅が低振幅で20μV以下、2）単発性、3）局在性を欠き、通常両側性（時に片側性）、4）持続時間が短い、5）徐波をともなわないことである。前頭から側頭部に出現することが多い。発生機序および生理学的意義は不明であるが、健常者にも比較的高頻度に出現するため、現在では正常所見と判定される。ただし、本ケースのようにてんかん患者にもみられるため、てんかんとの関連を完全に否定できない。

眠気時に、高振幅の多棘徐波複合が全電極に広汎に両側同期性に反復する（図62C）。F3-A1、F4-A2、C3-A1、C4-A2に低振幅棘波（b）が先行する。波形はやや不規則で、短い持続時間で群発する。棘徐波複合の棘波が一発しか出現しないものより、多発するものは発作誘発性が高いと考えられている。この広汎性の両側同期性棘徐波複合は、特定の発作型に限定してみられる所見ではないが、過剰興奮を全般性かつ同期性に起こしやすい状態にあることを示しており、一次性全般発作あるいは二次性全般化発作への進展が容易に起きる患者の発作間欠期でしばしばみられる。本症例では、部分発作の発作

間欠期にみられる焦点性の棘波はない。

重要ポイントは、眠気時に出現した正中優位のシータ群発と小鋭棘波が、てんかん診断の決め手とならない一方、臨床発作があれば、正常と安易な決めつけもできないことである。この点については、後述する。

5.5. てんかんとの関連に疑問がもたれる棘波および棘徐波複合

形がてんかん性突発波に類似し、しばしば、てんかん診断に悩む所見に、14 & 6 Hz 陽性棘波、6 Hz 棘徐波複合、小鋭棘波がある。健常者にも多くみられ、てんかん診断上の意味は否定されているが、てんかんとはまったく無縁の正常所見とも言い切れない症例もある。以下これら脳波所見を紹介する。

5.5.1. 14 & 6 Hz 陽性棘波および 6 Hz 棘徐波複合

図 63 にてんかん発作の既往のない 6 Hz 陽性棘波および 6 Hz 棘徐波複合の 3 例を紹介する。

【ケース 49】てんかん発作の既往のない 6 Hz 陽性棘波

27 歳女性。診断はうつ病、抗うつ薬を服薬している。図 63A は、閉眼、軽度眠気時の脳波である。陽性（下向き）棘波が右後方（T6-A2、P4-A2 および O2-A2）に 6 Hz の周期で出現する（a：●）。14 Hz または 6 Hz で律動的に反復する陽性棘波を 14 & 6

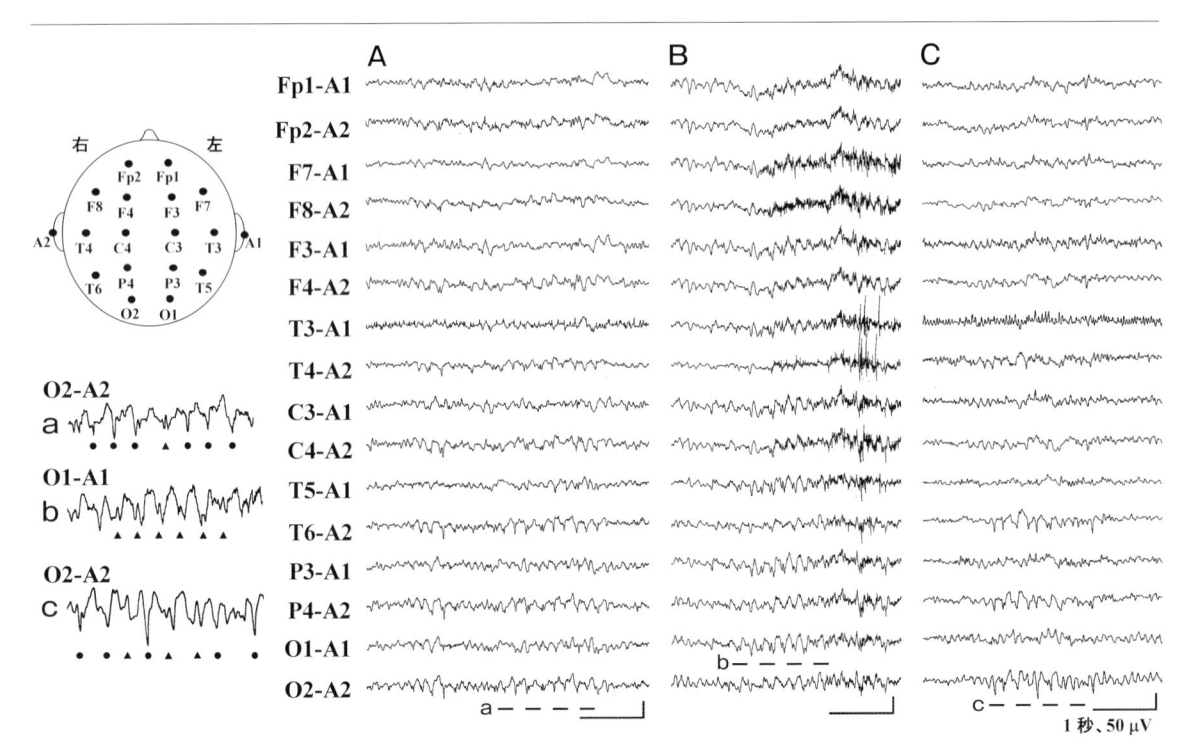

図 63　てんかん発作の既往のない被検者の 6 Hz 陽性棘波と 6 Hz 棘徐波複合

A：【ケース 49】27 歳女性。診断はうつ病。B：【ケース 50】42 歳男性。診断は躁うつ病。C：【ケース 51】16 歳男性。診断はうつ病。いずれもてんかん発作の既往はない。左図の脳波 a、b、c は脳波 A、B、C の一部（破線部）をそれぞれ拡大した波形である。●は陽性棘波、▲は陰性棘波を指す。

Hz 陽性棘波（14 & 6 Hz positive spike）という。どちらか一方の周波数の棘波が出現する症例と両者が出現する症例がある。本症例のように、眠気時に側頭後部と後頭部優位に出現することが多い。

【ケース 50】てんかん発作の既往のない 6 Hz 棘徐波複合

42 歳男性。診断は、躁うつ病、躁状態である。図 63B において、左中心部から後頭部（C3-A1、T5-A1、P3-A1 および O1-A1）に低振幅の陰性（上向き）棘波とそれに続く徐波が 6 Hz の周期で反復して出現する（b：▲）。この 6 Hz 前後に反復する棘徐波複合は、6 Hz 棘徐波複合（6 Hz spike wave complex）、wave and spike phantom あるいは phantom petit mal と呼ばれる。前方優位と後方優位の 2 型がある。棘波は陰性─陽性の 2 相性を示すが、陰性部分が不明瞭になると、6 Hz 陽性棘波に類似することになる。6 Hz 陽性棘波と 6 Hz 棘徐波複合は混在することも多く、両者は密接な関連があるといわれている。

振り返って、図 63A をみると、一部棘波が陰性となり、6 Hz 陽性棘波（a：●）に 6 Hz 棘徐波複合（a：▲）が混在している。

【ケース 51】てんかん発作の既往のない 6 Hz 棘徐波複合と 6 Hz 陽性棘波の混在

16 歳男性。うつ病と診断。抗うつ薬を服用中。図 63C の脳波において、右後方（T6-A2、P4-A2、O2-A2）に 6 Hz 棘徐波複合（c：▲）が混在する 6 Hz 陽性棘波（c：●）をみとめる。

図 63 の 3 ケースは、いずれもてんかん発作の既往がない。14 & 6 Hz 陽性棘波と 6 Hz 棘徐波複合は、てんかんのみならず、ここであげた 3 ケースのような精神疾患との関連が報告されてきた。しかし、健常者にも高頻度に出現するため、これらは正常と判定される。

しかし、以下の 3 ケースはてんかん発作を呈するケースである。これらのケースを考えると、14 & 6 Hz 陽性棘波と 6 Hz 棘徐波複合を正常とは割り切れなくなるだろう。

【ケース 52】強直間代発作の発作間欠期にみられた 14 & 6 Hz 陽性棘波

23 歳男性。半年前に仕事中に全般性強直間代発作を起こし、以降同様の発作が 2 回ある。部分発作は聴取されない。図 64A の脳波は、眼電図（EOG）の水平眼球運動を反映するゆっくりしたふれとアルファ律動が消失していることから、眠気（睡眠段階 1）の脳波であることがわかる。左頭頂部（P3-A1）、側頭後部（T5-A1）、側頭中部（T3-A1）にかけて最大振幅をもつ 14 Hz とそれに続く 6 Hz の陽性棘波が出現する（実線 a）。前述の 14 & 6 Hz 陽性棘波である。図 64B の脳波は、A に比ベアルファ律動がみられるものの、EOG のふれとアルファ律動が前方にまで及んでいることから、眠気の起こり始めであることがわかる。A の脳波と同様の分布で 6 Hz 陽性棘波がみられるが、14 Hz の棘波はともなっていない（実線 b）。

強直間代発作の症例は、部分発作を呈する症例と比較して、発作間欠期脳波において棘波などの突発波の出現率が低い。しかし、その異常波の中で、14 & 6 Hz 陽性棘波と 6 Hz 棘徐波複合をみとめることが多い。少なくとも、てんかん発作が疑われる症例では、

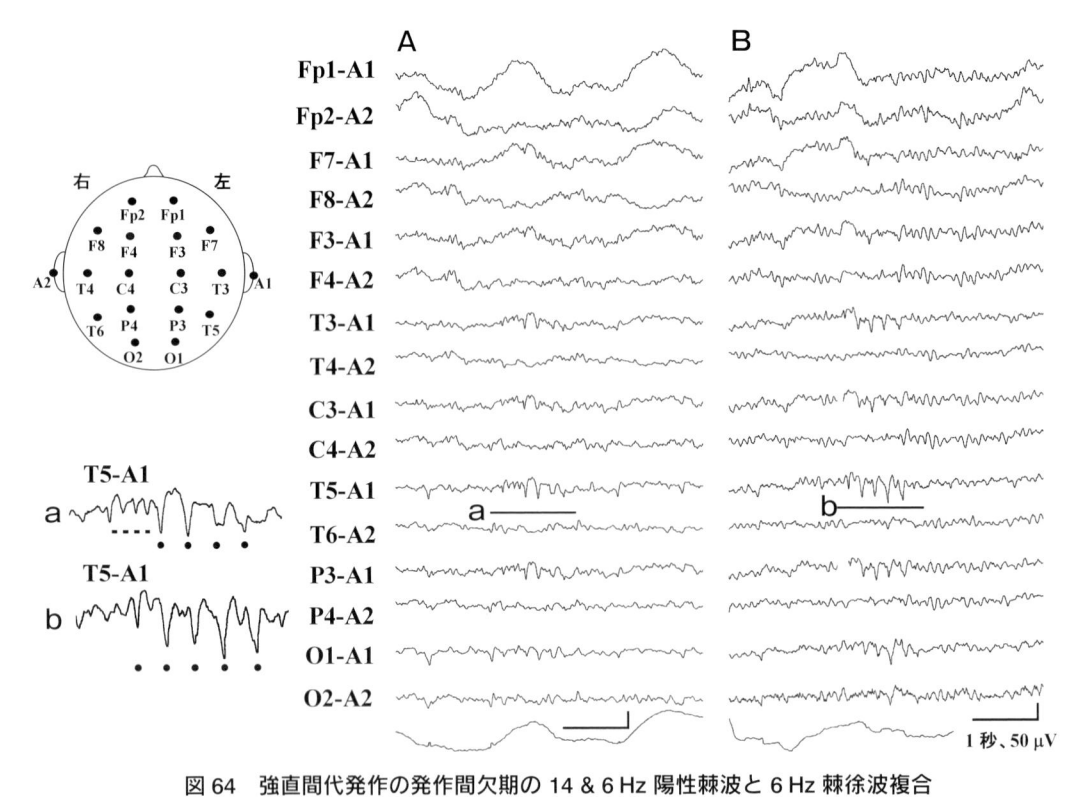

図 64 強直間代発作の発作間欠期の 14 & 6 Hz 陽性棘波と 6 Hz 棘徐波複合

【ケース 52】23 歳男性。発作型は、強直間代発作。同側耳朶を基準電極とする脳波。左図 a と b は、脳波 A と B の一部（実線部）をそれぞれ拡大した波形である。破線は 14 Hz の陽性棘波、●は 6 Hz の陽性棘波を示す。

両者を正常所見と断定せず、てんかん診断の重要な所見と疑っていいのではないかと思われる。

【ケース 53】前頭葉てんかん疑いの発作間欠期の 6 Hz 棘徐波複合

29 歳男性。中学生のころからシンナーを常習していた。2 年前より、意識消失と同時に、両上肢を水平方向に振る発作が出現するようになった。発作は 30 秒以内で終了し、その直後より意識は清明となった。発作中に転倒することはない。その複雑な身振りと発作直後より意識が清明となることから、前頭葉てんかんが疑われた。図 65A の脳波では、右前頭部から頭頂部にかけて（Fp2-A2、F4-A2、C4-A2 および P4-A2）、6 Hz 棘徐波複合をみとめた（左図 a、▲）。脳波記録中一度のみ、高振幅の棘徐波複合が、前頭部から中心部にかけて、両側同期性に出現する（B）。

6 Hz 棘徐波複合の振幅に、確立した基準はないが、20～50 μV 以下の低振幅と規定される。その点から、図 65B の高振幅の棘徐波複合は、てんかん性が高いと考えられる。図 65A の 6 Hz 棘徐波複合は、振幅以外では、6 Hz で反復すること、前頭・中心部優位の分布であることなど、てんかん性の高い図 65B の 6 Hz 棘徐波複合との類似点も多く、同じ機序で発生したと考えられる。さらに両者の前頭・中心部優位の局在性から、前頭葉てんかんとの関連を疑わせる。以上から、A の 6 Hz 棘徐波複合を、図 63 の 3 症例（【ケース 49～51】）のてんかん性の低いと考えられる 6 Hz 棘徐波複合と同列にして、正常と判定することはできない。

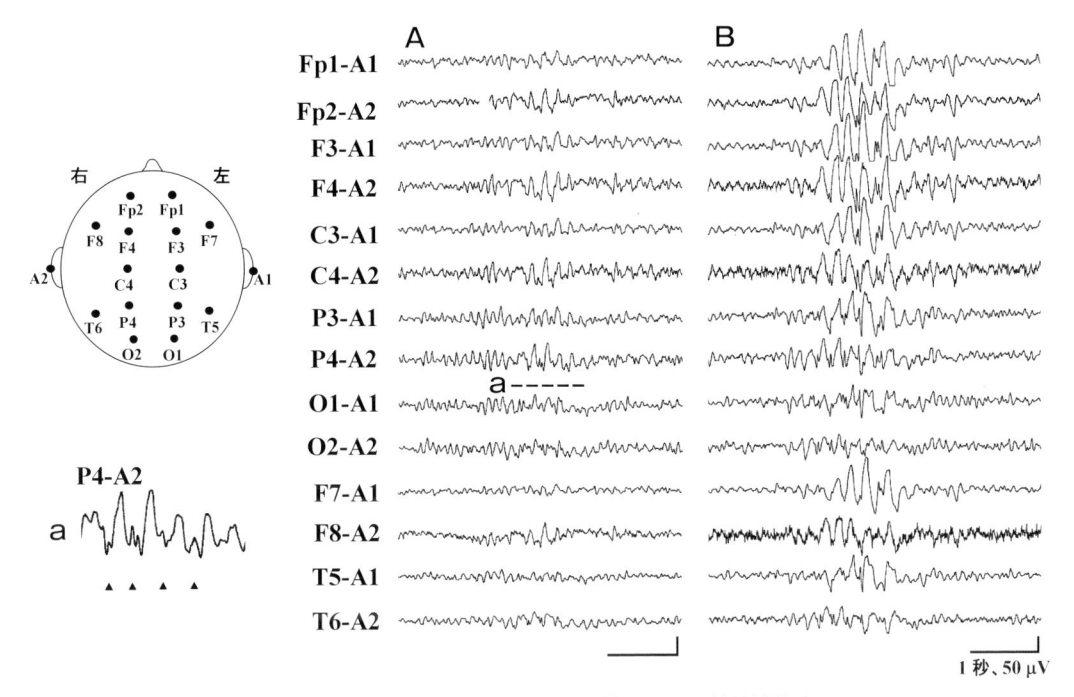

図65 前頭葉てんかんの発作間欠期の6 Hz 棘徐波複合
【ケース53】29歳男性。両側上肢を水平に振るなどの複雑な身振りの自動症をともなう複雑部分発作。診断は、前頭葉てんかん。同側耳朶を基準電極とする脳波。左図 a は A の一部（破線部）を拡大した波形である。6 Hz 棘徐波複合がみられる。▲は棘波を示す。

【ケース54】抗精神病薬服薬時の6 Hz 棘徐波複合と6 Hz 陽性棘波

30歳女性。小児期に熱性けいれん、21歳時に1回のみ強直間代発作の既往がある。しかし抗てんかん薬治療は受けてこなかった。25歳時より、命令幻聴と被害関係妄想が出現した。抗精神病薬治療でいったん消失するが、今回、怠薬により幻覚妄想が悪化した。診断は、統合失調症である。無投薬時脳波では異常所見はなかった。**図66A** は、抗精神病薬服薬後の脳波である。左側頭（T3-A1）・中心（C3-A1）・後頭部（O1-A1）に、**図66A** では6 Hz 陽性棘波（下図 a：●）、**図66B** では、同じく左側に、6 Hz 棘徐波複合（下図 b：▲）が出現する。この2つの所見は、抗精神病薬投与前の脳波ではみられないため（呈示せず）、薬剤惹起性と考えられたが、臨床発作がないため、抗精神病薬が継続された。しかし、1年後に強直間代発作が起こった。多くの抗精神病薬は催けいれん作用を有する。本ケースのように、抗精神病薬を服用し、てんかんとは診断されないまでも発作の既往のある患者に14 & 6 Hz 陽性棘波または6 Hz 棘徐波複合が出現する場合は、発作に対する細心の注意、少なくも頻回な脳波測定か、または可能ならば他剤への変更が考慮されるべきであろう。

14 & 6 Hz 陽性棘波と6 Hz 棘徐波複合におけるてんかん性についてあらためて考察する。【ケース49～51】（図63）のてんかんの既往のない場合では、いずれも分布が後頭部中心である。一方、臨床発作のある、【ケース52】（図64）では、後頭部よりは、側頭部中心に分布する。さらに、前頭葉てんかんが疑われた【ケース53】（図65）では、前頭中心部中心に分布する。この発生分布の違いがてんかん性を判断する基準になる。すなわち、前方優位の6 Hz 棘徐波複合は、後方優位の6 Hz 棘徐波複合と比較し、

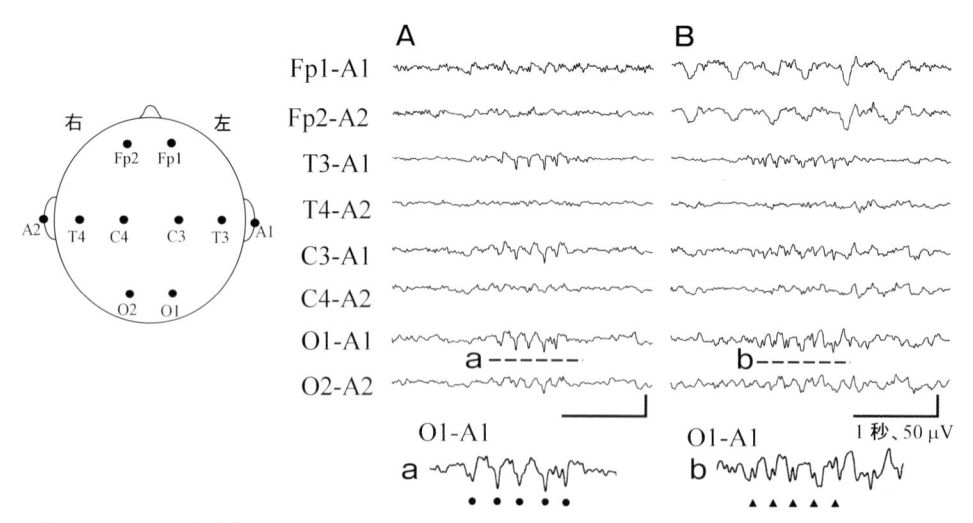

図66　けいれん発作の既往歴のある被検者の発作間欠期の 6 Hz 陽性棘波と 6 Hz 棘徐波複合

【ケース 54】30 歳女性。診断は統合失調症。けいれん発作の既往がある。抗精神病薬を服用している。下図 a、b は A の 6 Hz 陽性棘波と B の 6 Hz 棘徐波複合（A、B の破線部）をそれぞれ拡大した波形である。●は陽性棘波、▲は陰性棘波を示す。

てんかんとの関連が強いといわれている。
　このてんかんとの関連の強いタイプと弱いタイプの特徴が、WHAM と FOLD の 2 つの略語で表現される。

てんかんとの関連が強いタイプ	てんかんとの関連が弱いタイプ
W：waking record（覚醒時記録）	F：females（女性）
H：high in amplitude（高振幅）	O：occipital（後頭部）
A：anterior（前方部）	L：low in amplitude（低振幅）
M：males（男性）	D：drowsy record（眠気時記録）

覚えておくと便利かもしれない。
　14 & 6 Hz 陽性棘波または 6 Hz 棘徐波複合の判読上厄介な点は、低振幅であるために見逃される可能性のあることと、たとえ見逃さなくてもその臨床的評価が難しいことである。臨床症状あっての脳波判読である。正常所見と安易に判定するのではなく、臨床症状を十分に考慮し、異常所見か否かを判定する必要がある。仮にけいれん発作の既往がなくとも、これらの所見のみみられる場合は、発作脆弱性を疑うくらいの視点はあってもよいと思う。

5.5.2．小鋭棘波とアーチファクト

　高振幅棘波を見落とすことはないであろう。しかし、低振幅棘波を見逃したり、逆にアーチファクトを棘波と誤ることがある。以下低振幅棘波と棘波にみえるアーチファクトについて説明する。

【ケース 55】複雑部分発作の発作間欠期でみられた前頭部低振幅棘波

　40 歳女性。35 歳から複雑部分発作を繰り返してきた。図 67A は眠気時脳波である。

図 67
低振幅棘波とアーチファクト

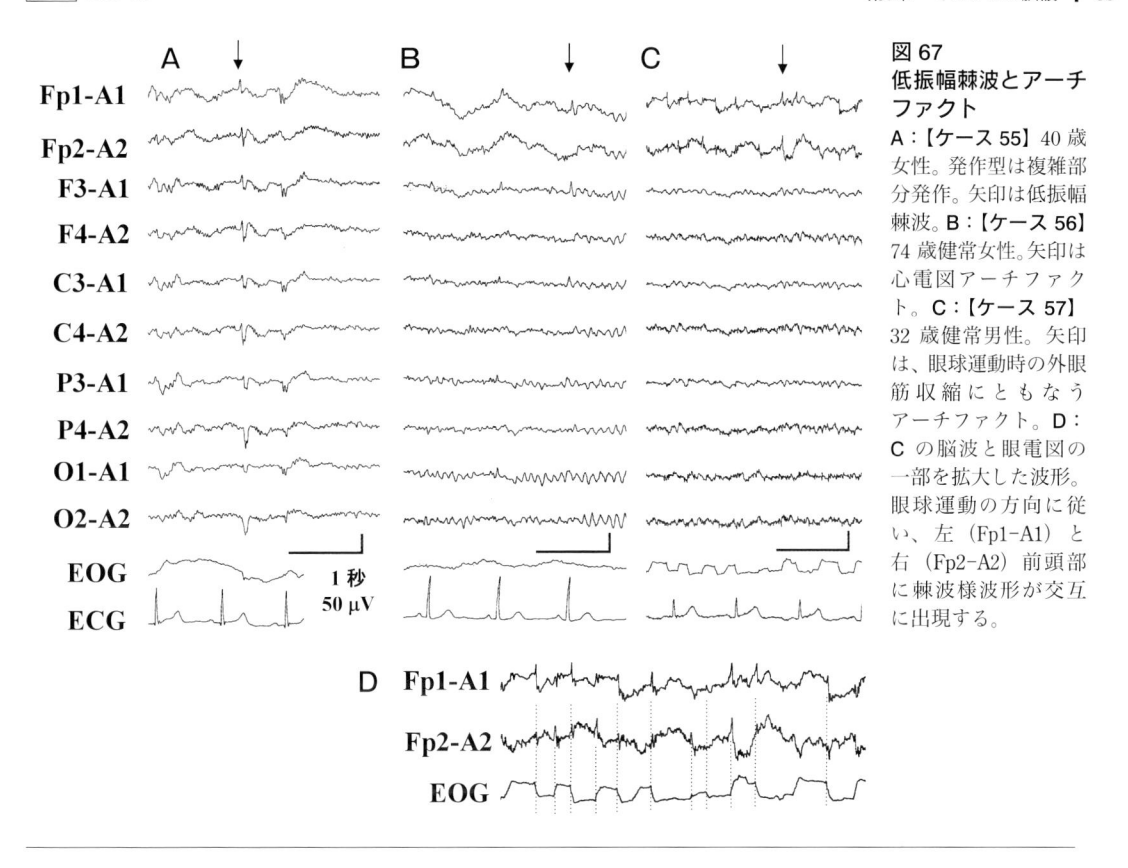

A：【ケース 55】40 歳女性。発作型は複雑部分発作。矢印は低振幅棘波。B：【ケース 56】74 歳健常女性。矢印は心電図アーチファクト。C：【ケース 57】32 歳健常男性。矢印は、眼球運動時の外眼筋収縮にともなうアーチファクト。D：C の脳波と眼電図の一部を拡大した波形。眼球運動の方向に従い、左（Fp1-A1）と右（Fp2-A2）前頭部に棘波様波形が交互に出現する。

図には示されていないが、前後に頭蓋頂鋭波も出現しており、睡眠段階1を示す。両側前頭部に低振幅棘波をみとめる（矢印）。

　低振幅棘波は、小鋭棘波（small sharp spike）といわれ、てんかんとの関連が疑問視され、むしろ正常所見と考えられている。しかし、【ケース 48】（図 62B）のようにてんかん患者にもみられるため、てんかんとの関連は、完全に否定できない。このケースの棘波は、低振幅の陰性成分とその後に比較的持続時間の長い陽性成分が続く。この陽性成分は同側の耳朶活性で生じることは双極導出脳波にて確認した。前頭部から側頭部へ棘波焦点が移動したために二相性になったと考えられる（【ケース 36】図 44 と【ケース 38】図 46 で説明）。小鋭棘波の定義は、【ケース 48】にて述べた。

【ケース 56】心電図による棘波様アーチファクト

　74 歳健常女性。図 67B で示すように、左前頭部に棘波類似波形がみられる（矢印）。心電図の QRS 波と同期している点を見逃さなければ、心電図のアーチファクトと容易に判断できる。

【ケース 57】外眼筋による棘波様アーチファクト

　32 歳健常男性の脳波である。低電位脳波（【ケース 7】、図 11）である。図 67C で示したように、両側前頭部に棘波様の波形を頻回にみとめる（矢印）。D は C の脳波を拡大したものである。棘波様波形は、眼球運動を司る筋群（外眼筋）の収縮に由来する筋活動電位のアーチファクトである。眼電図（EOG）と見比べると、急速な眼球運動（EOG

のふれが鋭く変化する箇所）が起こる時に一致して、両側前頭極部に棘波様アーチファクトが出現する。EOG が下向きの時、すなわち左方向に眼が動く時、左外直筋の収縮による筋活動電位を左前頭極（Fpl-A1）で記録し、一方 EOG が上向き（右方向の運動）の時には、右前頭極（Fp2-A2）で記録する。眼球運動による筋電図アーチファクトは、【ケース 7】（図 11）でも説明した。

　低振幅ながらも立派なてんかん性棘波（【ケース 55】）、心電図のアーチファクト（【ケース 56】）および眼球運動のアーチファクト（【ケース 57】）は、形状が類似するため、注意して鑑別する必要がある。これらのアーチファクトを棘波と見誤らないためには、心電図と眼電図を脳波と同時に記録すべきである。

5.5.3. 側頭部シータ群発
【ケース 58】複雑部分発作の発作間欠期の側頭部シータ群発
　55 歳女性。症候性てんかん。25 歳時から、複雑部分発作と二次性全般化する強直間代発作をみとめたが、現在は年 2 回の頻度で複雑部分発作をみとめる。料理中に複雑部分発作を起こし、熱湯に右手を突っ込み、重度の熱傷となった。
　発作間欠期の基準電極導出脳波（図 68A）では、眠気時に、T4-A2 で最大振幅を有する鋭波様の 5 Hz のシータ群発（a）が出現する。前後方向の双極導出脳波（図 68B）で

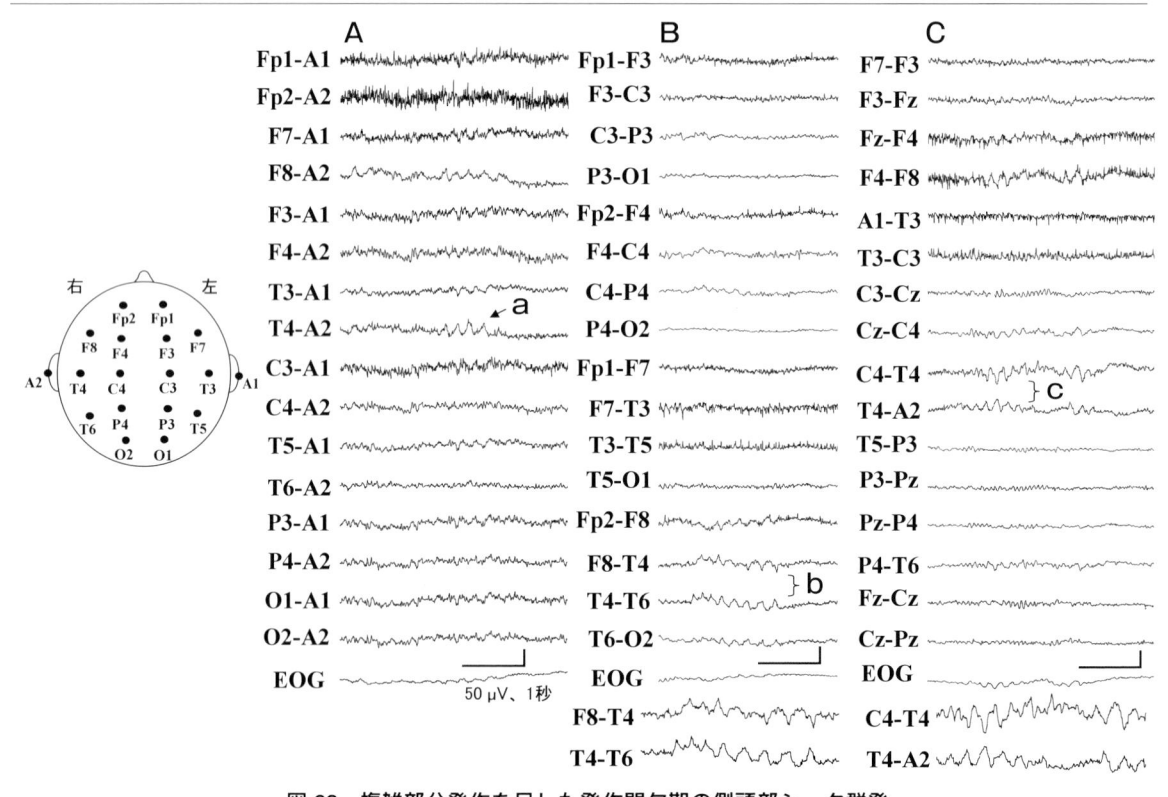

図 68　複雑部分発作を呈した発作間欠期の側頭部シータ群発
【ケース 58】55 歳女性。発作型は複雑部分発作と二次性全般化する強直間代発作。発作間欠期脳波。A：同側耳朶を基準電極とする脳波。T4-A2 で最大振幅の 5 Hz の鋭波様のシータ群発をみとめる（a）。B：前後方向の双極導出脳波、C：左右方向の双極導出脳波。B の F8-T4 と T4-T6 間（b）および C の C4-T4 と T4-A2 間（c）でシータ群発の位相逆転がみられる。図下に B と C それぞれの位相逆転の拡大脳波を示す。

は、F8-T4 と T4-T6 間（b）に、左右方向の双極導出脳波（図 68C）では、C4-T4 と T4-A2 間（c）でシータ群発の位相が逆転し、シータ群発の発生源が右側頭中部（T4）付近にあることが示唆される。

　複雑部分発作は側頭葉てんかんの代表的な発作型であり、このシーター群発をてんかん性と考えるのが妥当かもしれない。しかし、このシータ群発は temporal minor slow and sharp activity とも呼ばれ、脳血管障害との関連が示唆されている一方、60 歳以上の健常高齢者の 3.2％ にもみられると報告されている。本ケースのように、時に鋭波や棘波様の形状となるが、てんかん性は低いといわれている。このシータ群発もてんかんと関連の有無を短絡的には決められない。

　私見であるが、この側頭部シータ群発を含め、14 & 6 Hz 陽性棘波、小鋭棘波、そして 6 Hz 棘徐波複合は、脳自体に内在する発作脆弱性の指標であるかもしれない。繰り返しになるが、臨床発作とてんかん性発射は、個々の神経細胞の過剰興奮性と多数の神経細胞の過剰同期性によって誘発される。同期性の高まる眠気時に、これらの脳波所見がみられる人は、臨床発作の既往がなくても、それらの所見を欠く人より、発作脆弱性が高い（換言すれば発作閾値が低い）のかもしれない。この脳の脆弱性に睡眠不足、過労および身体疾患などの重篤な外的要因が加わると、発作閾値を超え、臨床発作を起こす危険性が高まる。つまり、上記の脳波所見が反映する脳脆弱性だけでは、臨床発作が起こりにくく、外的要因が加わってはじめて発作が起こる。一方、覚醒時（神経細胞興奮の同期性の低い時期）に、これらの所見の見られる人は発作脆弱性が高く（5.5.1、WHAM 参照）、さらに典型的な棘波および棘徐波複合が出現する人は脆弱性が最も高くなり、外的要因がなくても、容易に発作が惹起されるかもしれない。この仮説に基づけば、側頭部シータ群発、小鋭棘波、14 & 6 Hz 陽性棘波、そして 6 Hz 棘徐波複合は、この所見のみではてんかん発作を起こさないため、発作の既往のない健常者の脳波にもみられるが、てんかん患者の脳波ではその出現頻度がより高くなることが説明でき、てんかん診断のための決定力が弱い半面、診断上無視できない所見でもあるといえよう。

5.6. 脳波現象の合成により、棘徐波複合と見誤る所見

棘徐波複合と見誤る合成波形がある。特にけいれん発作の既往がある症例では、先入観から判読を誤る可能性がある。

【ケース59】棘徐波複合に類似する児童青年期の後頭部徐波

18歳男性。うつ病と診断されている。てんかん発作の既往はない。脳波（図69Aにおいて、左後方電極（P3-A1とO1-A1）に、多棘徐波複合に類似する波形が出現する（矢印a、左図a）。児童青年期の後頭部に徐波（＊）が高頻度に、両側性または片側性に出現することがある。この徐波に鋭く尖ったアルファ律動（左図a：●）が先行すると、てんかん性の棘徐波複合類似の波形となる。この棘波に見える波形（●）は、高振幅で頂点が尖っているが、それに先立つアルファ波（▲）と同じリズムで連続して出現し、アルファ律動の一部を構成している。この点がてんかん性棘波との鑑別点である。脳波BとCでは、後頭部徐波がアルファ律動に挿間して出現するが、棘波類似の波形は先行せず、Aの所見はやはり偶然に棘徐波複合にみえたと考えるべきだろう。

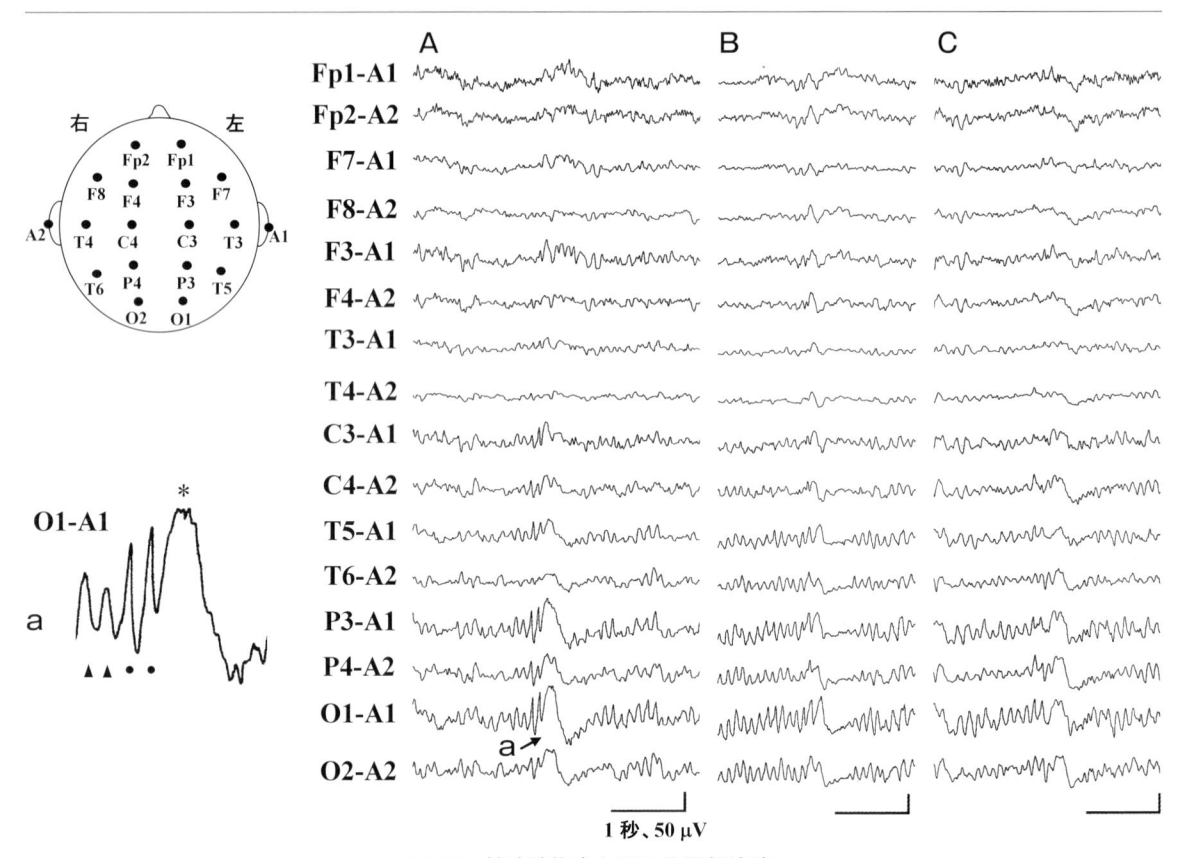

図69 棘徐波複合と誤る後頭部徐波

【ケース59】18歳男性。診断はうつ病。A、B、Cは同側耳朶を基準電極とする脳波。左図aはAの一部（矢印a）を拡大した波形である。●は、一見棘波にみえるアルファ波を示す。このアルファ波と児童青年期にみられる後頭部徐波（＊）が重なり、棘徐波複合にみえる。●が棘波ではない理由は、頂点が鋭く一見棘波にみえるが、一連のアルファ波（▲）と連続して、基礎律動を構成しており、棘波に代表される突発波の定義にあてはまらない。

【ケース60】片側性 mitten pattern

38歳女性。1歳時より全般性強直間代発作と右不全麻痺をみとめた。6歳以降は発作をみとめない。精神遅滞と診断されている。38歳時に約2時間持続する右上肢の焦点運動発作の重積発作が出現した。図70の脳波はその2日後の発作間欠期脳波である。Aは安静覚醒時の脳波である。基礎律動の主は10Hz前後のアルファ律動であるが、左半球でほぼ消失している。この著明なアルファ律動の左＜右の左右非対称は、MRIの示す左側脳室後部拡大と関連する左半球機能不全、特に左後頭葉機能不全が、基礎律動の主成分である後頭部優位アルファ律動の発生を左側のみで抑制した結果と考えられる。後頭葉病変と基礎律動の左右非対称は、【ケース21】（図25）ですでに説明した。

さらに、左半球機能不全は、脳波Bの睡眠第1段階から第2段階への移行期に出現する頭蓋頂鋭波（vertex sharp wave）が右半球（T4-A2、C4-A2およびP4-A2）に限局して出現することにも反映している。いわゆる lazy activity（【ケース30】図36を参照）である。問題は脳波Cである。睡眠第2段階と考えられる。右前頭から中心部（Fp2-A2、F4-A2およびC4-A2）において、K複合に棘波様波形（▲）が先行し、棘徐波複合類似の波形が形成される（a、b）。特にC4-A2に注目すると棘波様波形が14Hzに反復し、徐波に重畳する（b、●）。この棘波様波形は、紡錘波である。睡眠期のK複合に紡

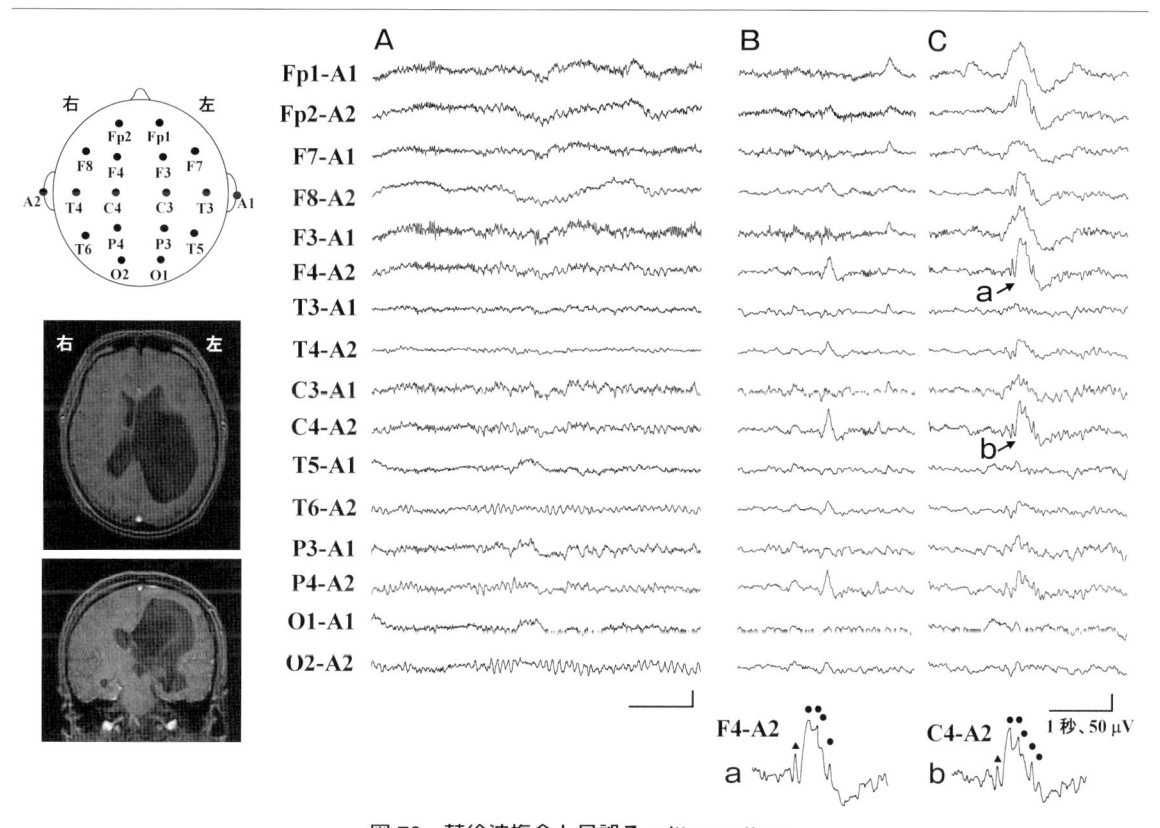

図70　棘徐波複合と見誤る mitten pattern

【ケース60】38歳女性。診断はてんかんと精神遅滞。発作型は、強直間代発作と焦点運動発作の重積。MRIにて著明な左側脳室拡大をみとめる。同側耳朶を基準電極とする脳波。A：右側に偏在するアルファ律動、B：右側に偏在する頭蓋極鋭波（vertex sharp wave）、A3：右側優位のK複合に同じく右側優位の紡錘波が先行し、棘徐波複合と誤りやすい片側性の mitten pattern を形成する。下図a、bはCのmitten pattern（矢印aとb）を拡大した波形である。▲は徐波に先行した棘波様の紡錘波、●は徐波に重畳した紡錘波を示す。

錘波が先行して重なり、棘徐波複合と誤ることがある。この合成波形を mitten pattern という。Mitten とは親指以外の指が分かれていない手袋のことで、親指が紡錘波をそれ以外の指が K 複合を表すことになる。Mitten pattern は通常両側性に出現する。しかし、本ケースでは、左半球脳機能不全のため K 複合の振幅が右側で大きく、紡錘波も右優位となり、その結果、片側性に mitten pattern が形成された。この片側性がてんかん性突発波と誤る原因となる。棘波様の紡錘波が一連の連続した活動として、徐波成分類似の K 複合に重なっているところが、棘徐波複合と大きく相違する点である。Mitten pattern は、【ケース 32】（図 38）でも取り上げた。

5.7. てんかん重積状態

てんかん発作は通常数分以内で終了する。しかし、例外的に長時間持続することがある。この状態をてんかん発作重積状態といい、30 分以上の持続あるいは反復する場合に定義される。

てんかん重積状態は、1) けいれん発作重積状態と、2) 非けいれん性発作重積状態に大別される。特に、非けいれん性発作重積状態は長時間持続する意識減損を主徴とし、一過性全健忘、心因性もうろう状態、遷延する発作後もうろう状態などと臨床症状が類似するため、脳波所見が鑑別診断に不可欠となる。非けいれん性発作重積状態は、意識減損の代表的発作型である複雑部分発作と欠神発作の重積状態に大別される。

【ケース 61】複雑部分発作重積状態の脳波

39 歳男性。2 ヵ月前、仕事中に突然帰宅するが、そのことをまったく覚えていなかった。その後も数回にわたり、1 時間から半日におよぶ一過性の健忘をみとめ、精神科を受診した。この健忘エピソード中の行動特徴は、外見上はある程度まとまった行動をとることも可能で、車の運転をしたこともあった。初診時において、安静時脳波では異常なく、心因性健忘が疑われた。

2 回目の受診時に突然反応が乏しくなり、手帳を何度も目的なくめくる動作（自動症）がみられた。ある程度の指示には応じるが、時間失見当識、聞き違いおよび保続をみとめた。その時の脳波を図 71A と図 72 に示す。周波数は、高振幅徐波（3 Hz から 8 Hz までの広範囲の周波数によって構成）となる。図 72 で示すように高振幅徐波は開眼により変化しない。また、図 71A、図 72 ともに、明らかな棘波および鋭波をみとめない。この脳波所見は、第 3 章で呈示したせん妄の所見と類似する。

抗てんかん薬ジアゼパム 10 mg の静注により速やかに意識清明となり、脳波の基礎律動も 9 Hz へ正常化した（図 71B）。

本書では呈示しなかったが、後に施行した発作間欠期の双極導出脳波において、左右耳朶電極で位相逆転する棘波が同定され、側頭葉に焦点起源があることがわかった。

【ケース 62】欠神発作重積状態の脳波

71 歳男性。てんかん発作の既往なし。強直間代発作（大発作）が出現した。その後、反応が乏しくなり、意味不明の言動をみとめた

翌日も反応の乏しさは変わらなかった。当初は大発作後のもうろう状態の遷延が疑われた。その時点の脳波を示す（図 73A）。記録時、患者は開眼のままで、呼びかけに反

A. 発作時　　　　　　　　　　　　　　B. ジアゼパム静注2分後

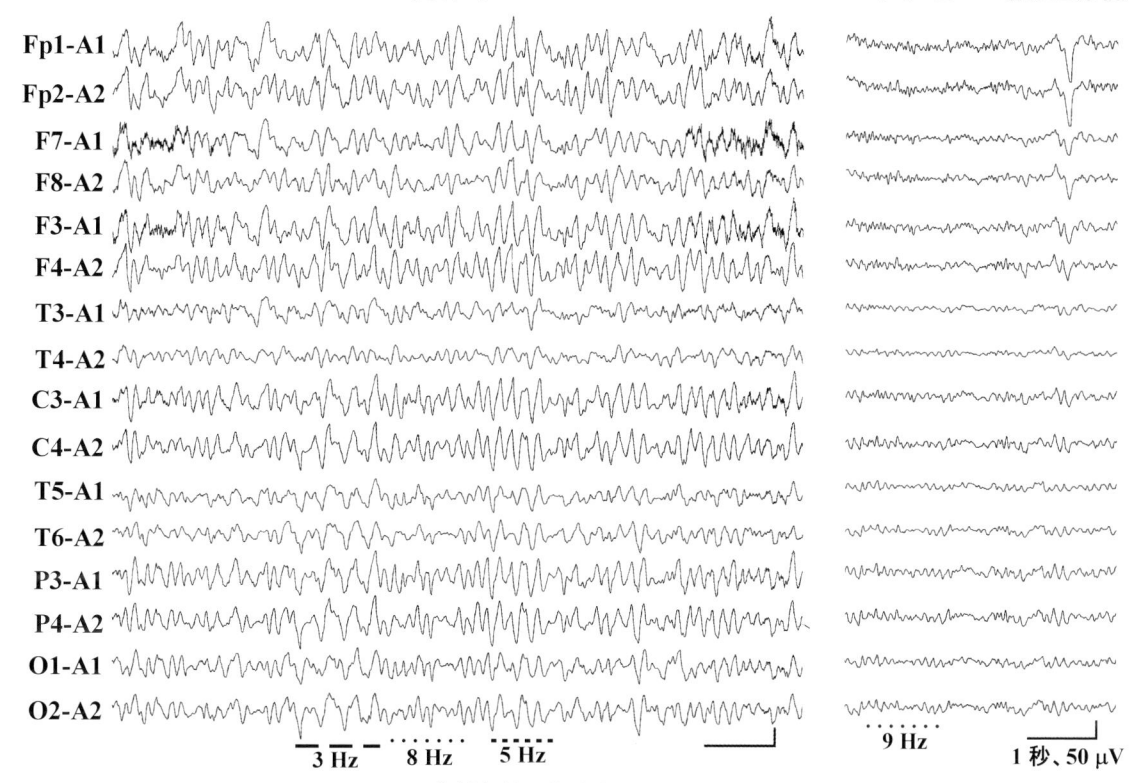

図71　複雑部分発作重積状態の発作期脳波

【ケース61】39歳男性。2ヵ月前に複雑部分発作重積状態が初めて出現した。それ以前に複雑部分発作を含め、てんかん発作の既往はない。A：重積状態の脳波。失見当識、反応の乏しさおよび保続をみとめた。高振幅徐波が広汎性に持続して出現した。B：ジアゼパム静注後2分の脳波。発作は消失し、意識清明となる。それにともない、高振幅徐波も消失し、基礎律動は9 Hzに回復した。

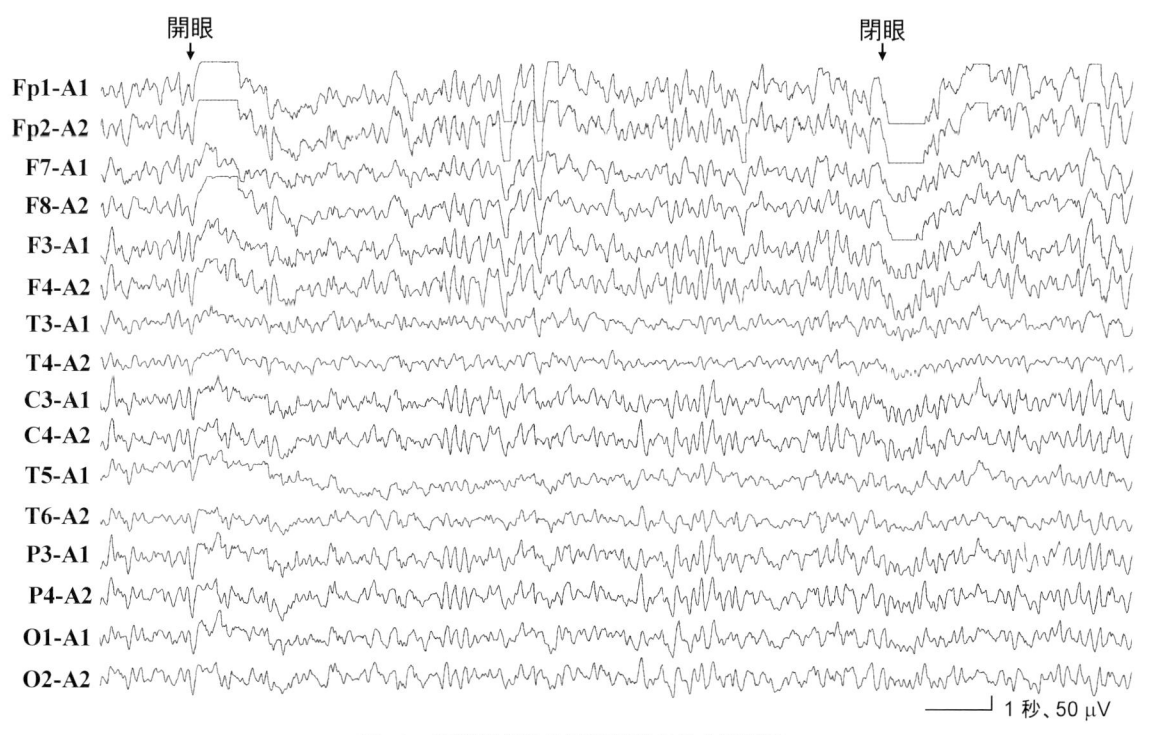

図72　複雑部分発作重積状態の発作期脳波

【ケース61】39歳男性。図71と同じケース。重積状態の脳波。開閉眼による脳波の変化をみとめない。

図 73 欠神発作重積状態の発作期脳波

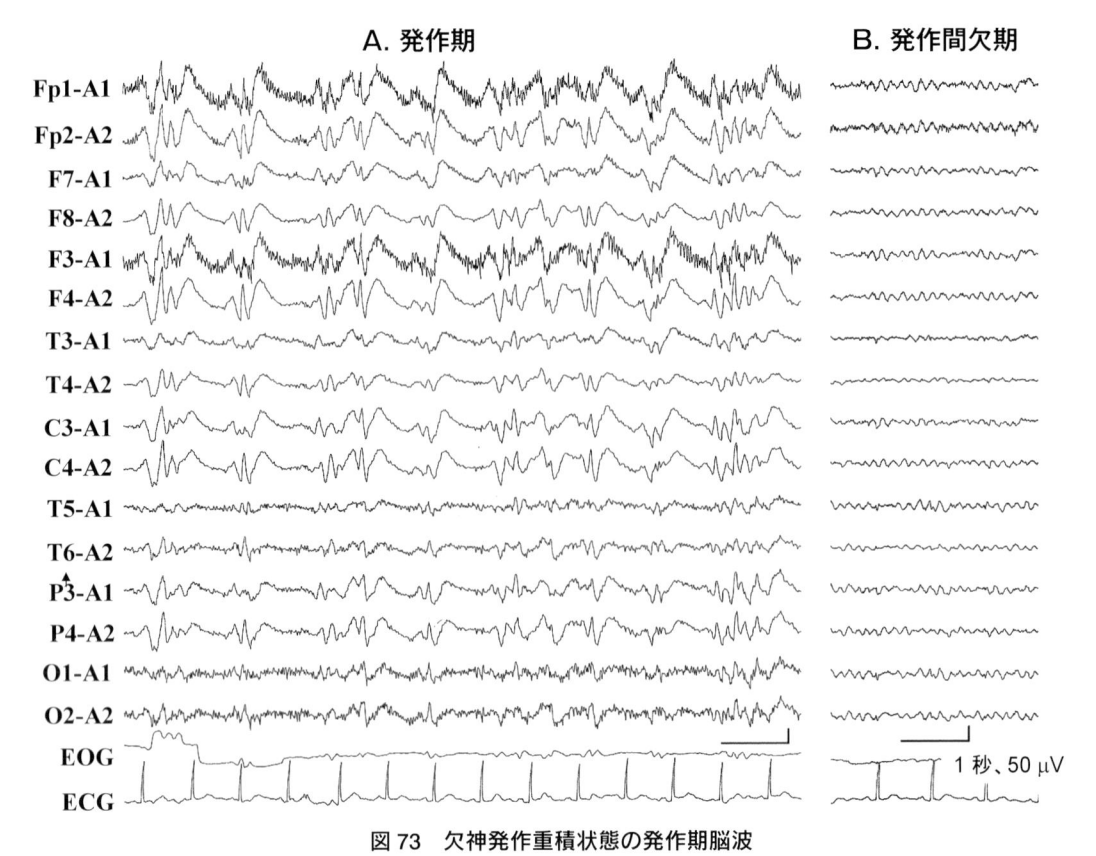

【ケース 62】71 歳男性。強直間代発作後翌日まで、意味不明の言動、病棟の徘徊、無反応などの行動異常がみられた。A：無反応時の脳波。開眼したままで、呼びかけに対して反応しない。約 1 Hz の不規則な鋭徐波複合をみとめる。B：発作消失 2 日後の発作間欠期脳波。発作間欠期に、棘波および鋭波などてんかん性異常波をみとめなかった。

応しなかった。約 1 秒の不規則な周期で、鋭徐波複合が前頭部優位に、両側に同期して出現した。鋭波は単発でなく多発する箇所もある。発作後もうろう状態ではなく、欠神発作重積状態と診断した。本症例の所見は、欠神発作の 3 Hz 棘徐波複合（【ケース 46】図 60 と【ケース 47】図 61）と比較し、パターンは崩れているが、周期的かつ広汎に同期して反復する点で類似する。欠神発作重積状態の棘（時に鋭）徐波複合の周期は、1 Hz から 6 Hz まで症例ごとで異なることが報告されている。この脳波所見から、欠神発作重積状態による意識減損は、spike wave stupor ともよばれる。

抗てんかん薬内服を開始し 2 日後の脳波（図 73B）を示す。この時点では意識は清明となり、言語反応も回復していた。反復性のみならず単発の棘徐波複合などのてんかん性突発波をみとめない。しかし、基礎律動は 7 Hz のシータ律動が広汎に出現している。いわゆる、広汎性アルファ律動（diffuse alpha rhythm）である。広汎性アルファ律動の定義は 2.1.1 に説明した。

なお本症例の MRI にて、陳旧性の橋梗塞と両側被殻のラクナ梗塞をみとめた。

【ケース 63】非けいれん性発作重積状態を呈した認知症

89 歳男性。アルツハイマー型認知症と診断されている。デイサービスからの帰宅後、意味不明の言動を繰り返すため、受診した。受診直後に強直間代発作を 3 度繰り返した。

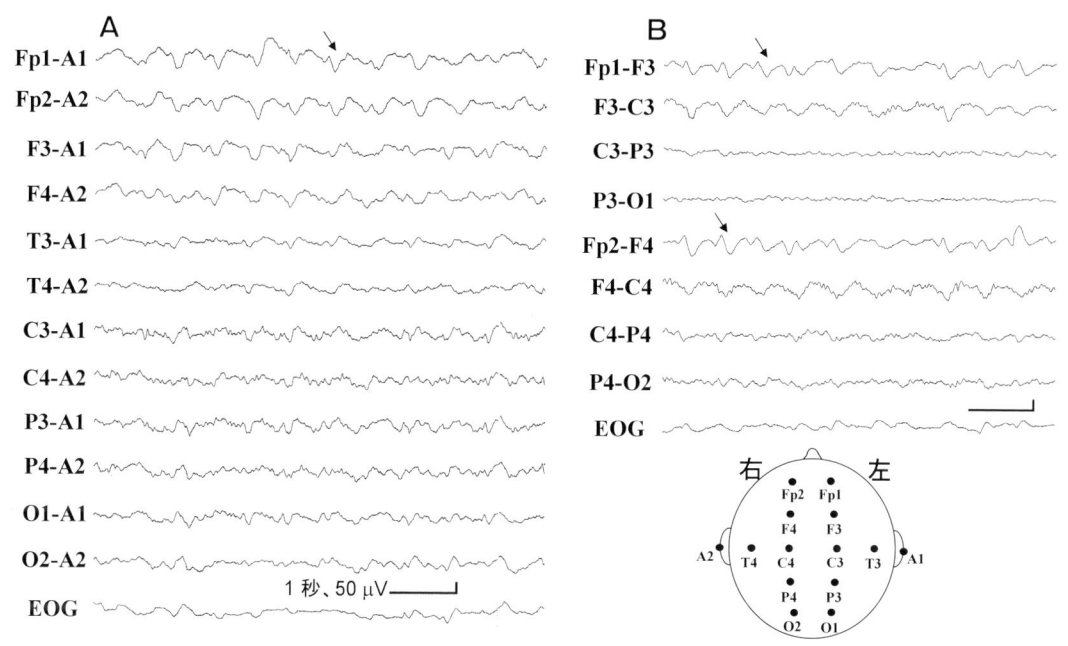

図74 非けいれん性発作重積状態の発作期脳波
【ケース63】89歳男性。意味不明の言動（複雑部分発作）後に、強直間代発作を起こした。その翌日の意識減損時に脳波を記録した。A：耳朶を基準とする基準電極導出脳波。B：双極導出脳波。矢印：前頭部優位に反復する三相波類似の周期性突発波。

　抗てんかん薬フェニトイン静注後、けいれん発作の再発はなかった。しかし、翌日も反応が乏しいままで、発作後もうろう状態の遷延が疑われた。

　図74は、全般強直間代発作翌日の反応の乏しい状態での同側耳朶を基準電極とする脳波（A）と前後方向の双極導出脳波（B）である。基礎律動は、5Hzのシータ律動が不規則に出現する。注目すべきは、両側同期的で前頭部優位の三相波様の複合波が、2Hz周期で規則的に反復することである（矢印）。三相波は肝性脳症に代表される代謝異常でみられるが（【ケース71】図98Aと【ケース72】図98B）、本症例では、肝障害など明らかな身体疾患はなく、血清アンモニア値も正常であった。この三相波様突発波はてんかん性発射であり、強直間代発作後に引き続き起こった非けいれん性発作重積状態と診断した。

　抗てんかん薬バルプロ酸とクロナゼパムを投与し、翌日には意識障害は改善した。その時の失見当識と記銘障害など認知症症状（HDS-R：11点）は、本来の状態と判断した。図75は、治療1週間目の脳波である。基礎律動は、7Hz前後に回復し、後頭部優位性もみられるようになる。周期性突発波は消失し、また単発のてんかん性突発波もみられない。この基礎律動徐化は、意識障害のためではなく、アルツハイマー型認知症と関連していると思われる（第7章を参照）。

　本ケースの重積脳波の特徴は、広汎（やや前頭部優位）かつ周期的に反復する突発波であり、欠神発作重積状態の脳波と考えられる。その形状は、【ケース62】の欠神発作重積状態の典型的な棘徐波複合とは異なるが、前頭極に最大振幅を有するてんかん性突発波が、三相波様の形状をとることが知られている。

　認知症患者の非けいれん性発作重積状態は、せん妄と誤診されるおそれがある。本ケー

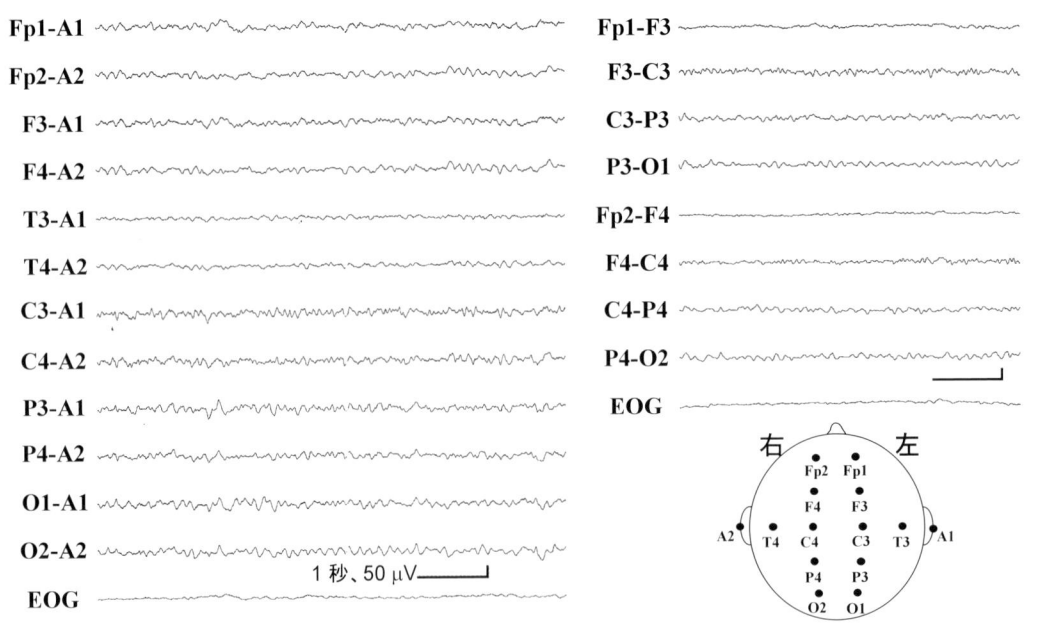

```
Fp1-A1              Fp1-F3
Fp2-A2              F3-C3
F3-A1               C3-P3
F4-A2               P3-O1
T3-A1               Fp2-F4
T4-A2               F4-C4
C3-A1               C4-P4
C4-A2               P4-O2
P3-A1               EOG
P4-A2
O1-A1
O2-A2
EOG       1秒, 50μV
```

図75 非けいれん性てんかん重積状態からの回復。発作間欠期脳波

【ケース63】89歳男性。図74と同じケース。抗てんかん薬治療開始1週後の脳波。意識清明である。A：同側耳朶を基準とする基準電極導出脳波。B：双極導出脳波。図74でみられた反復性突発波が消失している。基礎律動は後頭部優位7Hzシータ律動と軽度に徐化している。

スのように、強直間代発作などのけいれん発作を合併すれば、非けいれん性発作重積状態を疑うことは決してむずかしくはないが、けいれん発作の先行しない症例ではせん妄を繰り返す認知症患者と見誤りかねない。特に原因不明の急性の意識混濁を呈する症例では、非けいれん性発作重積状態の可能性を考慮し、脳波で確認することが不可欠である。総合病院入院患者を対象とした研究において、非けいれん性発作重積状態の年齢別発症頻度が、65歳以上の高齢者でもっとも高いと報告されており、高齢者にとって、決してまれな病態と考えてはならない。

【ケース64】ミオクローヌス発作重積状態でみられた周期性一側性てんかん形発射（PLED）

70歳男性。認知症と診断されている。半年前に左硬膜下血腫除去術を受けた。

突然の意識消失と右口角と右上肢のミオクローヌスが出現した。MRIにて左後頭部の陳旧性脳梗塞に加え、新たに左前頭部脳梗塞をみとめた（図76、flair画像：矢印）。

意識障害とミオクローヌス出現時の脳波（図76）である。この時のJapan Coma Scaleは300だった。基礎律動は徐化し、6〜7Hzのシータ律動となる。ただしこのシータ律動は右側優位で、左側ではさらに徐化が進み、デルタ帯域が中心である。注目すべきは、左前頭側頭中心部（F3-A1、T3-A1、C3-A1）に、鋭波が2Hzの周期で反復することである（●）。この鋭波に一致して、右口角と右上肢のミオクローヌスをみとめた。片側に一定周期で反復する突発波を周期性一側性てんかん形発射（periodic lateralized epileptiform discharge：PLED）という。PLEDの代表的疾患はヘルペス脳炎だが（第6章、【ケース69】図92〜94）、本ケースのように脳梗塞急性期に梗塞部位に一致してみられることもある。

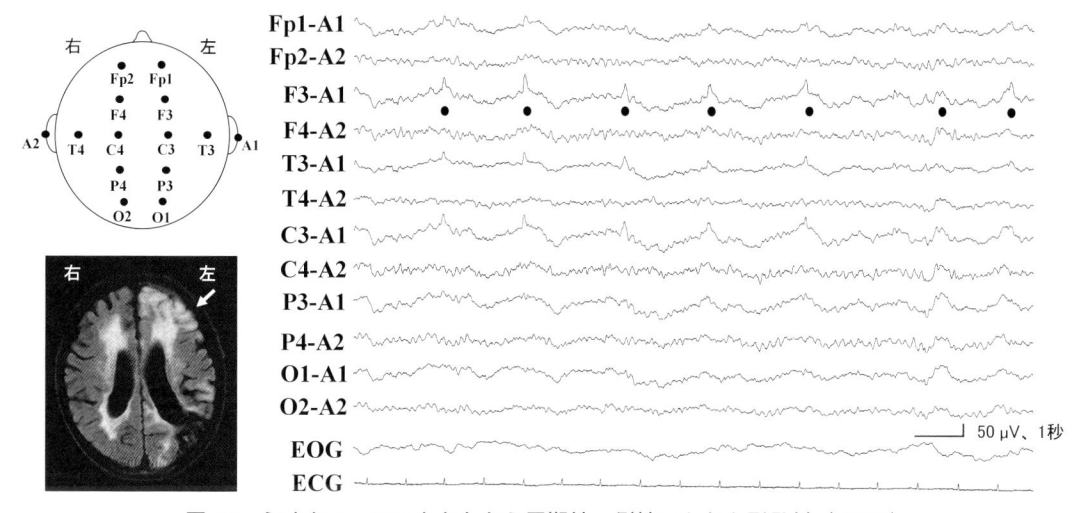

図76　ミオクローヌスをともなう周期性一側性てんかん形発射（PLED）
【ケース64】70歳男性。左前頭部脳梗塞による意識消失とその後の右口角と右上肢のミオクローヌスが出現した。ミオクローヌス出現時の同側耳朶を基準電極とする脳波。基礎律動は6〜7 Hzのシータ律動に徐化している。シータ律動は右優位で、左側ではさらに徐化する。左前頭側頭中心部（F3-A1、T3-A1、C3-A1）で、右口角および上肢のミオクローヌスに一致して、周期性一側性てんかん形発射（PLED）が出現する（●）。MRI（flair画像）：左後頭部陳旧性脳梗塞と前頭部新鮮梗塞（矢印）。

基礎律動徐化は意識障害を反映している。左側の徐化が強いのは、新鮮梗塞のみならず、左後頭部の陳旧性梗塞の関与が考えられる。基礎律動の左右非対称と後頭部病変の関連は、【ケース21】（図25）と【ケース60】（図70）で述べた通りである。

【ケース62】と【ケース63】の意識障害は、強直間代発作後に起こった無けいれん性重積状態だった。一般的に強直間代発作後に起こる意識混濁は発作後もうろう状態または発作後睡眠といい、その回復過程で、基礎律動が徐波からアルファ律動へと徐々に速くなり、それにともない意識が回復する。しかし、発作後もうろう状態あるいは発作後睡眠とは異なり、【ケース62】と【ケース63】は発作そのものであり、積極的治療が必要となる。そこで、発作後に意識混濁が長く続く場合には、発作自体なのか発作後の回復過程なのか、脳波により明らかにすることが必要である。次の2ケースも、強直間代発作後の意識混濁時で、外見的には発作後もうろう状態とは変わらない状態であったが、典型的な発作期脳波をみとめたケースである。

【ケース65】強直間代発作後意識混濁時の脳波―1

19歳女性。全身性エリテマトーデスと抗リン脂質抗体症候群と診断され、ステロイド治療を受けてきた。17歳時に強直間代発作をみとめ、抗てんかん薬バルプロ酸を内服してきた。

3分間持続した強直間代発作60分後の意識混濁時脳波（図77）では、下向き頂点の尖った7 Hzの突発性律動波が時に徐波をともない前方部優位に4秒間出現する（a）。その後2秒間突発波は消失する（b）。再び7 Hzの突発性律動波が広汎に3秒間出現する（c）。最後に5秒間、2〜2.5 Hzの棘徐波複合が前方優位ながら広汎に出現する（d）。この一連の突発波パターンを1分間に1〜2回の頻度で繰り返す。この間、意識混濁をみとめるのみで、外見上新たな発作が起こったようにはみえない。

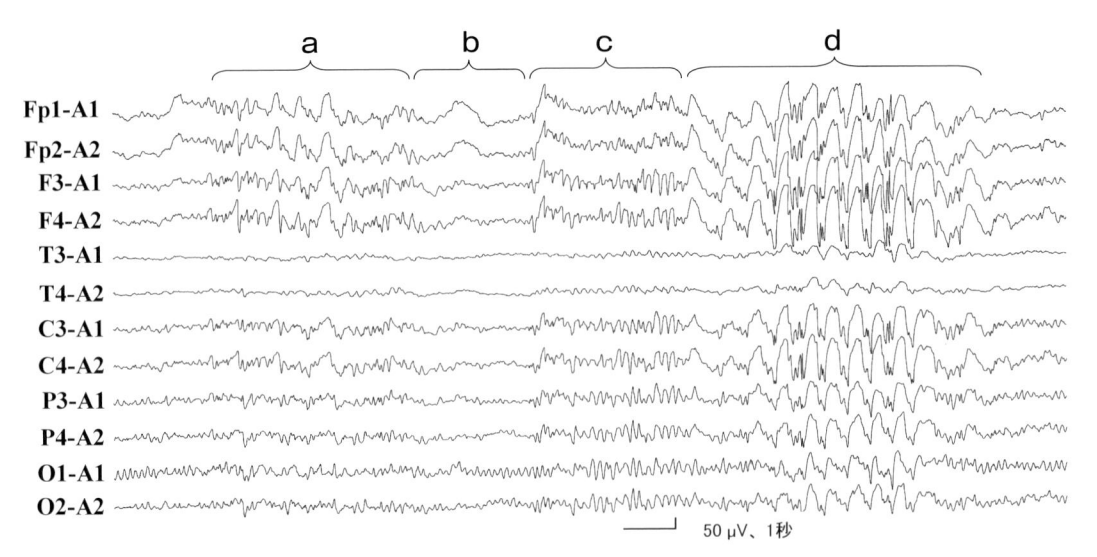

図 77 強直間代発作後の意識混濁時脳波

【ケース 65】19 歳女性。3 分間持続した強直間代発作 60 分後の意識混濁時脳波。**a**：突発性律動波の出現。一部徐波もみとめる。**b**：突発波の消失。**c**：突発性律動波の再発。**d**：棘徐波複合の出現。

【ケース 66】強直間代発作後意識混濁時の脳波―2

　45 歳女性。10 歳代から、強迫性障害として治療をうけてきた。発作の既往はない。

　2 度の強直間代発作をみとめ、その後の意識混濁が改善しないために受診した。呼びかけにまったく応じない時と「はい」程度の返事ができる時があった。上肢を挙上する姿勢を繰り返した。

　強直間代発作 5 時間後の脳波（**図 78**、**図 79**）では、75 秒間持続する発作性律動波がみられた。まず、**図 78** の後半部に注目すると、16 Hz の律動波が一部棘波をともなって、左側電極に限局して記録されている（破線部 **b**）。一方、右側では徐波が目立つ。前半部を振り返ると、ここでも左側に限局して 20 Hz 以上の高い周波数で低振幅ながら突発性律動波がみられる（破線部 **a**）。つまり、左半球において、発作期に特徴的な突発性律動波が、低振幅の速いベータ帯域で始まり（＊）、次第に高振幅化および低周波数化したことがうかがわれる。ベータ帯域の基礎律動と鑑別がむずかしいが、片側性（左側）のみに突然出現し、のちに高振幅となる点を考慮すれば、てんかん性の突発性律動発射と判断できる。

　図 79A は、律動波出現後 15 秒目からの脳波である。周波数は 10 Hz にまで低下し、振幅がさらに大きくなるが、左半球に限局したままである。**図 79B** は、44 秒目からの脳波である。周波数は 7〜8 Hz に低下する。最後は反復性の高振幅徐波で終了する（呈示せず）。この一連の左側に限局した突発性律動波は、脳波を記録した 1 時間で 5 回出現した。

　突発性律動波は、発作期脳波の特徴である。この症例では、左半球に局在するため、部分発作時の脳波であることがわかるが、その間に発作と思われる行動変化をみとめなかった。外見上は発作後もうろう状態と変わらないが、立派な発作が出現していることが脳波より明らかである。

　この意識混濁時には、上記の突発性律動波のみられない間にも、興味深い所見がみられる。まず（**図 80A**）基礎律動は徐化し、2 Hz の高振幅徐波（**a**）が左前頭部にみられ

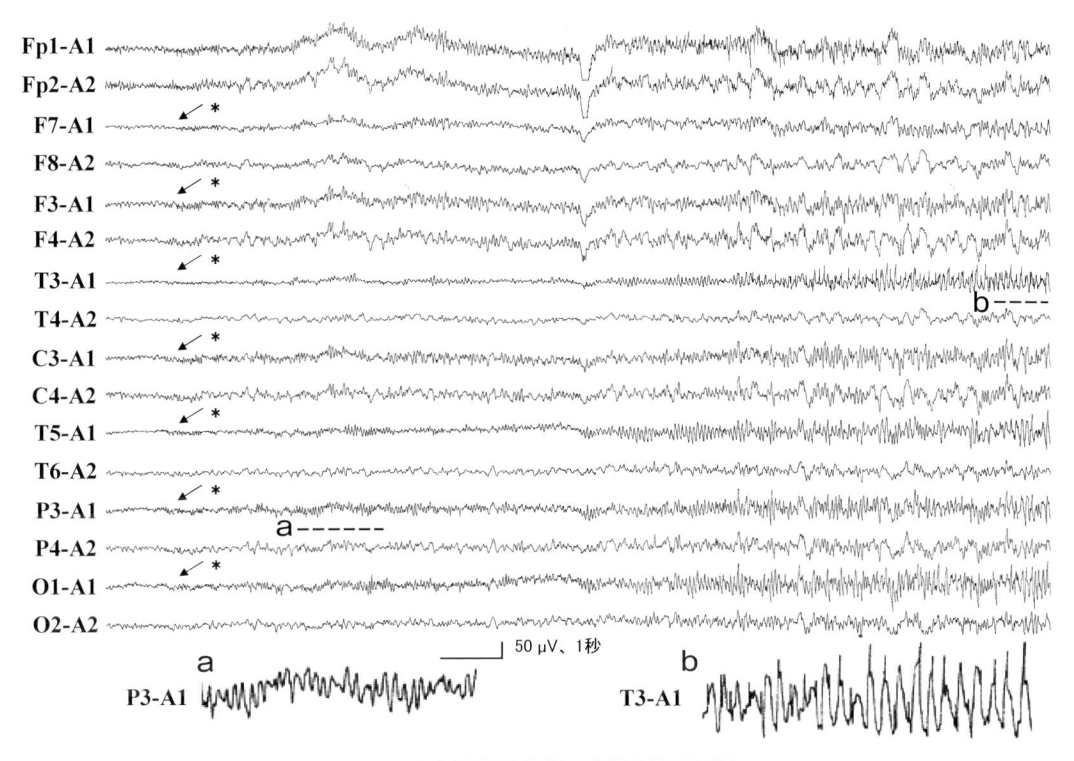

図78 強直間代発作後の意識混濁時脳波

【ケース66】45歳女性。診断は、強迫性障害。2度の強直間代発作5時間後の意識混濁時脳波。75秒間持続する突発性律動波が出現する。脳波前半部で20 Hz前後のベータ帯域の突発性律動波が左半球に出現する（＊）。後半部では、16 Hzの高振幅律動波に発展する。図下に脳波前半部（a）と後半部（b）の律動発射の拡大脳波を示す。

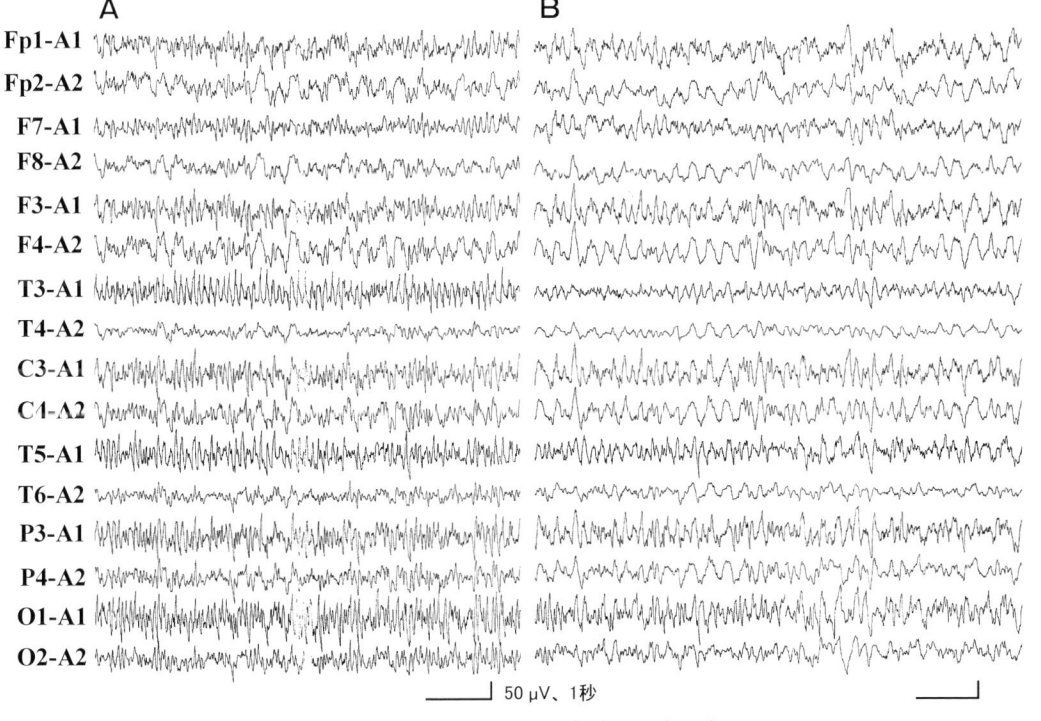

図79 強直間代発作後の意識混濁時脳波

【ケース66】45歳女性。図77の突発性律動波の続き。A：律動発射開始15秒目からの脳波。B：律動発射開始44秒目からの脳波。律動波の周波数が徐々に遅くなっている。

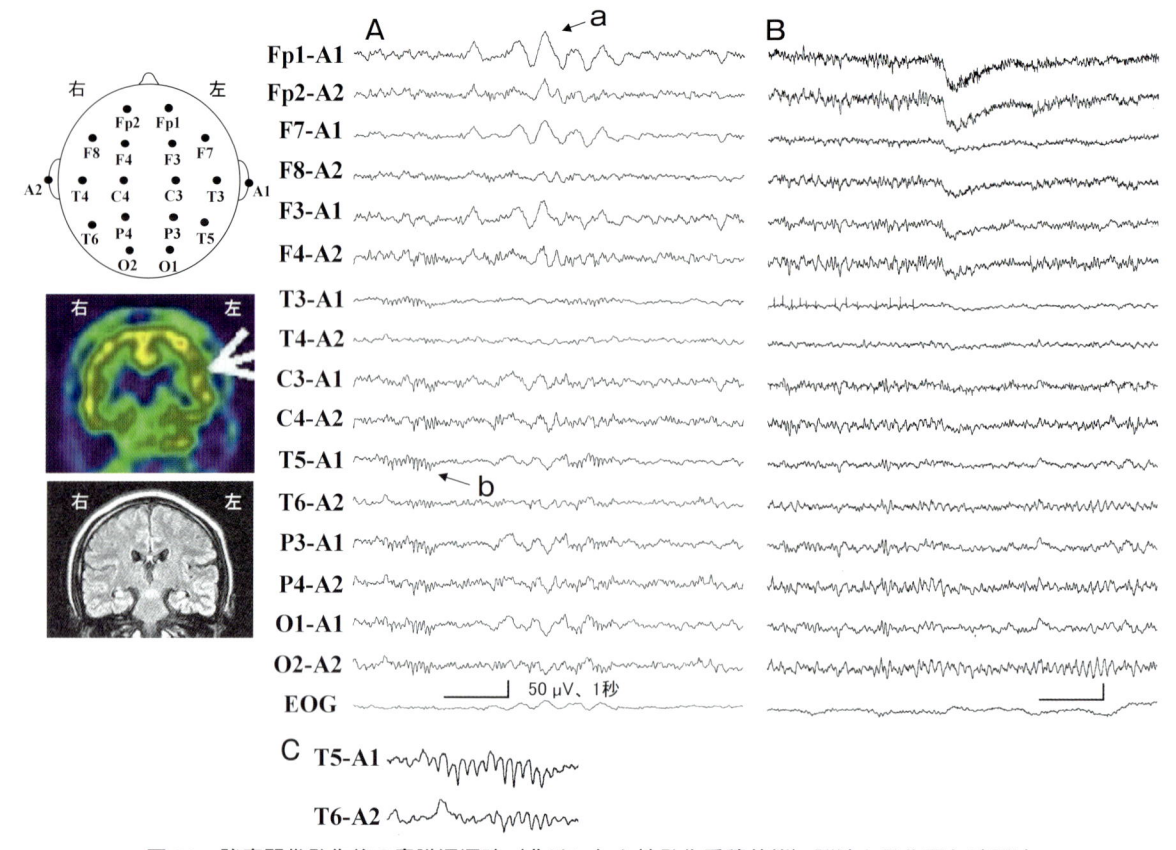

図80　強直間代発作後の意識混濁時（非けいれん性発作重積状態）脳波と発作間欠時脳波
【ケース66】45歳女性。図78と図79と同じ患者。A：図78と図79に続く意識混濁時脳波。律動発射が出現しない時に、基礎律動は徐化し、左側に前頭部間欠律動性デルタ活動（a）と14 Hz陽性棘波（b）が頻繁に出現する。B：発作間欠期脳波。基礎律動は9 Hz、左＜右の左右差をみとめる。発作間欠期99mTc-HMPAO SPECT：左頭頂部に血流低下を反映する低集積をみとめる（矢印）。MRI：異常所見なし。

る（前頭部間欠律動性デルタ活動、第6章で詳細を説明する）。前頭部間欠律動性デルタ活動は非特異的異常所見の一つであり、てんかんとの直接の関連はない。注目すべきは、両側、特に左側優位に14 Hzの下向きの棘波（b）、すなわち、14 Hz陽性棘波が頻繁に出現することである。この所見は、本ケースの意識回復後の脳波ではみられない。繰り返しになるが、14 Hz陽性棘波は、小鋭棘波とともに、健常者にもみられ、決しててんかん診断の決め手となる所見ではない。しかし本ケースでは、発作期に限り、しかも突発性律動波と同じ左側優位に出現しており、てんかんとの関連を無視できない。

　発作10日後、意識清明時（発作間欠期）脳波（**図80B**）では、基礎律動は9 Hzと正常化しているが、左側ではその出現量が乏しく、徐波も目立ち、左半球機能障害が疑われる。

　発作間欠期SPECTでは、左頭頂部に血流低下をみとめ、突発性律動波、前頭部間欠律動性デルタ活動、14 Hz陽性棘波および発作間欠期基礎律動異常が左半球に偏在していることと空間的に一致する。一方、MRIでは異常をみとめない。以上の所見は、発作焦点およびおそらくそれと原因を同じくする機能障害が左半球に存在することを示唆している。

本ケースと【ケース65】（図77）のように、強直間代発作後の意識減損時、脳波上活発な発作期脳波を示す状態は、本来の「発作後」ではない。特に意識障害が遷延する場合は、脳波測定を行い、非けいれん性発作重積状態を見逃してはならない。重積状態であれば積極的治療を行う必要がある。

第 5 章 の ま と め

1. てんかんは、脳波検査がもっとも診断上有用となる疾患である。
2. てんかんの診断は、発作型を明らかにすることがもっとも重要である。
3. 脳波異常の基本は、脳細胞の過剰興奮を反映する突発波、すなわち棘波および鋭波であり、それに徐波が続発することが多い（棘徐波複合、鋭徐波複合）。
4. てんかん性異常波は、脳興奮の同期性が高まる状態、すなわち過呼吸賦活や睡眠賦活などの脳活性低下状態や間欠性閃光刺激で誘発されやすい。
5. 発作期異常を明らかにすることが診断上重要である。全般発作では広汎性に、部分発作では限局して、棘波あるいは鋭波の律動的発射、突発性律動波、突発性の基礎律動の脱同期化が起こる。
6. 発作期脳波記録のため、長時間脳波記録と行動の同時ビデオモニターが有用である。しかし、それの可能な医療機関は限られており、そのタイミングを逃すことも多く、実際の臨床現場では発作間欠期脳波によって診断せざるをえない。
7. 部分発作のてんかん性突発波は、ある特定の脳部位に限局する。その局在（焦点）、発作型と神経画像などで同定された脳障害部位の3者の一致性を常に考慮して、脳波判読を行うべきである。
8. てんかんとの関連が疑わしい所見として、
   - 小鋭棘波
   - 14＆6 Hz 陽性棘波
   - 6 Hz 棘徐波複合

   がある。多くは正常所見と判定されるが、てんかんとの関連が100％否定できるわけでもない。
9. 非けいれん性発作重積状態は、せん妄などの他の意識障害と誤診される可能性があり、脳波検査が不可欠である。
10. いわゆる発作後もうろう状態の遷延化は、発作それ自体すなわち無けいれん重積状態であることがあり、脳波による鑑別が治療上必要となる。

コラム3

脳波を解析する　第3話　―脳波コヒーレンスの実際―

　コラム2でのコヒーレンスの説明では，なかなかイメージがつかみにくい．百聞は一見にしかず，実際に計測してみよう．

　まず，シミュレーション脳波のコヒーレンスを計測する（図A）．脳波2は振幅こそ小さいが，脳波1と同一パターンで出現している．脳波1と2のコヒーレンスは，0.98と高値を示す．一方，出現パターンの異なる脳波3では，脳波1あるいは2とのコヒーレンス値は低値となる．脳波1と2の高いコヒーレンス（高い類似性）が反映する機能的結合とは，1から2への投射，あるいは，1と2の間に直接の結合はなくても，第三の部位から1と2への投射があることを意味する．

　次に，実際の脳波で計測する（下図B）．症例は，アルコール依存症，白質に陳旧性脳梗塞と慢性の虚血性変化（MRIを参照）を呈する認知症の62歳男性（MMSE＝19）である．その症例のベータ帯域半球間コヒーレンスを計測し，同じくアルコール依存で白質病変のないコルサコフ症候群の患者6名（年齢62歳～70歳，MMSE＝15～23）と比較した．視察的には，差異はないが，白質病変症例（○）の半球間コヒーレンスが，白質病変のない症例（●）に比べ，全ての電極ペアで低かった．少ない症例数で結論を導くのは早計だが，白質病変が半球間の機能的結合不全を引きおこした可能性がある．コヒーレンスの臨床応用には，例えば白質の軸索走行を可視化する拡散テンソル画像との関連を調べるなど地道な基礎研究が必要だろう．

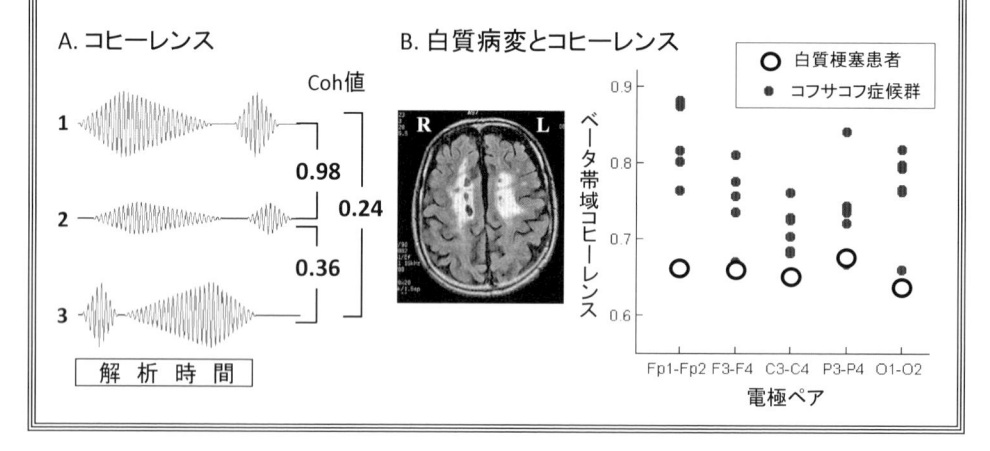

A. コヒーレンス

B. 白質病変とコヒーレンス

第6章

反復する突発波

クロイツフェルト・ヤコブ病の周期性同期性放電
ウイルス脳炎
肝性脳症の三相波
蘇生後脳症

6章　反復する突発波

　棘波や鋭波で代表される突発波が一定の周期で反復する脳波を紹介する。本章で取りあげる主な疾患は、クロイツフェルト・ヤコブ病（Creutzfeldt-Jacob病：CJD）とヘルペス脳炎である。この2疾患の反復性突発波は、診断価値の高い所見である。従来の脳波の解説書では、その典型的な所見のみが紹介されることが多いが、本書では、臨床経過中に脳波所見がどのように変化していくか、その過程を詳しく（ややしつこく）紹介する。また、反復する突発波として、肝性脳症の三相波と蘇生後脳症の群発・抑圧交代（burst suppression）についても紹介する。

6.1. クロイツフェルト・ヤコブ病の周期性同期性放電

　クロイツフェルト・ヤコブ病を以下CJDと略す。CJDは異常プリオン蛋白によって伝達されるヒトのプリオン病の一つである。多彩な精神および認知症症状とミオクローヌスや小脳失調に代表される神経症状を主症状とし、わずか数ヵ月で無言無動すなわち寝たきりになるなど、急速な症状悪化を特徴とする。

　脳波の診断価値は高く、周期性同期性放電（periodic synchronous discharge：PSD）と呼ばれる突発波が古典的CJDの約80%に出現すると報告されている。

　PSDは、その名のとおり、広汎に同期しかつ一定周期で反復する棘波、鋭波および徐波で構成される突発波である。発症初期の脳波では、背景基礎律動の徐化など非特異的所見を呈するのみであり、PSDはみられないことも多い。その後、症状の急速な悪化にともないPSDが出現し、末期には消失し、ついに脳波は平坦化する。

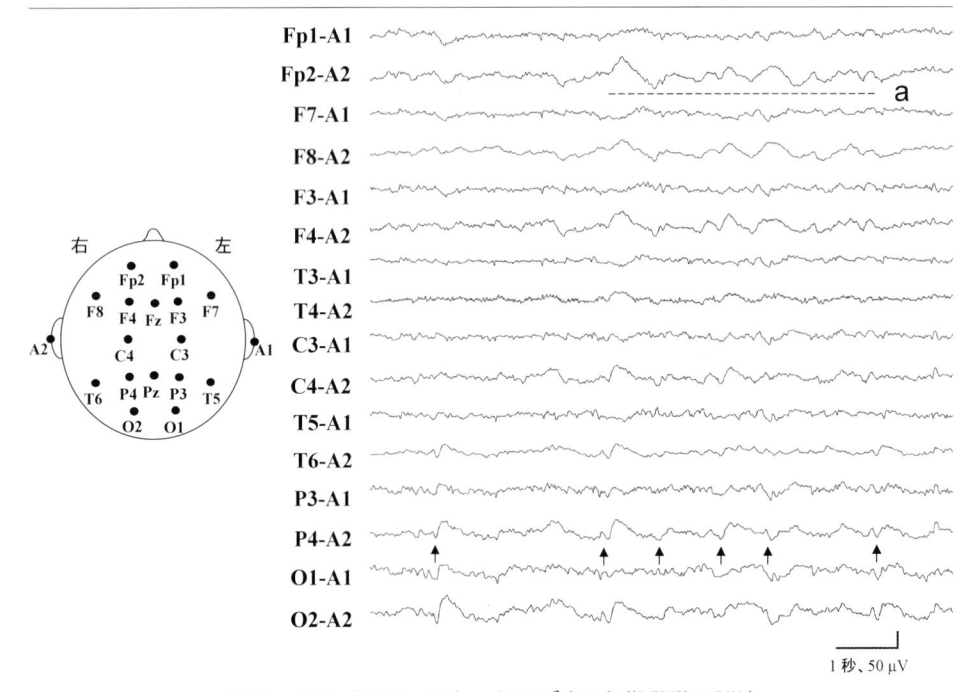

図81　クロイツフェルト・ヤコブ病の初期段階の脳波
【ケース67】57歳男性。診断は、クロイツフェルト・ヤコブ病。発症後約1週の脳波。a：右前頭部の徐波。矢印：右後方電極で記録された徐波の反復。PSDの初期段階の徐波と考えられる。

【ケース67】視空間認知障害を初発症状としたCJD

57歳男性。畑仕事の帰りに道順がわからず家に帰れなくなり、家族はその異常に初めて気づいた。図81は、その1週後（入院前23日）の脳波である。この時点では、会話は流暢で、時間、場所および自己見当識は保たれているが、近時記憶の障害をみとめた。長谷川式簡易スケール（HDS-R）は20点、Mini-Mental State Examination（MMSE）は21点だった。脳波では、右前頭部（Fp2-A2, F8-A2, F4-A2）にデルタ帯域の不規則な徐波の混入をみとめる（破線a）。しかし、より重要な所見は、右頭頂部（P4-A2）を中心に右半球後方の電極で反復して出現する徐波である（矢印）。形状は上向き（陰性）、下向き（陽性）、そして振幅の大きな上向き（陰性）の徐波により構成され、三相波（三相波は【ケース71】図98を参照）に類似する。この徐波は、後の脳波所見から振り返ると、初期段階のPSDと考えられるが、この時点では判定困難であろう。

その後症状は進行し、自宅トイレの場所がわからず、失調歩行も出現するようなった。このため初発から約1ヵ月後に入院した。図82Aは入院第1日目の脳波である。この時点では、自発語もみられ、復唱や読字も可能で、言語機能は保たれていたが、左身体失認や左半側無視などの右半球機能障害が目立った。脳波では右半球優位に1.5～2Hzの周期で突発波が反復する。一部は三相波様にみえる。一側性に出現する周期性突発波は、周期性一側性てんかん形発射（periodic lateralized epileptiform discharge：PLED）と

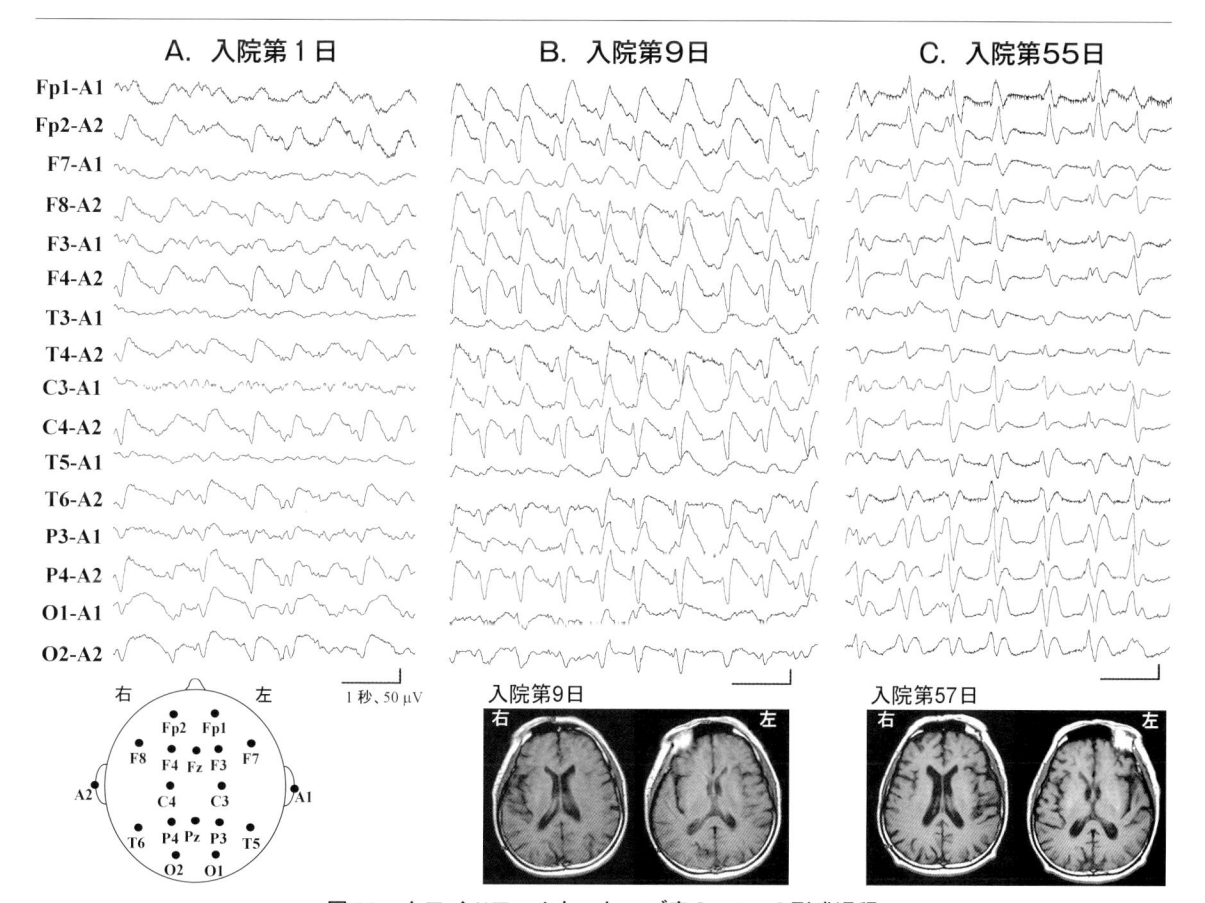

図82 クロイツフェルト・ヤコブ病のPSDの形成過程

【ケース67】57歳男性。図81と同じケース。右半球に限局したPSDが症状の進行とともに両側同期性に反復するようになる。

呼ばれる。PLEDはヘルペス脳炎などの感染性疾患や脳血管性障害急性期などに出現する所見である。CJDにおいては、後に両側同期性のPSDへと移行するPLEDが発症初期に出現することがある。この右側にみられるPLED、すなわち片側性PSDは、本ケースの左身体失認と左半側無視の右半球機能障害を反映していると考えられる。

その後入院4日目には、発語が減り、錯語もみられるようになった。また、入院後1ヵ月頃より下顎のミオクローヌスが出現し、徐々に全身へと進展した。この間の脳波を図82B（入院第9日）と図82C（入院第55日）に示す。図82Bの脳波では、突発波は両側同期性に出現するようになる。言語機能の障害、つまり左半球機能障害が明らかになるにともない、わずか1週間の短期間でPSDが左半球へ拡大したことがわかる。また、PSD間の基礎律動が次第に平坦化していく。この時点の頭部MRIでは形態的異常は指摘されなかった。近年その診断的価値が注目される拡散強調画像でも異常所見をみとめなかった（画像呈示せず）。ほぼ無言無動状態となった図82Cの脳波では、周期性の鋭波が明瞭になっている。この時のMRIでは脳溝の拡大がみられるようになった。

図83は、その後のPSDの消失経過を示す。この経過中に除脳固縮が進行した。図83A（入院第127日）では高振幅鋭波が周期的に出現するもっとも教科書的なPSDである。しかし、その後の脳萎縮にともない、鋭波の持続時間は延長し、周期も長くなり、図83D（入院第386日）では痕跡的に出現するのみとなる。さらにその1ヵ月後の脳波

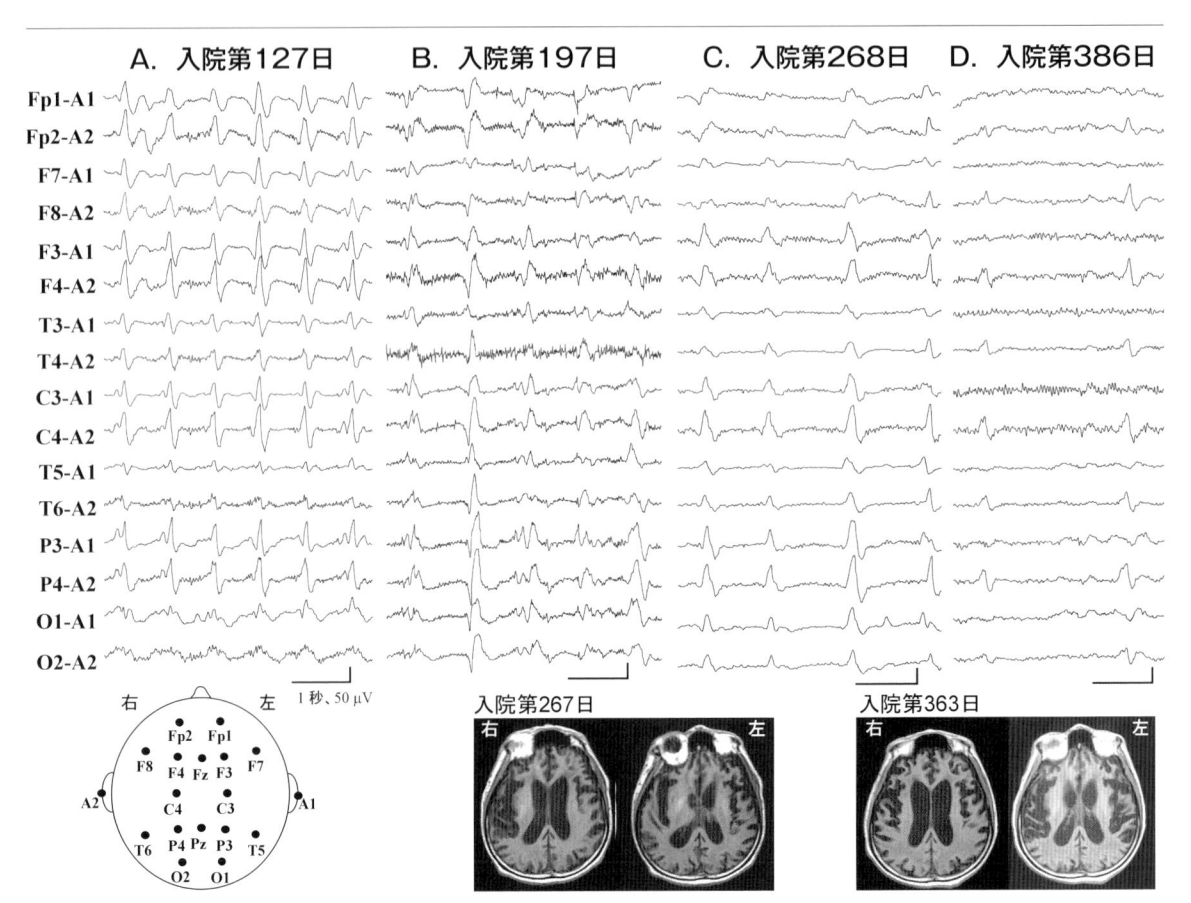

図83 クロイツフェルト・ヤコブ病のPSDの消失過程
【ケース67】57歳男性。図81〜82と同じケース。症状の進行とともにPSD鋭波の振幅減少と持続時間延長がみられ、最終的にPSDは消失し、平坦脳波となる。各脳波に筋電図の混入をみとめる。

（入院第 415 日）では PSD は完全に消失する（呈示せず）。
　剖検の結果、特に右頭頂葉にもっとも重篤な病変をみとめた。初期の臨床特徴と脳波所見に合致する所見である。

【ケース 68】視覚障害を初発症状とした CJD

　65 歳女性。左視野の視力低下を訴えるようになり、次第に左から右視野に拡大した。2 週後より、ピンク色の雲と虫や犬などの幻視が出現するようになった。
　図 84 は初発後約 1 ヵ月（入院前 2 日）の脳波である。この時点で、幻視以外に皮質盲をみとめた。MMSE は 21 点だった。図 84A で示すように、両側側頭後部（T5-A1、T6-A2）、頭頂部（P3-A1、P4-A2）および後頭部電極（O1-A1、O2-A2）に限局して、陰性鋭波—陽性—陰性徐波からなる三相波様の PSD が約 1 Hz で反復する（矢印）。前後方向の双極導出法（図 84B）では、PSD が両側後方電極（C4-P4、C3-P4、T4-T6、T3-T5）で大きく記録される。後方電極に限局した PSD は初発症状である視覚異常を反映するものと考えられる。
　くわえて、前頭部にデルタ帯域の徐波群発をみとめる（図 84A、破線 a）。この徐波群発は、前頭部間欠律動性デルタ活動（frontal intermittent rhythmic delta activity：FIRDA）と呼ばれる非特異的異常所見である。FIRDA は、CJD の初期段階でみられることがある。しかし、FIRDA をもって CJD が診断できない。ここで、PSD から脱線するが、突発性のデルタ活動について説明する。まず、デルタ帯域徐波の律動的反復を間欠律動性デル

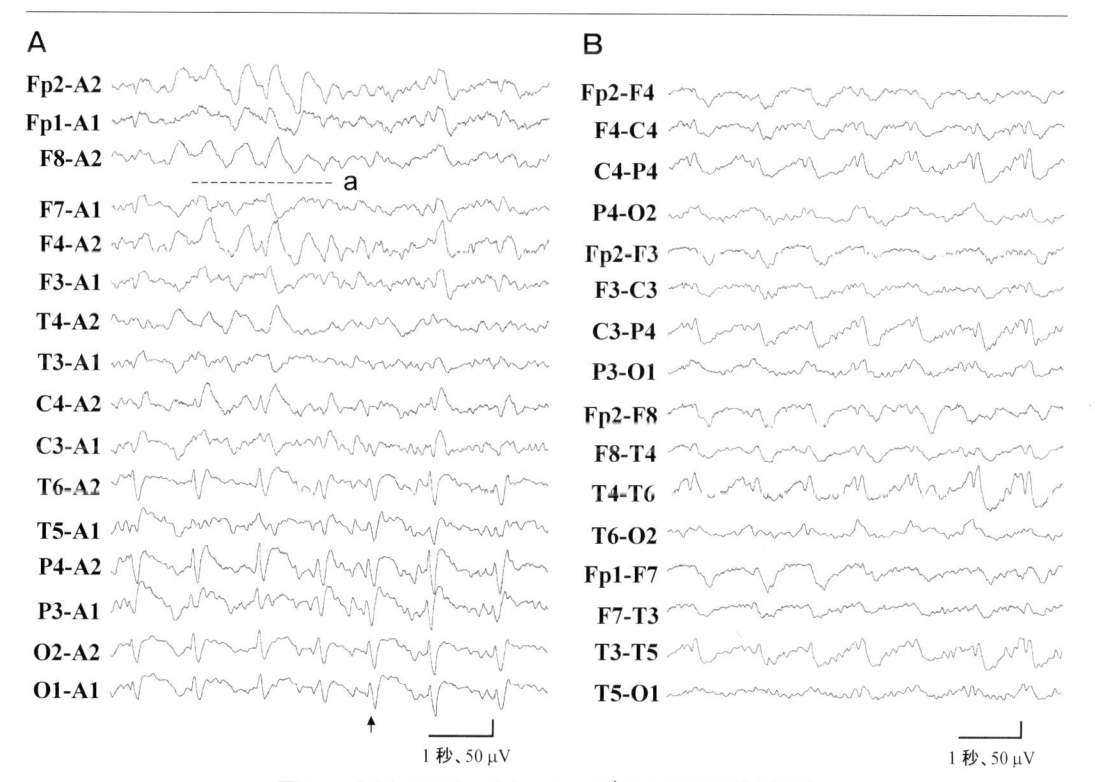

図 84　クロイツフェルト・ヤコブ病の初期段階の脳波
【ケース 68】65 歳女性。発症後 1 ヵ月（入院前 2 日）の脳波。A：同側耳朶を基準電極とする基準電極導出脳波。B：双極導出脳波。a：右前頭部のデルタ律動の混入。矢印：両側の後方電極に限局する PSD。

タ活動（intermittent rhythmic delta activity：IRDA）という。IRDA は、正弦あるいは鋸歯状波が律動的かつ一過性に反復する突発波である。前頭部に出現するものを FIRDA（frontal IRDA）といい、後頭部に出現するものを OIRDA（occipital IRDA）という。この出現部位の相違は、病変の局在によるものではない。OIRDA は小児脳波にみられることが多く、IRDA の局所性は病変部位よりはむしろ年齢依存的であると考えられている。さらに、IRDA は、特定の疾患と関連した所見ではなく、びまん性の非特異的脳機能障害を反映しており、診断的価値の高い所見とはいえず、認知症、脳炎および脳梗塞などさまざまな脳疾患で出現する。

　話を本題に戻す。図 85 はその後の PSD の形成過程を示す。当初は幻視に対する不安を訴えていたが、失見当識と記銘障害の進行に加え、発語も乏しくなり、入院約 1 ヵ月（発症後 2 ヵ月）で無言無動状態となった。図 85 はこの間の脳波である。図 85A（入院第 11 日）では後頭部に限局していた PSD が前方へと拡大し、図 85C（入院第 35 日）の脳波では文字通り広汎に同期する PSD が形成される。

　図 86 の脳波（入院第 64 日から第 98 日）では、PSD の第 1 の陰性鋭波の持続時間が短くなり、典型的な PSD が形成されるようなる。加えて、図 85 に比べ、背景の基礎律動が徐化し痕跡的にしかみられなくなっている。この基礎律動の徐化および消失が意識レベル低下に関連していると思われる。

　入院後約 1 ヵ月頃より、ミオクローヌスが出現するようになった。図 87 の脳波（入院第 103 日）では、ミオクローヌスと PSD の関連を調べるために、両上下肢の筋電図（electromyogram：EMG）を同時測定した。ミオクローヌスが PSD に同期して反復する

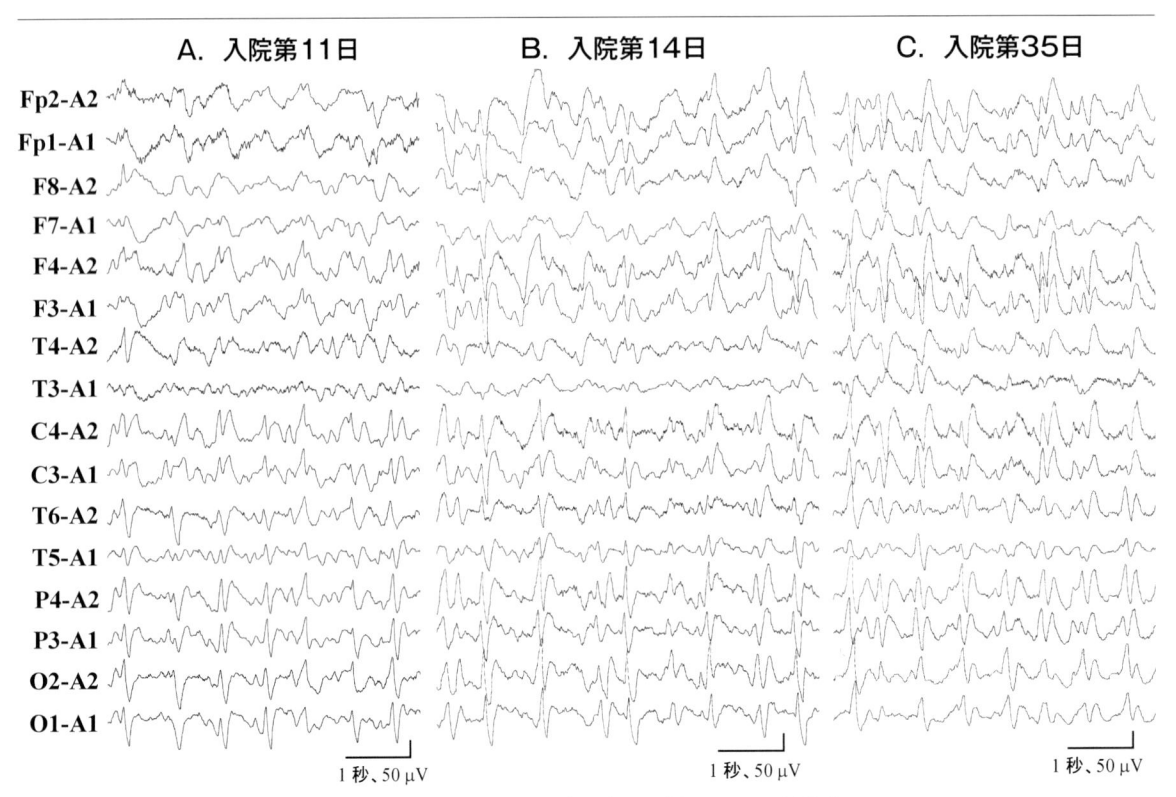

図 85　クロイツフェルト・ヤコブ病の PSD の形成
【ケース 68】65 歳女性。図 84 と同じケース。PSD が前頭部へと拡大していく。

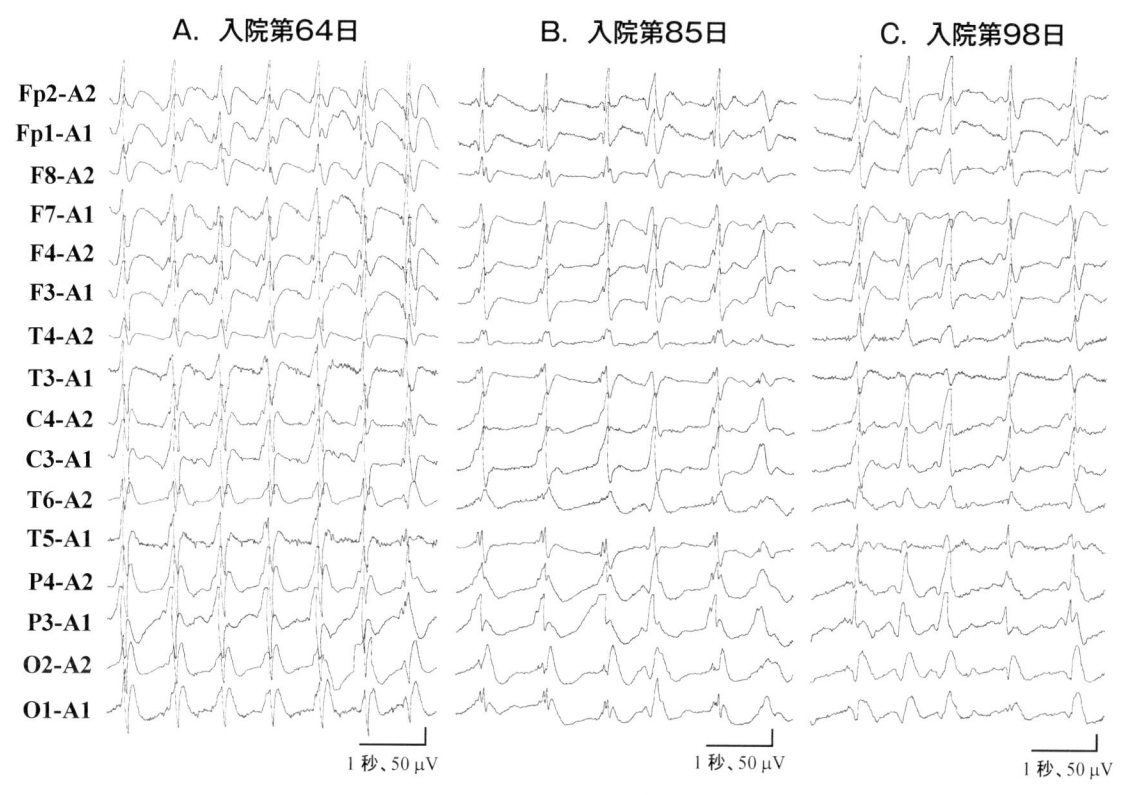

A. 入院第64日　　　　　　B. 入院第85日　　　　　　C. 入院第98日

図86　クロイツフェルト・ヤコブ病の PSD の形成
【ケース 68】65 歳女性。図 84〜85 と同じケース。PSD の持続時間が短くなり、鋭波または棘波が、広汎に同期し、周期的に反復する。PSD の典型的な波形である。図 85 と比較して基礎律動がほぼ消失し、平坦になっている。

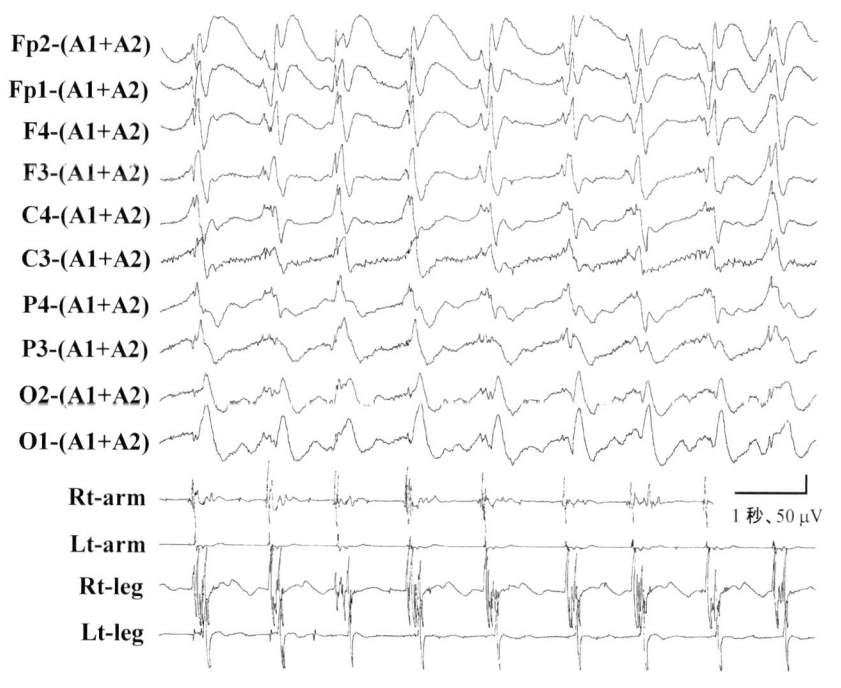

図 87　クロイツフェルト・ヤコブ病の PSD とミオクローヌス
【ケース 68】65 歳女性。図 84〜86 と同じケース。入院第 103 日の両耳朶結合を基準電極とする脳波。両上下肢の筋電図（EMG）を記録した。PSD に一致してミオクローヌス（EMG の大きなふれ）がみられる。

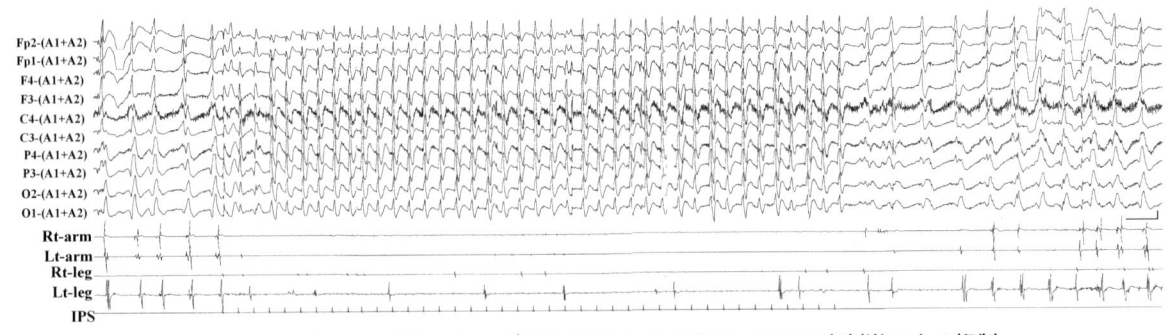

図 88 クロイツフェルト・ヤコブ病の PSD とミオクローヌスの光刺激による抑制
【ケース 68】65 歳女性。図 84～87 と同じケース。入院第 103 日の両耳朶結合を基準電極とする脳波。PSD と同期して両上下肢のミオクローヌスを反映した筋電図（EMG）が記録される。2 Hz の間欠的閃光刺激（IPS）により、高振幅棘波が誘発され、同時にミオクローヌスが抑制される。

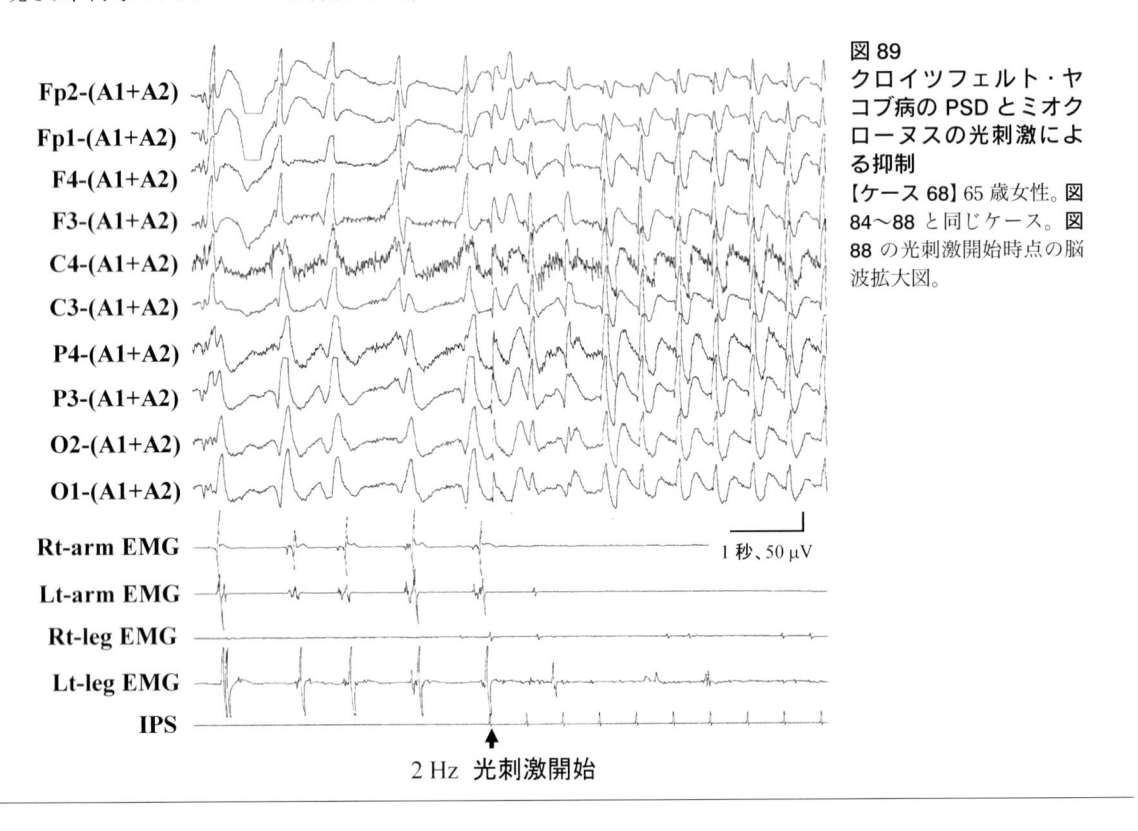

図 89 クロイツフェルト・ヤコブ病の PSD とミオクローヌスの光刺激による抑制
【ケース 68】65 歳女性。図 84～88 と同じケース。図 88 の光刺激開始時点の脳波拡大図。

ことがわかる。

　本ケースの興味深い点は、図 88 にみられるように、2 Hz の間欠的閃光刺激（intermittent photic stimulation：IPS）で高振幅棘波が誘発され、同時に PSD とミオクローヌスの抑制がみられることである。図 89 で、IPS の開始時点の脳波を拡大して示す。IPS 誘発性棘波が PSD を拮抗的に抑制する機序は不明である。推測に過ぎないが、この PSD の抑制は、IPS 誘発性棘波と PSD が同じ神経回路（おそらく視覚回路）を介して発生することを示しているのかもしれない。

　図 90 の脳波（入院第 137 日から 234 日）は、PSD の消失過程を示す。神経細胞死にともない、PSD の鋭波の振幅が減少する。この PSD の衰退は、後方電極より始まっており、後頭部損傷の急速な進行を反映していると思われる。図 90C（入院第 234 日）で

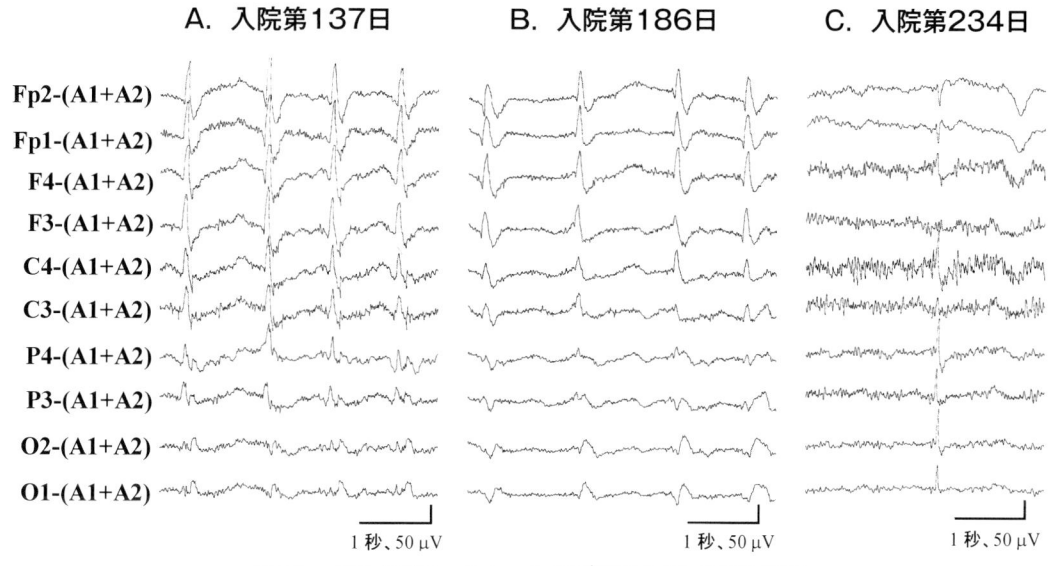

A. 入院第137日　　B. 入院第186日　　C. 入院第234日

Fp2-(A1+A2)
Fp1-(A1+A2)
F4-(A1+A2)
F3-(A1+A2)
C4-(A1+A2)
C3-(A1+A2)
P4-(A1+A2)
P3-(A1+A2)
O2-(A1+A2)
O1-(A1+A2)

1秒、50μV

図90　クロイツフェルト・ヤコブ病のPSDの消失過程

【ケース68】65歳女性。図84～89と同じケース。症状の進行とともにPSDの鋭波の振幅減少がみられ、最終的にPSDは消失し、平坦脳波となる。筋電図の混入をみとめる。

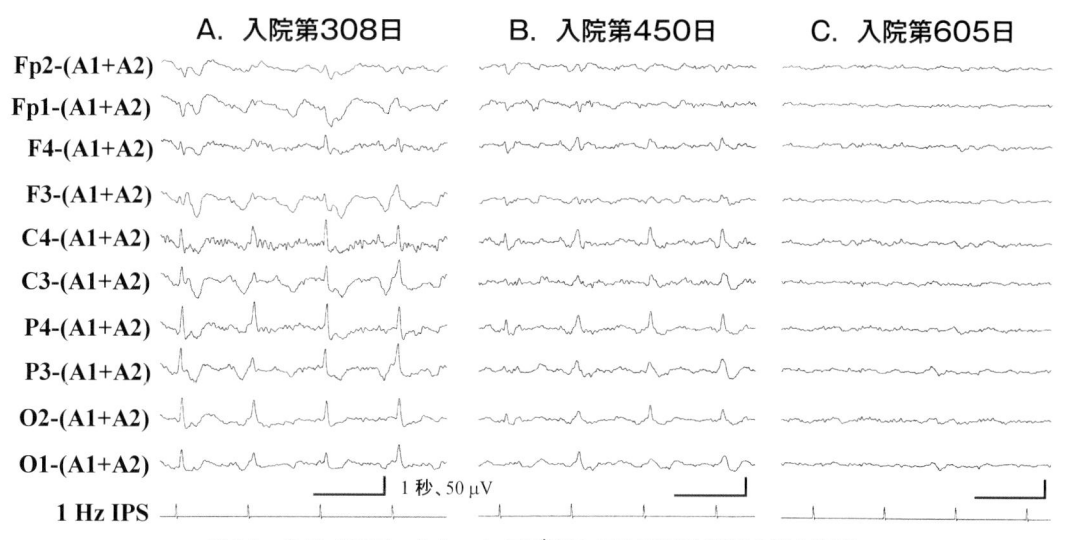

A. 入院第308日　　B. 入院第450日　　C. 入院第605日

Fp2-(A1+A2)
Fp1-(A1+A2)
F4-(A1+A2)
F3-(A1+A2)
C4-(A1+A2)
C3-(A1+A2)
P4-(A1+A2)
P3-(A1+A2)
O2-(A1+A2)
O1-(A1+A2)
1 Hz IPS

1秒、50μV

図91　クロイツフェルト・ヤコブ病のIPS誘発性棘波の消失過程

【ケース68】65歳女性。図84～90と同じ。PSD消失後も持続したIPS誘発性棘波の消失過程を示す。1HzのIPSによって誘発される棘波の振幅減少がみられ、最終的に誘発されなくなる。

はPSDはほぼ消失してしまうが、単発性の棘波がまれに出現している。

　図91の脳波（入院第308日から605日）は、PSD消失後のIPS誘発性棘波を継時的に追跡した結果を示す。入院第308日では1HzのIPSによって棘波が誘発されるが（図91A）、徐々に振幅が低下し（図91B：入院第450日）、入院第605日には、ついには誘発されなくなる（図91C）。以上まとめると、本症例では、脳神経細胞変性の進行にともない自発性のPSDがまず消失し、それに遅れて刺激誘発性の棘波が消失したことになる。

本症例の剖検結果では、外側膝状体と後頭葉を含む視覚経路の損傷がもっとも重篤であり、初期の臨床症状および脳波所見に合致する所見と考えられる。

2ケースのCJD脳波所見の継時的変化を説明した。CJDの診断は、遺伝子および髄液マーカーの解析や神経画像などめざましく進歩しているが、脳波の診断的価値は変わらない。また、脳波がその脳機能障害を継時的に追跡する優れた非侵襲的検査法であることはこの2ケースから理解できると思う。

6.2. ウイルス脳炎

ウイルス性脳炎急性期の脳波所見は、基礎律動の広汎性の徐化であり、高振幅のデルタ帯域にまで徐化することがある。しかし、この基礎律動の高振幅徐化は脳機能の低下を反映したものであり、必ずしも脳炎に特異的なものではない。

脳炎の中でも、ヘルペス脳炎では、限局性病変に一致して、診断価値の高い周期性突発波が出現する。

【ケース69】ヘルペス脳炎の周期性一側性てんかん形発射

69歳男性。入院5日前から前頭部痛が出現し、3日前に全般強直間代発作の出現、2日前より38℃台の発熱、1日前より意識が混濁し、入院した。入院時のJapan Coma Scaleは30、左不全麻痺をみとめた。

耳朶を基準電極とする入院時脳波（図92）では、右半球前方の電極（Fp2-A2、F8-A2、F4-A2、C4-A2）において、高振幅の下向き（陽性）のふれとその前後の低振幅の

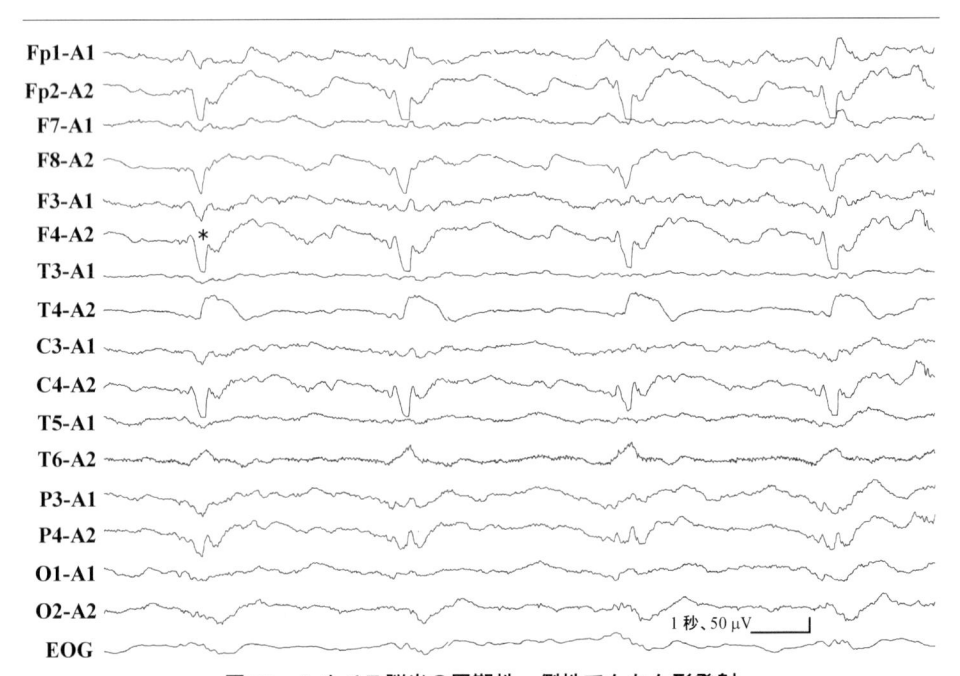

図92 ヘルペス脳炎の周期性一側性てんかん形発射
【ケース69】69歳男性。入院時（発症6日）の脳波。同側耳朶を基準電極とする脳波。右半球電極に限局して周期性一側性てんかん形発射（PLED）（＊）がみられる。

上向きのふれからなる突発波複合体（＊）が約3.5秒間隔で周期的に出現する。また、基礎律動は、3〜4 Hzに徐化する。その時の前後方向の双極導出脳波（図93）では、図92の周期性突発波に一致して、Fp2-F4とP4-O2で位相の逆転する鋭波（＊）が周期的に反復する。右半球の広い範囲に及ぶ発生源があると推測される。

　PCR法により、髄液から単純ヘルペスDNAを検出し、ヘルペス脳炎と診断した。加えて、頭部MRIのflair画像（図93）にて右半球の側頭葉、島回、視床下部および帯状回に広がる高信号をみとめた。この病巣は、図92と図93の周期性突発波の局在に一致する。

　この右半球に限局する周期性突発波は、**周期性一側性てんかん形発射**（periodic lateralized epileptiform discharge：PLED）と呼ばれる。PLEDは、ヘルペス脳炎に加え、脳血管障害急性期（第5章、【ケース64】図76）などでも出現する。また、CJDの初期段階では、周期性同期性放電（periodic synchronous discharge：PSD）の形成へと移行するPLEDが出現する場合もある（本章、【ケース67】図82A）。

　入院時からアシクロビルの点滴静注を行い、入院5日ごろから意識の回復がみられた。図94Aは入院7日の脳波である。PLEDが痕跡的に出現する（＊）。基礎律動も、入院時脳波（図92と図93）と比較し、改善がみられる。

　図94Bは、5ヵ月後の脳波である。この時点で、意識は清明であるが、失見当識、記銘障害をみとめ、HDS-Rは21点、MMSEは27点と、認知障害が残った。基礎律動は11 Hzにまで回復するが、右半球記録部位ではその振幅は小さく、徐波の混入もみられ

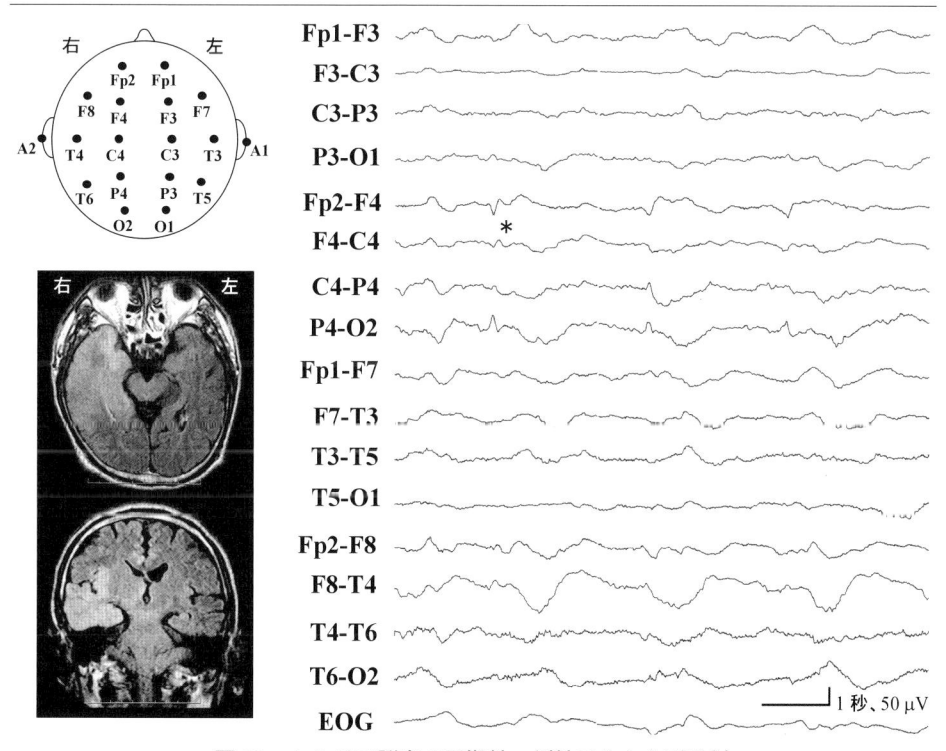

図93　ヘルペス脳炎の周期性一側性てんかん形発射
【ケース69】69歳男性。図92と同じケース。入院時（発症6日）の脳波。前後方向の双極導出脳波。右半球に限局してPLED（＊）がみられる。頭部MRI（flair画像）に右側頭葉を中心に高信号をみとめる。

図94 ヘルペス脳炎の回復過程

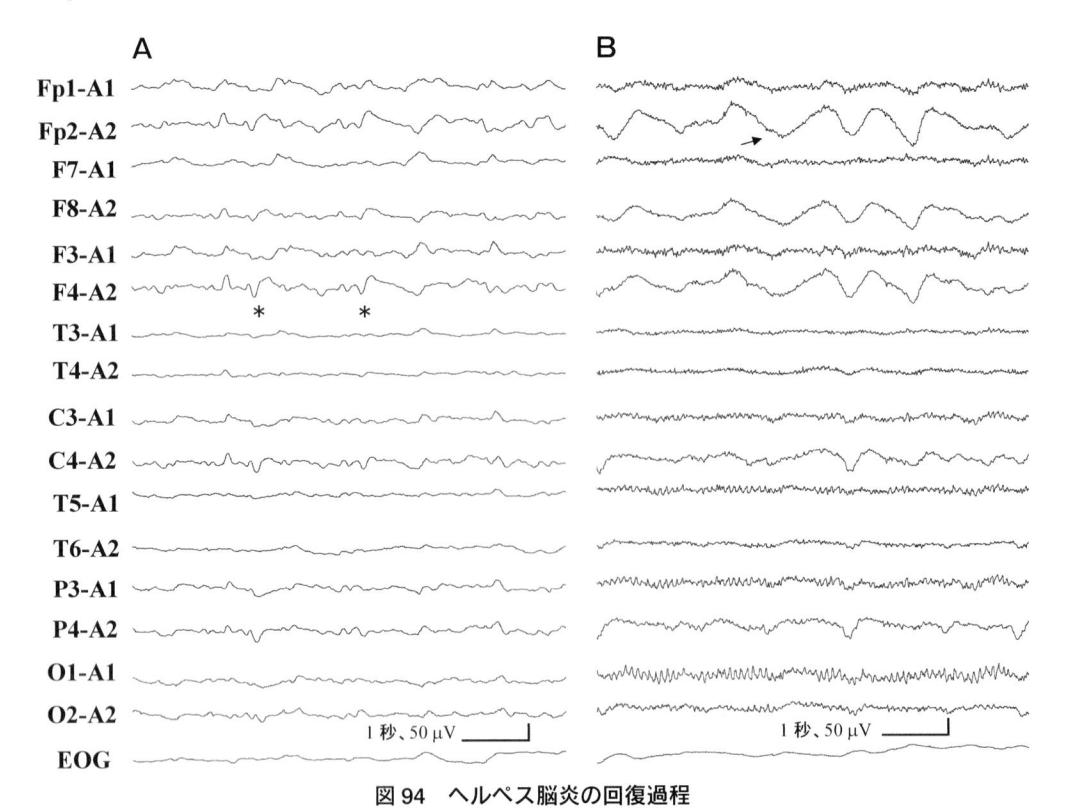

【ケース69】69歳男性。図92～93と同じ患者。A：入院7日の脳波。PLEDが痕跡的に残る（＊）。B：発症5ヵ月後の脳波。左半球ではアルファ律動が回復しているが、右半球では回復が遅れ、右前頭部では高振幅デルタ帯域徐波FIRDA（矢印）が出現する。

る。特に、右前頭部（Fp2-A2、F8-A2、F4-A2）に限局して、1Hz前後の前頭部のデルタ律動（frontal intermittent rhythmic activity：FIRDA）をみとめる（矢印）。この基礎律動の左＞右の左右差と右前頭部に限局するFIRDAは、意識回復後も右半球機能障害が残ったことを示している。

PLEDはヘルペス脳炎に対する診断価値の高い所見の一つである。原因ウイルスの同定には時間がかかるため、発熱と急速に進行する神経学的兆候に加え、脳波上PLEDをみとめれば、ヘルペス脳炎を疑って治療を開始すべきである。PLEDは発症2～5日で特徴的な周期的パターンが形成され、1ヵ月ほどの長期に及び持続することもある。PLEDの局在は、脳炎病変に一致し、病変が対側に及べば両側性PLED（左右半球それぞれに出現するPLED）あるいはPSD（左右半球の突発波が同期）が形成される。

【ケース70】運動性失語を初発症状とする非ヘルペス脳炎

19歳女性。入院10日前頃より言葉が出なくなり、7日前に受診した。頭部CTを含めて検査上異常はなく（脳波は施行せず）、転換性障害による失声と診断され、抗うつ薬と抗不安薬による薬物治療を受けた。しかし、言語障害は改善せず、歩行障害もみとめるようになり、当院を初診した。発熱はない。会話は困難で、時々うなり声を上げた。意識混濁（Japan Coma Scale：20）もみられ、神経所見では、両側にBabinski反射をみとめた。器質性精神障害を疑い、入院となった。

図95は入院時の脳波である。同側耳朶を基準電極とする脳波（A）と前後方向の双極

図 95　非ヘルペス脳炎の脳波

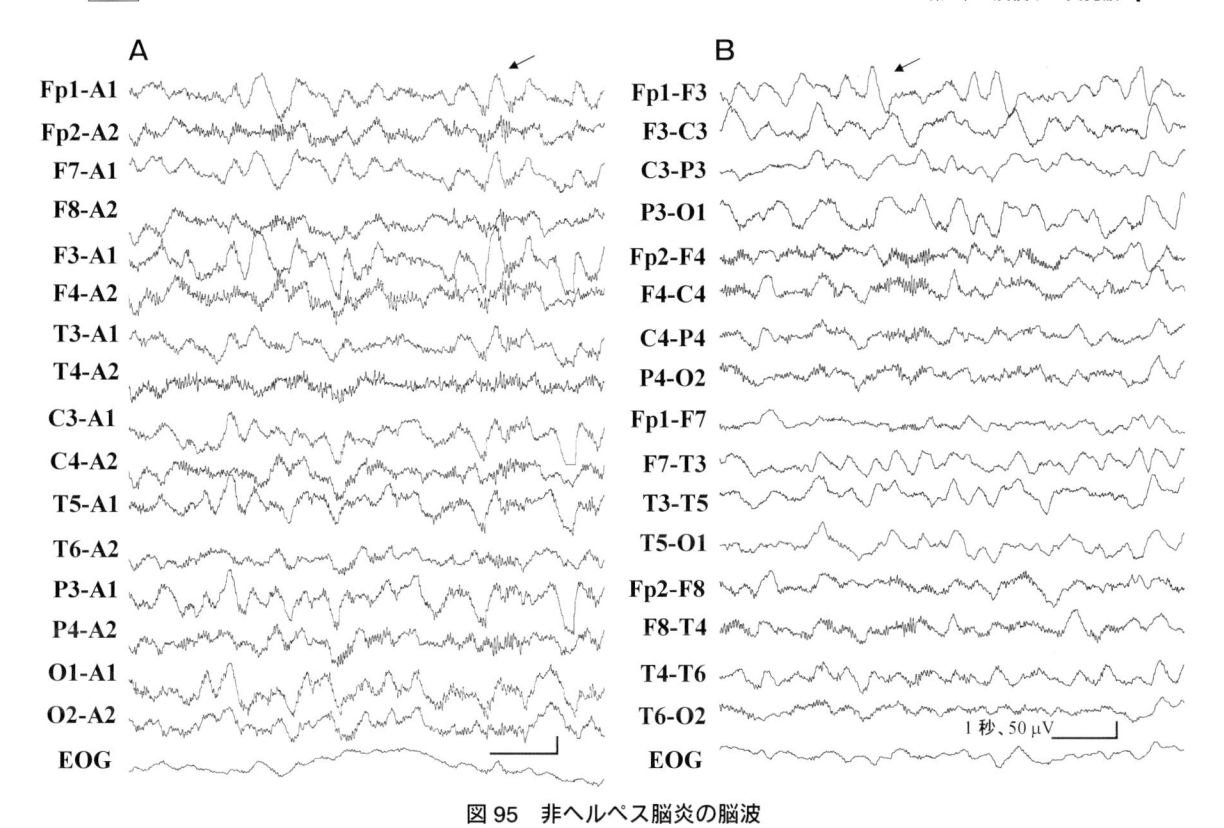

【ケース 70】19 歳女性。運動性失語で発症した非ヘルペス性脳炎の急性期。入院時（発症 10 日）の脳波。A：基準電極導出脳波。B：双極電極導出脳波。左半球優位に不規則な δ 帯域の高振幅徐化（矢印）が出現する。

導出脳波（B）ともに、1.5〜3 Hz の高振幅デルタ波（矢印）が左半球優位にみられる。頭部 MRI の T2 強調画像にて、左前頭葉から頭頂葉まで広範囲に、脳回に沿って皮質下の高信号がみられ、高振幅デルタ波の局在と合致した（MRI 画像は呈示せず）。髄液で細胞数増多をみとめ、脳炎と診断したが、病原体は特定できなかった。

　入院直後よりアシクロビルの点滴静注を開始した。意識混濁は改善せぬまま、入院 2 日目より顔面と四肢にミオクローヌスが出現した。入院 15 日の脳波（**図 96A**）では、顔面のミオクローヌスに同期して、両側前頭部（Fp1-A1 と Fp2-A2）に最大振幅の鋭波（＊）が反復して出現する。

　入院 18 日の脳波（**図 96B**）では、発作は消失している。**図 96A** でみられた反復性の鋭波をみとめない。しかし、基礎律動の徐化は持続し、特に両側前頭部に約 2 Hz のデルタ波（FIRDA：矢印 a）が目立つ。

　入院 26 日頃より呼びかけに対して頷き、簡単な指示に応じるようになった。入院 28 日の脳波（**図 96C**）では、低振幅ながら、右後頭部（O2-A2）の基礎律動が 7〜8 Hz に回復する（矢印 b）。

　その後、意識水準、見当識も徐々に改善した。入院 58 日の脳波（**図 97A**）では、基礎律動が右後方部で 7〜8 Hz に回復するが、左半球では回復が遅く、高振幅徐波が混入（＊）する。また、両側性に FIRDA（矢印 a）も出現する。

　入院 70 日には、HDS-R が 29 点、MMSE が 29 点に改善した。その時の脳波（**図 97B**）では、基礎律動が右後頭部（O2）で 8〜9 Hz に改善し、左後頭部（O1）でも 6〜7 Hz

図 96　非ヘルペス脳炎の脳波

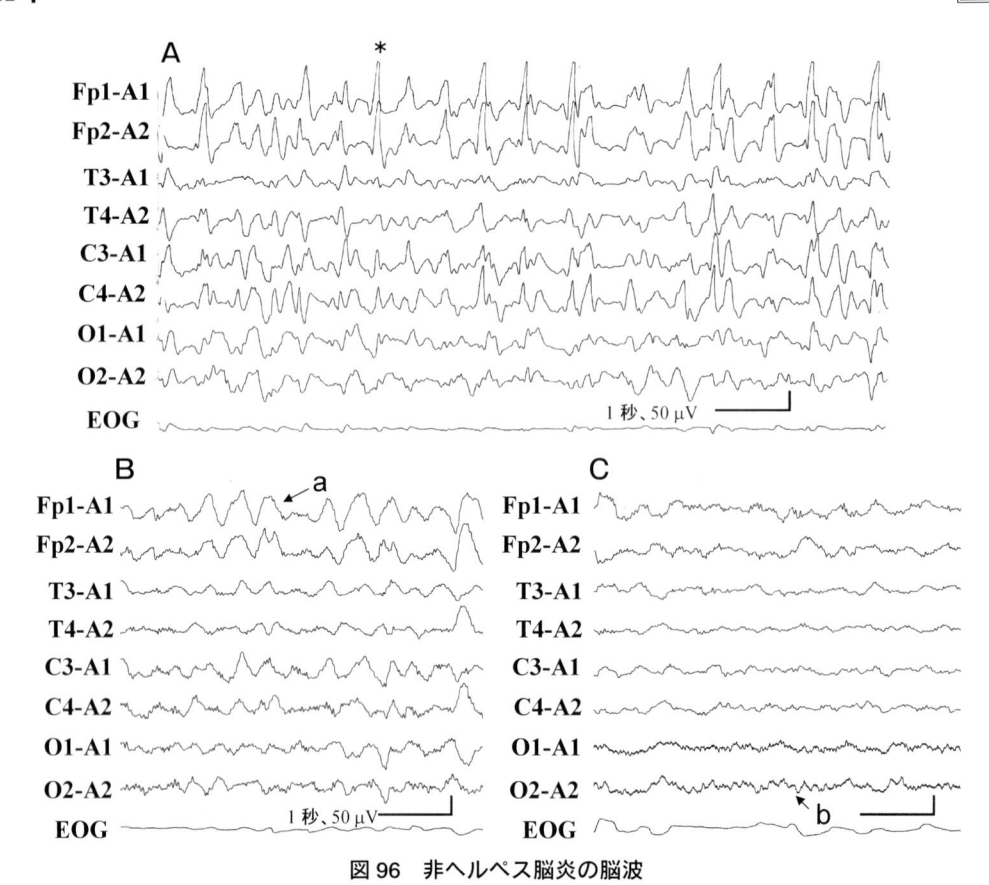

【ケース 70】19 歳女性。図 95 と同じ患者。**A**：入院 15 日の脳波。顔面のミオクローヌスに同期して、反復性突発波（＊）が出現する。**B**：入院 18 日の脳波。FIRDA（矢印 a）が出現する。**C**：入院 28 日の脳波。O2-A2 で基礎律動が 7～8 Hz に回復する（矢印 b）。

の基礎律動がみられるようになる。しかし、広汎に徐波の混入をみとめ、さらに、図 96A でみられた前頭部の鋭波が、ミオクローヌスをともなわないものの、いまだ反復して出現する（矢印 b）。

　初発症状である言語障害はもちろん心因（心的ストレス）による失声ではなく、MRI および脳波所見から予想される左半球機能障害と関連する運動性失語である。初期段階でも脳波異常が検出された可能性があり、最初の診察で脳波検査を施行していれば、誤診を避けることもできたかもしれない。

　ヘルペス脳炎と非ヘルペス脳炎の脳波を紹介した。ヘルペス脳炎でみられる診断価値の高い PLED のような所見は、他の脳炎ではみられず、意識水準に対応して、非特異的な高振幅徐波をみとめるのみである。しかし、ここで紹介した【ケース 70】のように脳に局在病変を有し、それに一致した臨床症状を有する脳炎の場合、局在性の脳波所見がみられることがあり、脳波は脳炎の診断に不可欠である。さらに、脳炎の治癒過程で、脳機能がどこまで回復するかを評価するため、脳波の継時的測定は臨床上重要である。

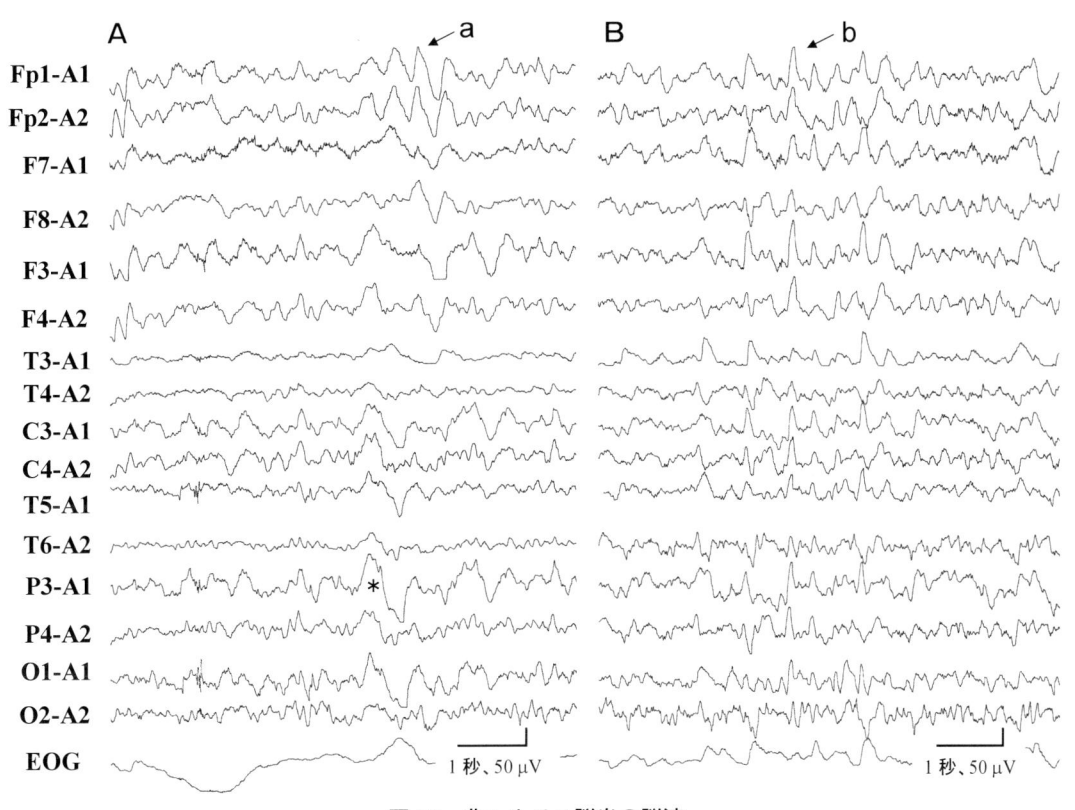

図 97 非ヘルペス脳炎の脳波

【ケース 70】19 歳女性。図 95〜96 と同じ患者。A：入院 58 日。基礎律動が右半球で 7〜8 Hz に回復するが、左半球ではその回復が遅く、基礎律動の左右非対称がみられる。左半球優位に高振幅徐波（＊）、両側に FIRDA（矢印 a）も出現する。B：入院 70 日。基礎律動が O2-A2 で 8〜9 Hz に、O1-A1 で 6〜7 Hz に回復、基礎律動の左右非対称がみられる。反復性鋭波（矢印 b）もみられる。

6.3. 肝性脳症の三相波

　三相波は、陰性（上向き）、陽性（下向き）、陰性（上向き）の三相で構成される突発性の複合波である。三相波は、低酸素脳症、薬物中毒、代謝性疾患などにもみられるが、もっとも代表的疾患は肝性脳症であり、その診断上価値の高い所見である。ただし、三相波ばかりに目をとられるのではなく、意識障害を直接反映する基礎律動徐化も正確に評価しなければならない。以下、肝性脳症の脳波について説明する。

【ケース 71】肝性脳症の三相波

　62 歳男性。半月前から傾眠となり、自力で着衣もできなくなった。また、階段を箪笥の引き出しと間違え、繰り返し押したり引いたりする異常行動が出現した。診察時に羽ばたき振戦をみとめた。血中アンモニア濃度は、218 μg/dl と高値だった。脳波（図 98A）において、前頭部（Fp1-A1 と Fp2-A2、F3-A1 と F4-A2）に三相波がみられる。基礎律動は 5 Hz 前後のシータ律動に徐化している。三相波は、高振幅の下向き（陽性）のふれの前後に上向き（陰性）のふれがあり、陰一陽一陰の三相性の波で構成される（図 98A 下の模式図）。このケースのように、肝性脳症の三相波は前頭部から中心部にかけて最大振幅となることが多い。

【ケース 72】肝性脳症の三相波—FIRDA との鑑別

　49 歳女性。39 歳時に、失見当識、幻視、まとまらない言動、歩行障害が出現した。血中アンモニア濃度は異常高値を示した。肝内門脈下大静脈シャントによる肝性脳症と診断され、アミノ酸製剤の内服にて症状は改善した。その後薬物治療を継続し、10 年間に再発はなかった。49 歳時、突然、落ち着きなく、意味不明な内容の話をするようになった。失見当識と歩行障害をみとめた。同日の血中アンモニア濃度は 388 μg/dl だった。その翌日の脳波（図 98B）において、前頭部に最大振幅をもつ三相波が出現する。この症例のように、第一の陰性のふれが目立たず、三相波が融合して、前頭部間欠律動性デルタ活動（FIRDA）に類似の形状となることもある。ただし、FIRDA と比較して持続時間が長い。また、典型的な三相波となる箇所もみられる（▲）。基礎律動は徐化し、5〜7 Hz のシータ律動が主である。

　三相波は、傾眠およびせん妄を呈する比較的軽度の意識混濁時、脳波基礎律動がシータ波からデルタ波に移行する時に出現するといわれているが、基礎律動と三相波とには必ずしも一定の関係はない。また、三相波と血中アンモニア濃度との間も、必ずしも強い相関性はない。

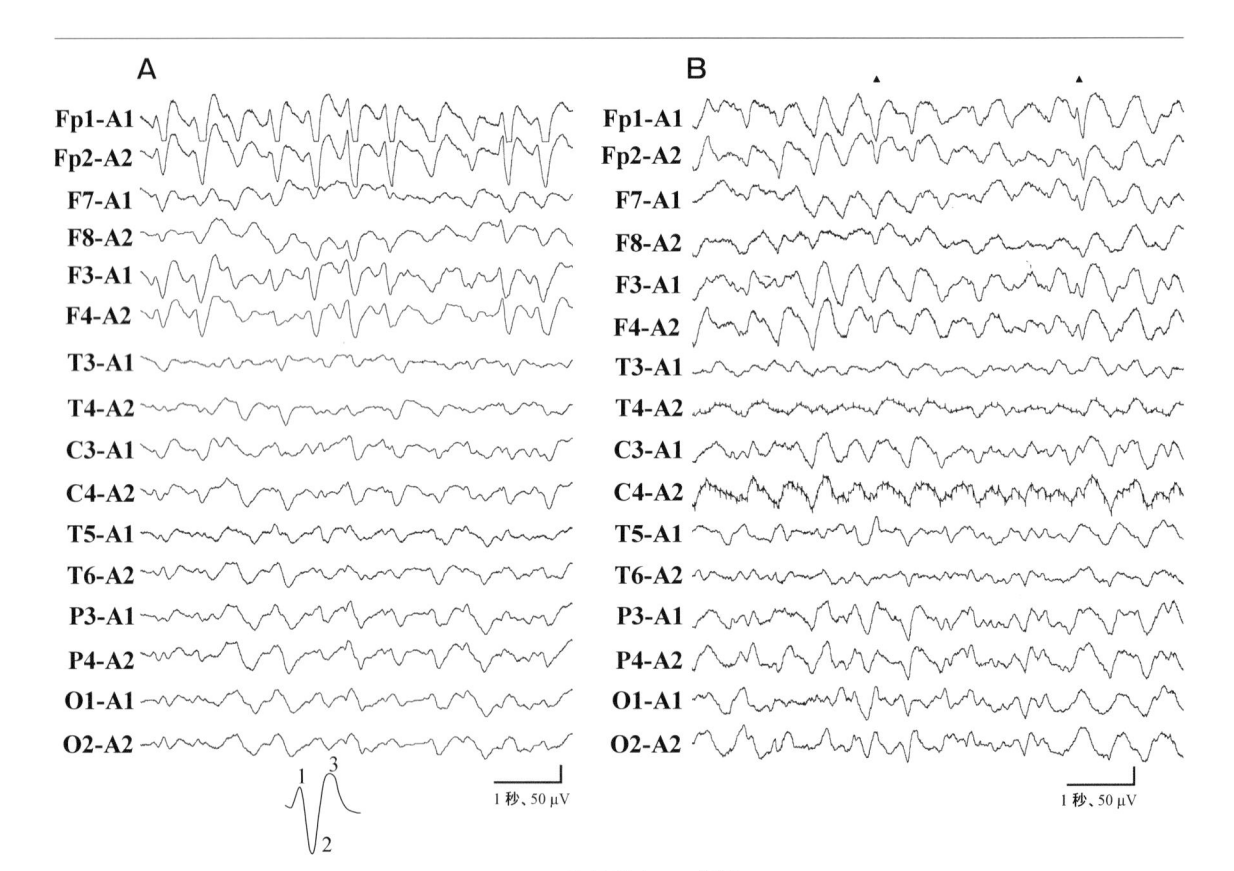

図 98　肝性脳症の三相波
A：【ケース 71】62 歳男性。診断は肝性脳症。脳波の下に三相波の模式図を示す。三相波は、陰(1)—陽(2)—陰(3) の三相性の複合波である。B：【ケース 72】49 歳女性。肝内門脈下大静脈シャントによる肝性脳症。三相波の第 1 陰性成分が不明瞭となり、正弦波様で単律動の徐波群発 FIRDA にみえる箇所もある。▲は、三相性の典型的な形状の三相波を示す。

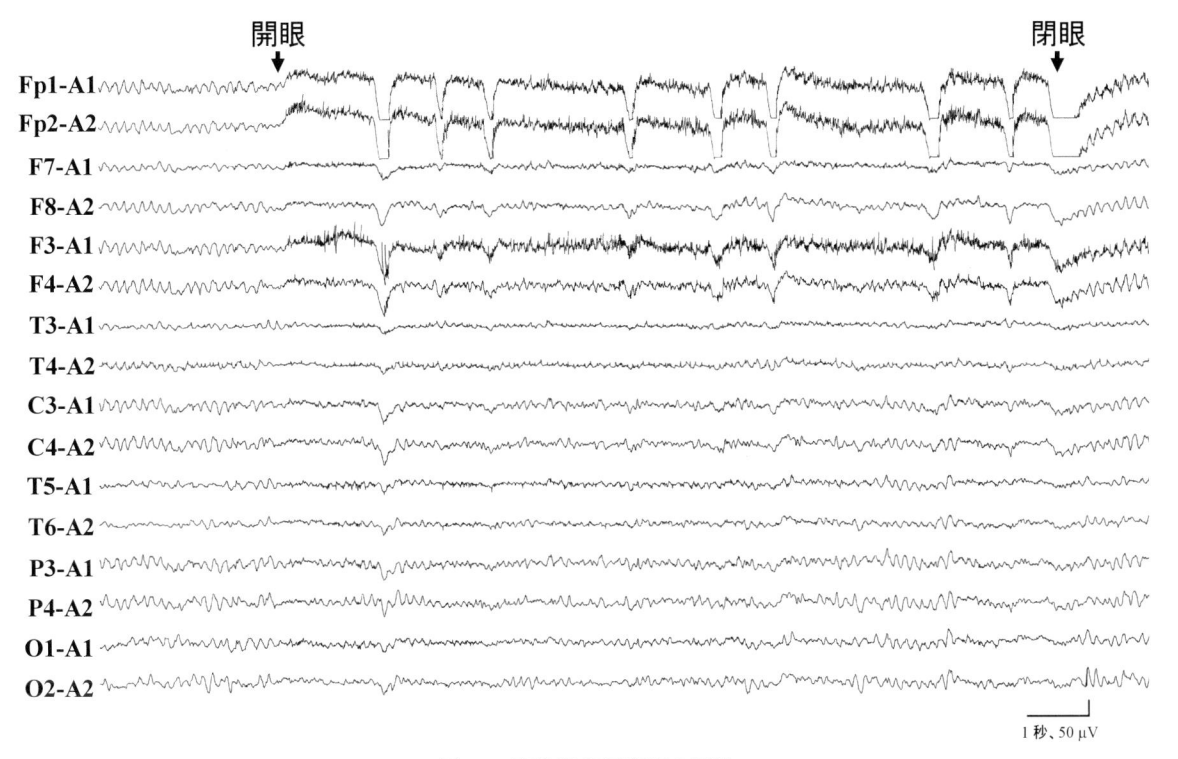

図 99　肝性脳症回復期の脳波

【ケース 73】67 歳女性。診断は肝性脳症。半年前には肝性脳症による意識混濁が出現していたが、現在は意識清明であり、臨床症状はない。基礎律動が 7 Hz に徐化し、開眼に対する反応性が不良である。開眼時の前頭部にみられる下向きのふれは、瞬きのアーチファクトである。

【ケース 73】肝性脳症からの回復

　67 歳女性。10 年前に C 型肝炎と診断され、以降肝硬変へ進行した。半年前に意識混濁と羽ばたき振戦をみとめた。この時の血中アンモニア濃度は 140 μg/dl だった。肝性脳症と診断され、アミノ酸製剤が投与され、症状はすみやかに改善した。その半年後の脳波を図 99 に示す。この時点で、意識は清明であり、臨床的には肝性脳症を疑う症状はなかった。脳波測定時の血中アンモニア濃度は、125 μg/dl だった。閉眼時の基礎律動は徐化し、7 Hz のシータ律動である。また後頭部優位性を欠き、広汎に出現している。開眼により基礎律動の周波数は 8 Hz に増大し、閉眼により 7 Hz シータ波に戻る。開眼によるアルファ減衰はみられない。三相波はみられないが、この基礎律動の軽度徐化、開眼に対する反応不良は、臨床症状が完全に消失しても、軽度の脳障害が残っている可能性のあることを示している。

6.4. 蘇生後脳症

　蘇生後脳症における意識障害の重症度評価あるいは予後判定に、脳波は重要な検査である。軽症の場合、意識障害の程度を反映して基礎律動が徐化するのみであるが、重症化すると、高振幅突発波群発と電気活動の抑制を繰り返す、群発・抑圧交代（burst suppression）がみられる。その他、前方部で単調なアルファ律動あるいはシータ律動が持続して出現することもある（アルファ昏睡あるいはシータ昏睡）。

【ケース 74】蘇生後脳症の burst suppression

74歳男性。歩道に意識のないまま倒れているところを発見された。救急隊到着時に心室頻拍をみとめ、電気的除細動を行った。病院到着時点で無脈性電気活動（pulseless electrical activity：PEA）をみとめたため、心臓マッサージを施行した。入院時、重度の意識障害（JCS：300）、対光反射消失をみとめた。

図100は、入院7日の脳波である。この時点では自発開眼するが、呼びかけには応じない。Japan Coma Scale は30だった。脳波記録全過程で、単発（矢印 a）あるいは群発（b）の高振幅鋭波が、周期的に反復する。その間の脳波は低電位である（＊）。この脳波記録時にミオクローヌスなどのけいれん発作はなかった。

この突発波と低振幅脳波が交互に反復出現する現象を**群発・抑圧交代**（burst suppression あるいは suppression burst）という。心停止による脳虚血以外に麻酔薬および正常新生児にみられる現象である。

図101は、入院45日の脳波である。この時点で、意識水準は改善傾向にあり、呼びかけの方向に顔を向けるようになっていたが、指示に応じなかった。基礎律動は7～9 Hz にまで改善した箇所（図101A）もあるが、振幅は減少しているものの突発波の周期的出現（図101B）と burst suppression（図101C：矢印 a と＊）もみとめており、重篤な状態は続いている。

次にテーマからはずれるが、残念ながら蘇生には至らなかった、脳死の平坦脳波につ

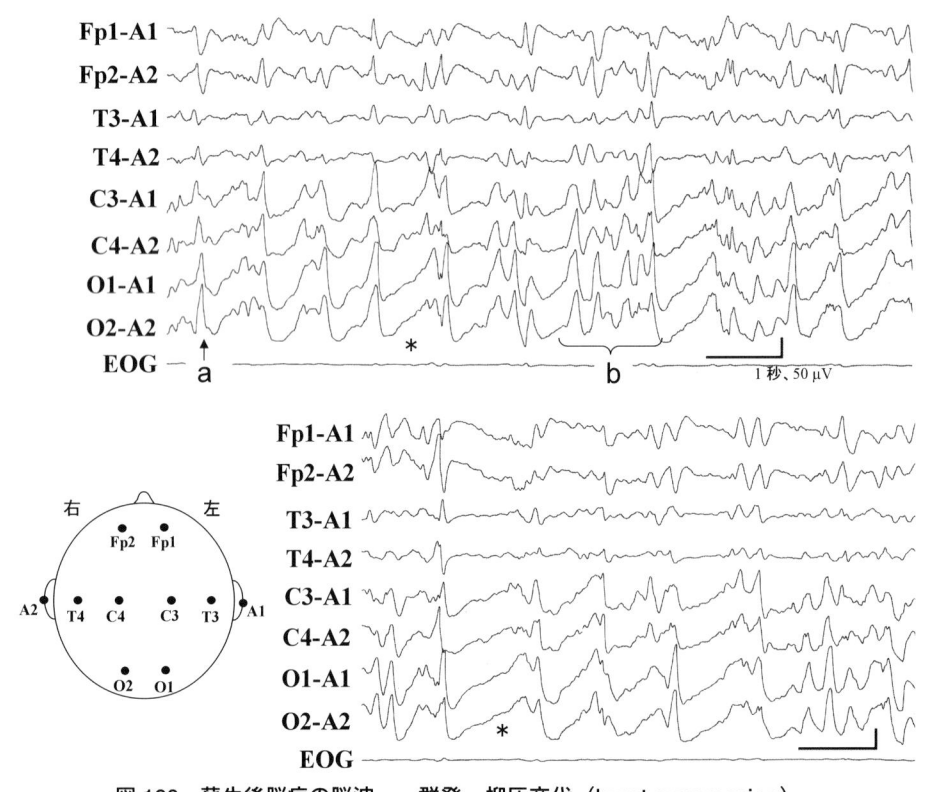

図100　蘇生後脳症の脳波　—群発・抑圧交代（burst suppression）—
【ケース74】74歳男性。心停止からの蘇生後7日脳波。単発（矢印 a）あるいは群発（b）の鋭波が周期的に出現し、その間に低電位脳波（＊）の介在する、いわゆる burst suppression が形成される。

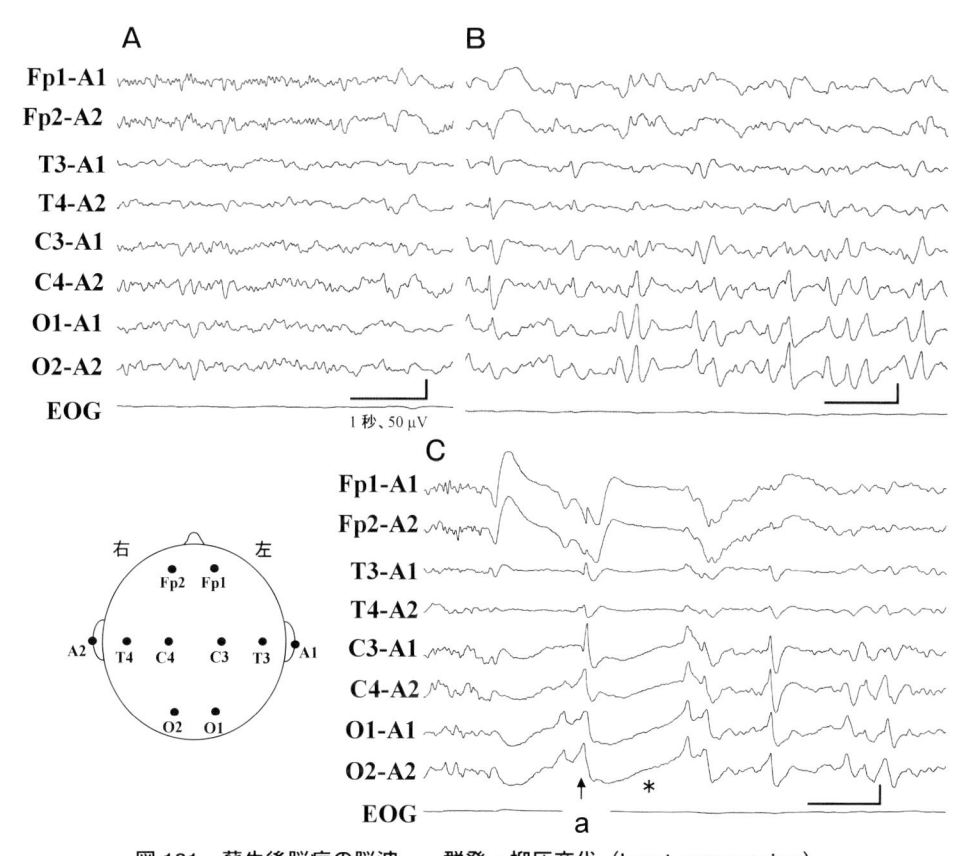

図 101　蘇生後脳症の脳波　―群発・抑圧交代（burst suppression）―
【ケース 74】74 歳男性。図 100 と同じケース。心停止からの蘇生後 45 日。基礎律動の回復傾向をみとめる箇所（A）もあるが、burst suppression（矢印 a と＊）が出現する箇所（B、C）もある。

いて、説明する。

【ケース 75】脳死の平坦脳波

　54 歳男性。心肺停止後、意識は回復しなかった。通常の感度で記録した脳波（**図 102A**）では、基礎律動はまったくみられず、基線のゆれのほとんどない平坦脳波である。感度を通常より上げた脳波（**図 102B**）では、心電図の QRS に一致して、脳波に棘波様のふれがみられる、さらに、ゆっくりとした基線のゆれ（矢印）もみられるが、心電図の周期と一致するため、脳活動を反映したものではない。

　脳死すなわち脳細胞の死は、その電気活動の停止を意味し、脳波の基礎律動はみられなくなり、平坦な脳波となる。しかし、実際にはアーチファクトの除外はなかなか困難であり、完全な平坦脳波を記録するのはかなり骨が折れる仕事である。

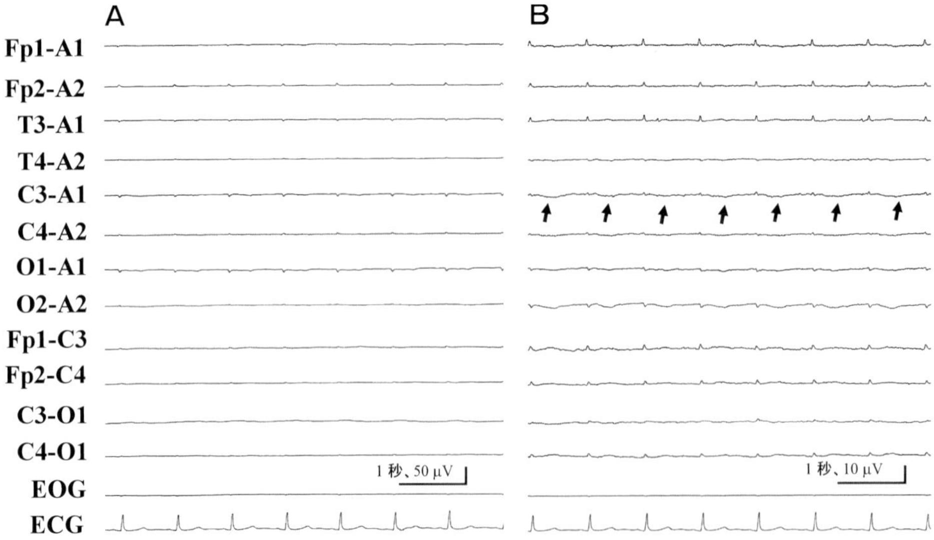

図 102 脳死の平坦脳波

【ケース 75】54 歳男性。心肺停止後意識回復せず。A：通常の感度で記録した脳波。基礎律動はまったくみられず、基線のゆれのほとんどない平坦脳波である。B：感度を上げた脳波。心電図のQRS に一致して、脳波に棘波様のふれがある。また、ゆっくりとした基線のゆれ（矢印）も心電図と同じ周期でみられる。これも脳活動ではない。

第 6 章 の ま と め

1. ある周期で反復する突発波について説明した。以下に示す。
   - 周期性同期性放電（periodic synchronizing discharge：PSD）
   - 周期性一側性てんかん形発射（periodic lateralized epileptiform discharge（PLED）
   - 三相波
   - 群発・抑圧交代（burst suppression）
2. いずれも、診断的価値の高い所見であるが、それのみに注目し、背景にある基礎律動異常に対する注意を忘れないことが重要である。

第 7 章

認知症とその周辺

アルツハイマー型認知症
レビー小体型認知症
前頭側頭葉変性症
血管性認知症
進行麻痺
その他

7章　認知症とその周辺

　認知症とは、脳障害により、一度獲得した知能が失われた状態をいう。その主要疾患を、**表6**に列挙する。すでに、クロイツフェルト・ヤコブ病については、第6章で紹介した。

　本章では、特にその代表的疾患である、アルツハイマー型認知症、レビー小体型認知症、前頭側頭葉変性症、血管性認知症を中心に述べる。

　脳波は脳機能を評価する優れた検査であるが、上述のクロイツフェルト・ヤコブ病など特徴的な脳波所見を有する疾患は例外であり、認知症を診断する有力な臨床検査法とは言いがたい。認知症共通の異常所見は、症状とともに進行する基礎律動の徐化と徐波の混入である。しかし、認知症の初期段階では異常がないことも多く、認知症の早期診断に対する脳波の貢献度は低い。さらに、疾患特異性の高い所見がないため、各認知症疾患は脳波によって鑑別できない。しかし、**表7**で列挙した認知症類似の病態を鑑別するために脳波は有用である。

表6　認知症を呈する主要疾患

1. 変性性認知症
    皮質性認知症
        アルツハイマー型認知症
        レビー小体型認知症
        前頭側頭葉変性症
            前頭側頭型認知症
            進行性非流暢性失語
            語義性認知症
    皮質下認知症
        ハンチントン舞踏病
        パーキンソン病
        進行性核上性麻痺　　など
2. 脳血管障害
    脳梗塞、脳出血
    多発梗塞型認知症
    ビンスワンガー病
3. 感染症
    脳炎、進行麻痺、プリオン病、エイズ脳症
4. 脳腫瘍
5. 内分泌、代謝、栄養性、低酸素性、薬物・化学物質
6. 髄液循環障害：正常圧水頭症など
7. 外傷性：脳挫傷、慢性硬膜下血腫など

表7　認知症との鑑別を要する状態の脳波

状態	臨床特徴	脳波所見
せん妄	・興奮、幻覚妄想、低活動などの精神症状 ・時間的変動（特に夜間の増悪） ・注意障害	・基礎律動の著明な広汎性徐化と高振幅化 ・三相波など高振幅徐波の混入 ・反応性（刺激による周波数増加）の低下
うつ病性偽認知症	・抑うつ気分 ・精神運動抑制	・正常
非けいれん性発作重積状態	・突発的かつ挿間的出現 ・けいれん発作の既往	・発作間欠期あるいは発作期のてんかん性発射

正常加齢による脳波変化は、①アルファ律動の徐化、②後頭部優位性の不明瞭化、③デルタおよびシータ帯域徐波の混入である。この所見は認知症と共通であり、正常加齢と認知症をクリアに鑑別はできない。しかし、正常加齢によるに脳波変化は軽度にとどまることが多い。高齢健常者の基礎律動は 8.5 Hz 以上に保たれており、8 Hz 以下に徐化した場合を異常と考えるべきだろう。

本章では、代表的な認知症疾患をあげ、疾患特異性はないものの、頻繁にみられる所見を説明する。

7.1. アルツハイマー型認知症

アルツハイマー型認知症の病理学的特徴は、老人斑と神経原性線維変化である。この組織所見が、記憶の主座である海馬を含む内側側頭葉から始まることが、初期症状である健忘の原因となる。病変は大脳新皮質に及ぶようになると、失認、失行、失語および実行機能障害が出現するようになる。一方、生化学的特徴は、前脳基底部マイネルト基底核のアセチルコリン神経細胞の変性による脳内アセチルコリンの欠乏であり、認知障害を惹起する原因の一つと考えられている。

アルツハイマー型認知症に限らず、多くの認知症において、症状進行にともない、基礎律動である後頭部優位のアルファ律動の徐化とその分布の広汎化が起こり、さらに基礎律動にシータおよびデルタ帯域の徐波が混入する。特にアルツハイマー病に特異的な所見があるわけではないが、以下に症状の進行にともなってみられるアルツハイマー型

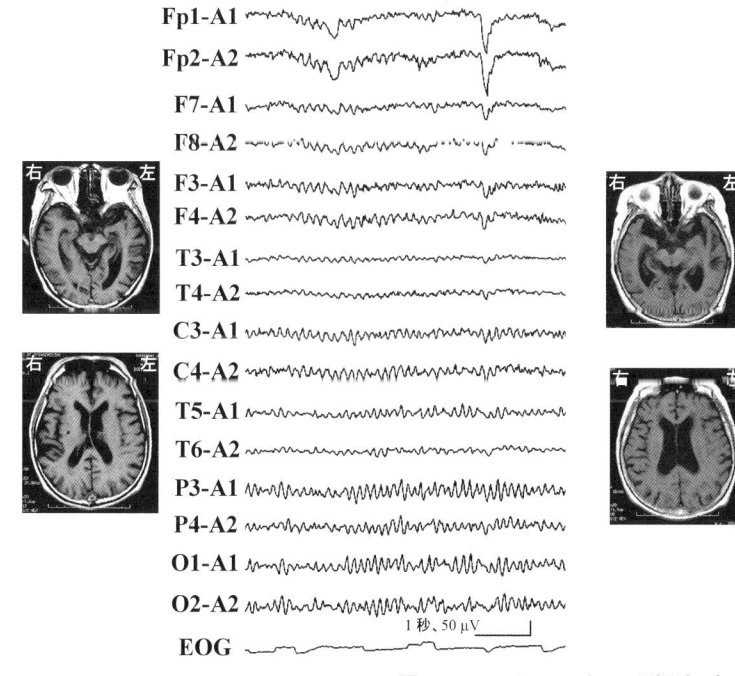

図103　アルツハイマー型認知症の脳波
A：【ケース 76】73 歳男性。B：【ケース 77】89 歳女性。初期段階である【ケース 76】（A）の基礎律動と比較して、症状の進行した【ケース 77】（B）では、基礎律動徐化と徐波混入が著しい。

認知症脳波の継時的変化を説明する。

【ケース 76】初期アルツハイマー型認知症の脳波

73歳男性。時間失見当識と記銘力低下をみとめるが、健忘症状以外の言語機能などの高次機能は保たれていた。改訂版長谷川式認知症簡易スケール（HDS-R）は16点だった。

脳波では、8 Hz の遅いアルファ律動が連続よく出現する（図103A）。基礎律動の後頭優位性は不明瞭となり、前方へ波及する。ただし、耳朶を基準電極とする脳波の前頭部電極で記録される 7 Hz のシータ律動は、必ずしも前頭部起源というわけではなく、基準電極である耳朶電極（A1とA2）で記録されたシータ律動を反映しているかもしれない。

成人の基礎律動の正常範囲は、8.5〜13 Hz である。正常な加齢変化が十分に明らかにされたわけではないが、成人で獲得した周波数が生涯持続すると言われている。少なくとも80歳までは、8.5 Hz 未満の基礎律動は異常と考えられている。そこで本症例の基礎律動は軽度徐化と判定される。

アルツハイマー型認知症の初期病変は、嗅内領および海馬など内側側頭葉に限局する。頭皮電極に近接する大脳皮質に病変が及ばない限り、著明な脳波異常は検出されない。

【ケース 77】中等度アルツハイマー型認知症の脳波

89歳女性。時間および場所失見当識、即時および近時記憶障害をみとめ、HDS-R は

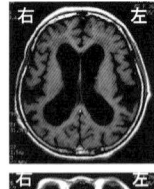

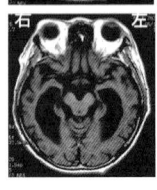

図104
アルツハイマー型認知症の脳波
【ケース78】女性。寝たきりとなり、言語的疎通がほとんどとれなくなってからの脳波。A：65歳時（発症後5年経過）。B：68歳時（発症後8年経過）。基礎律動徐化が3年の経過で進行する。

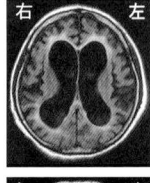

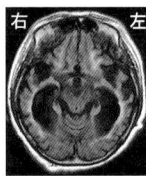

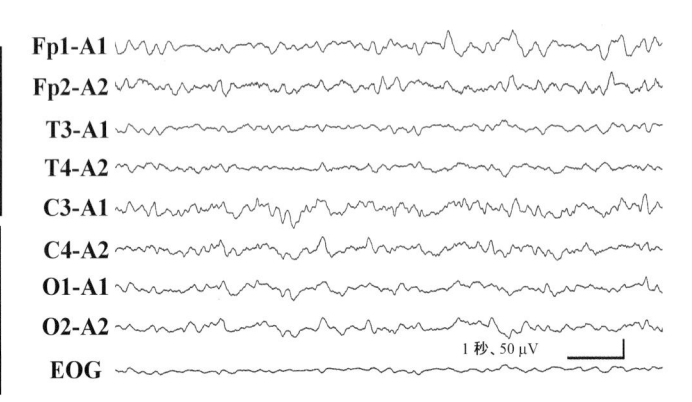

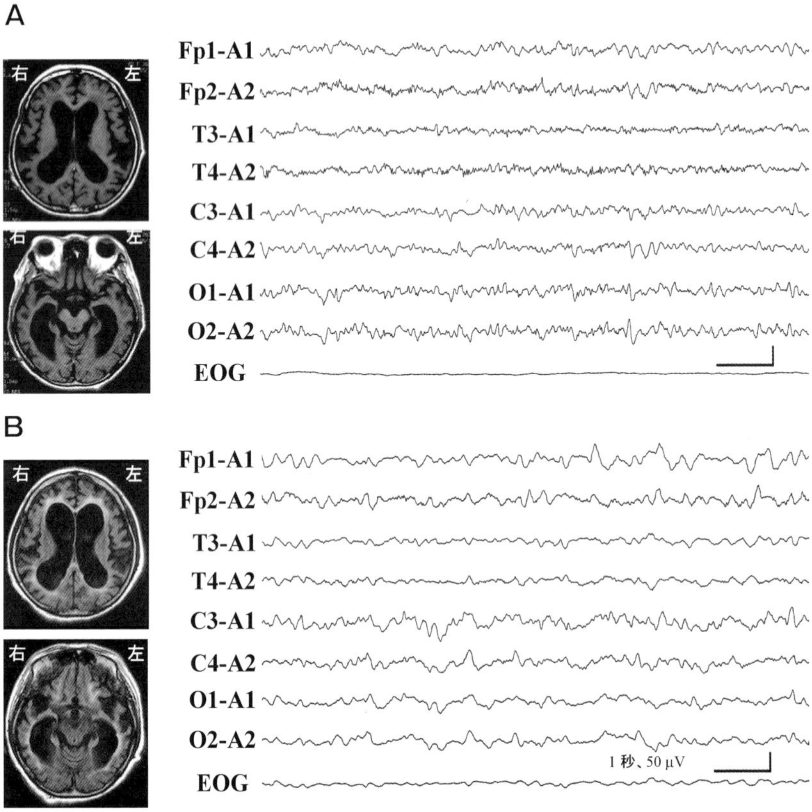

9点だった。MRIにて内側側頭葉の萎縮をみとめるが、新皮質の萎縮は目立たない。基礎律動は、広汎性の6～7 Hzのシータ律動となり、前方部でデルタ帯域徐波が混入する（図103B：矢印）。【ケース76】の初期段階と比較して、基礎律動の徐化が進行している。

【ケース78】重症アルツハイマー型認知症の脳波

65歳女性。発症から約5年が経過した。寝たきりとなり、疎通は取れないが、話しかけると顔を向けることはできた。MRIでは、内側側頭葉の著明な萎縮に加え、大脳新皮質の萎縮もみられる。脳波は、基礎律動が4～6 Hzのシータ律動と遅く、デルタ帯域徐波も混入する（図104A）。

図104Bは、その3年後の脳波である。痛み刺激で顔を歪めるのみだった。内側側頭葉と大脳新皮質の萎縮が進行している。基礎律動はさらに遅く、4 Hz未満となる。

【ケース79】アルツハイマー型認知症初期段階のFIRDA

76歳女性。約1年前より、物忘れをみとめるようなった。Mini-Mental State Examination（MMSE）は22点、HDS-Rは20点であった。失見当識と記銘障害が主であり、失語、失認および失行などの高次機能障害と神経学的異常所見をみとめなかった。頭部MRIにおいて右内側側頭葉の軽度萎縮、^{99m}Tc-HMPAO SPECTにおいて右頭頂葉の低集

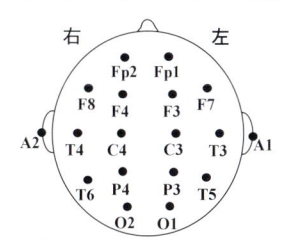

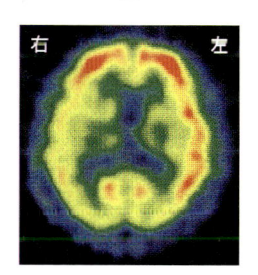

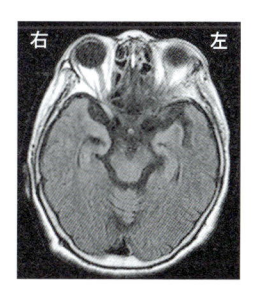

図105　アルツハイマー型認知症初期段階のFIRDA
【ケース79】76歳女性。頭部MRIにて右内側側頭葉嗅内領の萎縮、^{99m}Tc-HMPAO SPECTにて右側頭葉および頭頂葉の血流低下をみとめる。●：FIRDA。基礎律動の軽度徐化をみとめる。

積（血流低下）をみとめ、アルツハイマー型認知症が疑われた。

脳波（図105）では、基礎律動が8 Hzと軽度に徐化し、後頭優位性は不明瞭である（呈示してないが、双極導出法でも後頭優位性はみられない）。基礎律動に関しては、【ケース76】図103Aに類似する所見であるが、Fp1-A1とFp2-A2に最大振幅をもち、約2 Hzで反復する高振幅のデルタ波（前頭部間欠律動性デルタ活動：frontal intermittent regular delta activity：FIRDA：●）が出現する。

FIRDAは、後述のレビー小体型認知症患者で高率に出現する一方、アルツハイマー型認知症では出現頻度が低く、両疾患を鑑別する指標である可能性を指摘する論文もある。しかし、本症例のようにアルツハイマー型認知症の疑われる患者においても、FIRDAが出現する。この所見により両疾患を鑑別することはできない。FIRDAが診断的価値のない非特異的な異常所見であることは繰返し述べた（FIRDAについては、第6章で説明した）。

【ケース76〜78】で示したアルツハイマー型認知症における、基礎律動徐化と徐波混入は、せん妄の所見と類似する。しかし、基礎律動徐化に関して、せん妄が細胞興奮の同期化による一方、変性性認知症では、細胞死が原因となる。このため、せん妄では高振幅化が起こるが、認知症では高振幅化はみられないことが多い。また、印象で言えば、せん妄の脳波異常は、臨床症状から想像されるより重度であり、一方、変性性認知症の脳波異常は、臨床症状と比較して、軽度のことが多い。

7.2. レビー小体型認知症

レビー小体型認知症では、大脳皮質を含め、広汎にレビー小体が出現する。初期では、健忘症状がアルツハイマー型認知症より軽い一方、幻視、抑うつおよび妄想などが前景化していて、他の老年期精神障害と誤診される。レビー小体型認知症の脳波異常は、アルツハイマー型認知症と同様に、基礎律動徐化と徐波混入であり、疾患特異性の高い所見はない。

【ケース80】軽度レビー小体型認知症の脳波

63歳男性。45歳時に左手指振戦で始まり、次第に歯車様固縮、寡動が出現し、抗パーキンソン病薬治療が開始された。62歳時から、妻に会いに来る複数の男性の幻視が出現するようなった。幻視に基づく嫉妬妄想が強くなり入院した。一時的に見当識があいまいになるなど認知機能の時間的変動をみとめることもあるが、概ね見当識は保たれ、記憶障害も目立たなかった。診察時のHDS-Rは28点、MMSEは30点だった。パーキンソン症状にくわえ、幻視と認知機能の時間的変動をみとめることから、レビー小体型認知症が疑われた。

この時の脳波（図106）は、10 Hzのアルファ律動が後方優位（O1-A1、O2-A2）に連続性よく出現する。前頭部電極で記録されるアルファ律動は耳朶電極で記録されたアルファ律動を反映したもので、前後方向の双極導出脳波では前頭部にはみられず、後頭部優位性が保たれている（呈示せず）。以上より、正常脳波と判定した。

MRIでは萎縮や虚血変化をみとめないが、SPECTでは側頭頭頂葉および後頭葉に血流低下をみとめ、レビー小体型認知症に矛盾しない（図106：MRIとSPECT）。レビー

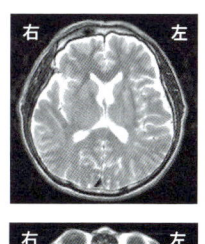

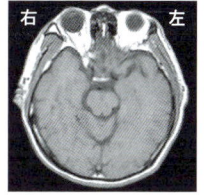

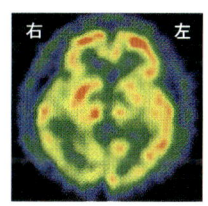

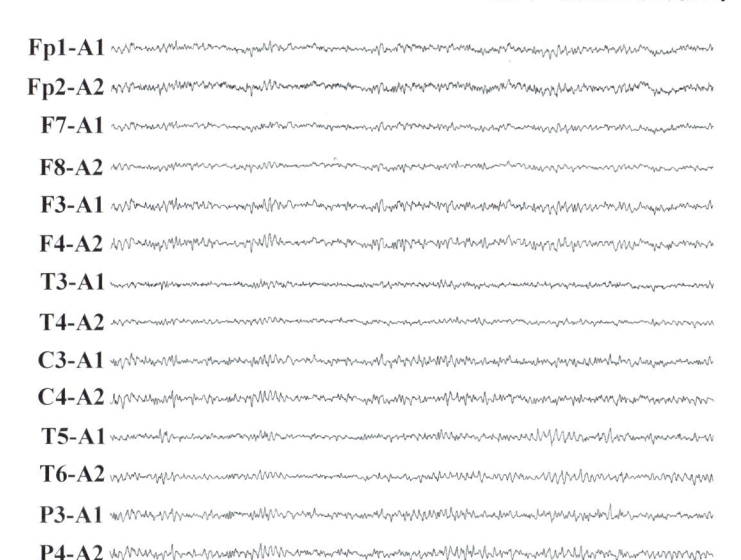

図 106　軽度レビー小体型認知症の脳波
【ケース 80】63 歳男性。認知症症状の時間的変動、パーキンソニズムと幻視、^{99m}Tc-HMPAO SPECT の頭頂葉および後頭葉の低集積（血流低下）より、レビー小体型認知症を疑った。同側耳朶を基準電極とする脳波は正常所見である。

小体型認知症において、認知症状をともなわないかあるいは認知症として初期段階にある症例では、アルツハイマー型認知症同様に、基礎律動の徐化などの異常所見がみられないことが多い。

【ケース 81】レビー小体型認知症の脳波

　80 歳女性。2 年前から、近所の集まりや趣味仲間の会合に出席しなくなり、次第に日中も臥床するようになった。近医にてうつ病と診断され、抗うつ薬を処方されるが効果なく、当科を受診した。受診時、固縮、手指振戦、寡動、流涎のパーキンソン症状をみとめた。さらに失見当識、記銘障害をみとめ、HDS-R が 14 点、MMSE が 14 点だった。

　受診時の脳波を図 107 と図 108 に示す。基礎律動が 7 Hz のシータ律動に徐化している。さらに、同側耳朶を基準電極とする脳波（図 107）では、T4-A2（A）または T3-A1（B）に最大振幅を有するデルタ帯域徐波が頻繁に混入する（矢印）。このデルタ波は、左右方向の双極導出脳波の C4-T4 と T4-A2 の電極間（図 108A：矢印）および A1-T3 と T3-C3 の電極間（図 108B：矢印）で位相逆転がみられ、左右それぞれの側頭部に局在することがわかる。

　この側頭部に限局するデルタ波 intermittent temporal delta activity は、皮質下小梗塞など虚血病変との関連が報告されている一方、正常加齢でもまれながら左側頭葉優位に出現するといわれる。本症例のように高頻度の出現は異常所見と考えるべきである。

　本症例は、パーキンソン症状、認知症状、一過性に出現した幻視からレビー小体型認知症が疑われ、側頭頭頂葉および後頭葉の血流低下（図 108：SPECT）もその診断に矛盾しない。しかし、側頭部徐波とレビー小体型認知症に特異的関連は報告されておらず、

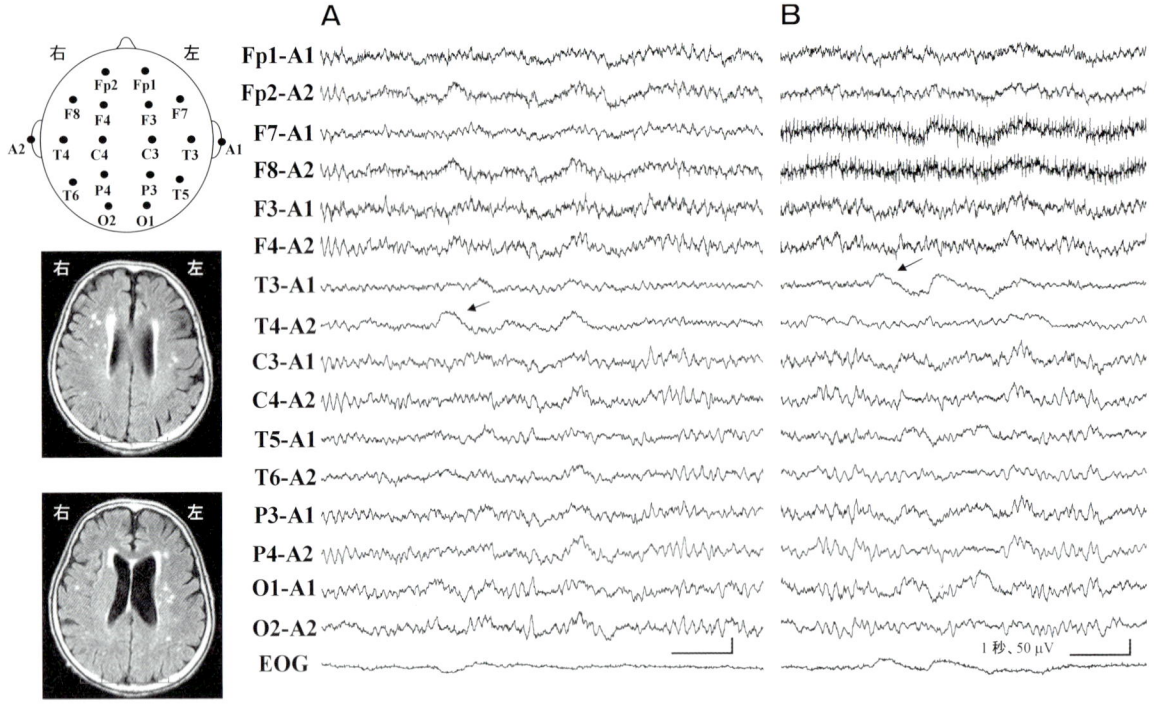

図 107 レビー小体型認知症の脳波

【ケース 81】80 歳女性。耳朶を基準とする基準電極導出脳波。矢印：右側（**A**）と左側（**B**）側頭部のデルタ波。

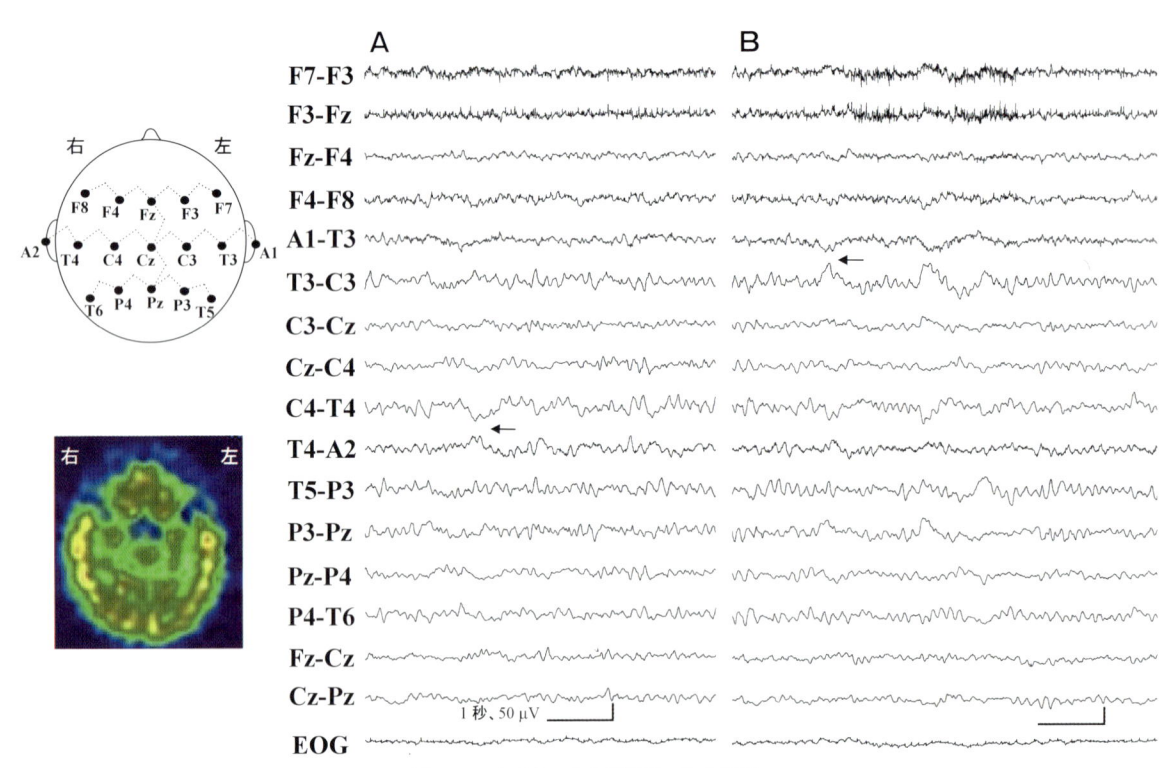

図 108 レビー小体型認知症の脳波

【ケース 81】80 歳女性。図 107 と同じケース。左右方向の双極導出脳波。矢印：右側（**A**）と左側（**B**）側頭部のデルタ波。C4-T4 と T4-A2（**A**）と A1-T3 と T3-C3（**B**）で位相逆転がみられる。^{99m}Tc-HMPAO SPECT：両側頭頂葉および後頭葉に低集積（血流低下）をみとめる。

MRI（図 107）でみられる虚血病変とむしろ関連するのかもしれない。

いずれにしろ、【ケース 78】と【ケース 79】で示すように、レビー小体型認知症においても、認知症状出現の初期では異常が検出されないかまたは軽度であり、進行とともに基礎律動の徐化と徐波の混入が明らかとなる。この点は、アルツハイマー型認知症で説明した通りである。

7.3. 前頭側頭葉変性症

脳の前方部に原発性の変性が生じ、特有の人格および行動の変化や失語などの言語症状を中核とする認知症群で、ピック病が従来用いられてきた病名である。近年、前頭葉側頭葉変性症の名称の下位分類で、人格行動異常が主となる前頭側頭型認知症、失語症状が主である進行性非流暢性失語、言語および相貌の意味記憶の選択的障害が主である意味性認知症（語義認知症）に分類される。

【ケース 82】前頭側頭型認知症の脳波

58 歳男性。40 歳ごろより、怒りっぽくなり、次第に飲酒が増え、同じ話を繰り返すようになった。アルコール性肝硬変となり入院するも、無断離院などの問題行動がみられた。MMSE は 20 点、HDS-R は 13 点だった。失見当識、記銘障害、易怒性亢進、常同行為、滞続言語などをみとめ、前頭側頭型認知症が疑われた。同側耳朶を基準電極とする脳波（図 109A）と前後方向の双極導出法脳波（図 109B）において、基礎律動は

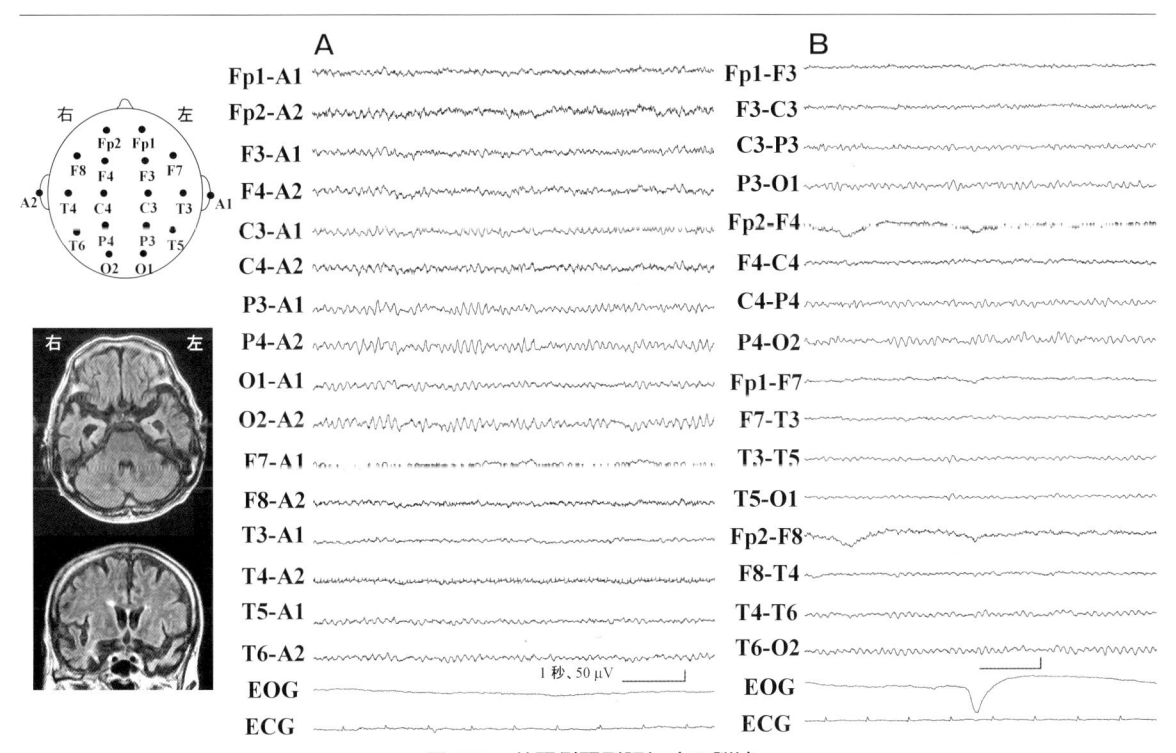

図 109　前頭側頭型認知症の脳波

【ケース 82】58 歳男性。人格変化、易怒性亢進、常同行為、滞続言語をみとめ、前頭側頭型認知症と診断。両側耳朶を基準電極とする脳波（A）と前後方向の双極誘導（B）において、後頭部優位アルファ律動が維持され、正常脳波である。

8.5〜9 Hz と正常範囲であり、後頭部優位性も保たれていた。判定は正常である。

前頭側頭型認知症の脳波は、同程度の重篤度のアルツハイマー型認知症やレビー小体型認知症など他の変性性認知症と比較して、脳波異常が軽度であると言われている。脳波基礎律動アルファ律動の主要成分が後頭葉起源であることは、繰り返し述べた。大脳皮質変性が、後方優位であるアルツハイマー型認知症やレビー小体型認知症で基礎律動徐化が強く、前方優位に変性の強い前頭側頭型認知症で基礎律動徐化が軽いのは、アルファ律動の後頭葉起源と関連するかもしれない。

【ケース83】意味性認知症の脳波—FIRDA

84歳男性。2年前より、物の名前がわからなくなりはじめ、意思疎通は徐々に困難となった。次第に家族の顔もわからなくなった。疎通困難のため、MMSEおよびHDS-Rでの評価が困難であった。頭部 MRI にて両側側頭葉の著明な萎縮をみとめ、前頭側頭葉変性症の亜型である意味性認知症が疑われた。上記の症状は、左側頭葉萎縮による言語に関する意味記憶障害と右側頭葉萎縮による相貌に関する意味記憶障害を基盤に生じたと考えられる。脳波(**図110A**)では、眠気時に1.5 Hz で反復する高振幅デルタ波 FIRDA が両側に出現する。一方、**図110B** の覚醒時脳波では、後頭部優位の11 Hz のアルファ律動に保たれている。両側前頭部(Fp1-A1とFp2-A2)に2.5 Hz で反復する下向きのふれが記録された。このふれは瞬きのアーチファクトである。ふれが下向きかつ単相性であること、前頭極電極に限局し他の電極にふれが波及していないことから、FIRDAと

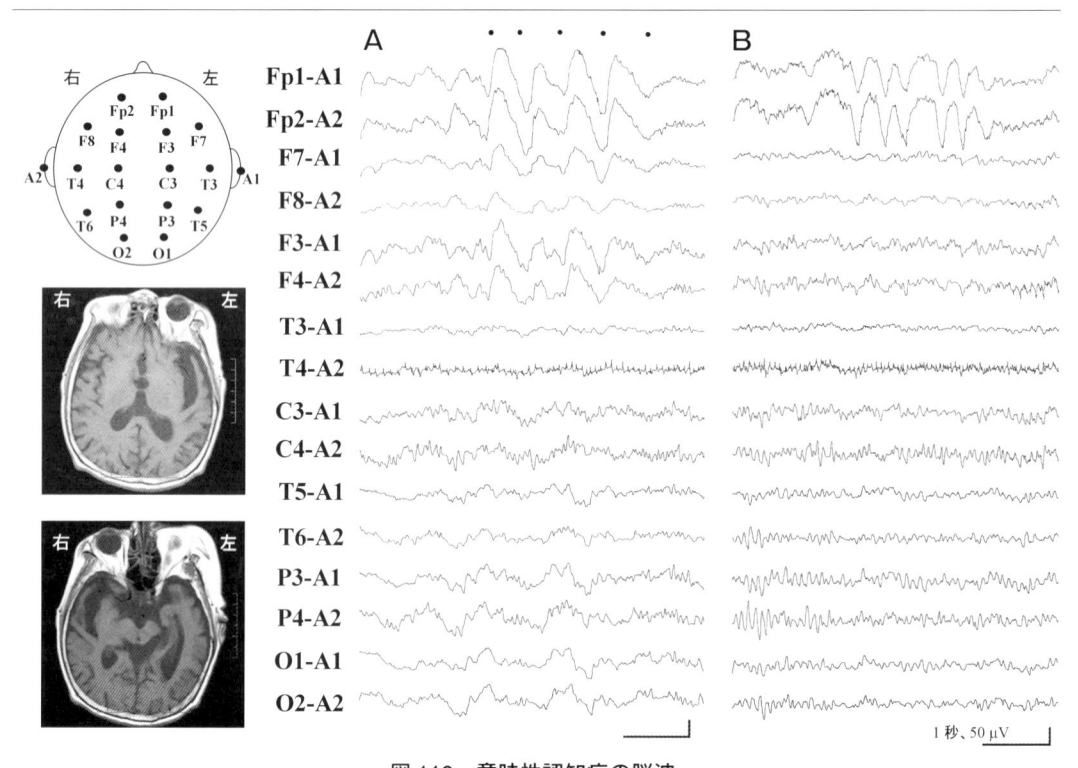

図110 意味性認知症の脳波

【ケース83】84歳男性。頭部 MRI にて、両側側頭葉の萎縮をみとめる。A：眠気時脳波。●：FIRDA。B：覚醒時脳波。瞬きのアーチファクトをみとめる。眠気時に FIRDA をみとめるが(A)、覚醒時の基礎律動は正常である(B)。

区別できる。

　意味性認知症は、意思疎通の困難から印象として受ける症状の重篤さのわりに、脳波は異常を示さないと言われている。重篤な印象があっても、言語および相貌の意味記憶障害が関与する側頭葉前方部に病変が限局している段階では、他の部位の機能が保たれ、基礎律動も正常のまま保たれる。本ケースも、眠気時の FIRDA を除けば基礎律動も保たれ、異常は軽度である。なお，FIRDA は前頭側頭葉変性症においても、特異的な異常所見ではない。

【ケース 84】前頭側頭型認知症の基礎律動徐化

　55 歳男性。元来几帳面な性格であった。50 歳ごろより、物の名前が想起できず、次第に言葉の理解も困難となった。1 年前からは服装や衛生面もだらしなくなり、当科を受診した。受診時に、性格変化、超皮質性感覚失語、記銘障害をみとめた。HDS-R は 12 点、MMSE は 19 点だった。MRI（図 111）では、著明な虚血病変はないが、前頭葉の軽度萎縮と側頭葉の著明な萎縮をみとめ、前頭側頭型認知症と診断した。

　脳波の基礎律動は 6 Hz のシータ律動である。基礎律動の後頭部優位性が不明瞭となり、シータ律動は前方へ波及している（図 111）。

　上述のように前頭側頭型認知症の脳波は、アルツハイマー型認知症と比較して、正常に保たれ、基礎律動徐化が長期間みられない症例が多い。しかし、本ケースのように、若年発症患者では早期から脳波異常を呈す症例も報告されている。

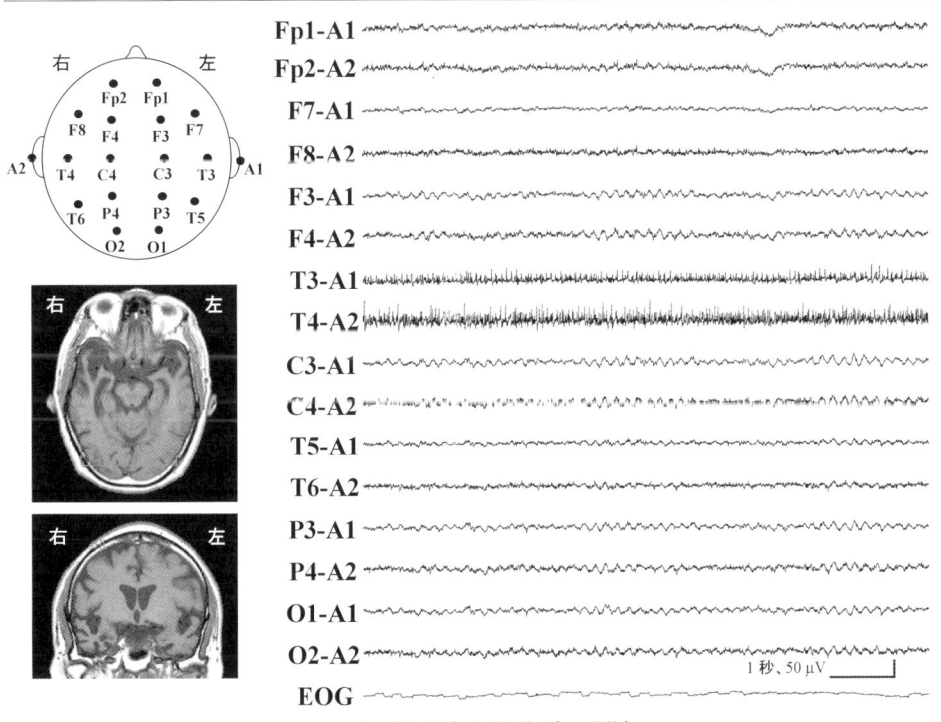

図 111　前頭側頭型認知症の脳波
【ケース 84】55 歳男性。基礎律動として、6 Hz シータ波が広汎に出現する。

7.4. 血管性認知症

変性性認知症と比較して、血管性認知症の脳波は、異常所見をともなうことが多い。その特徴は、徐波が出血および梗塞病巣に一致して局在的に出現することである。

【ケース85】左前脳基底部出血性梗塞によるせん妄と認知症

68歳男性。鞍上部頭蓋咽頭腫の摘出術を受けた際、左尾状核頭部とマイネルト基底核を含む左前脳基底部の出血性梗塞を起こし（図112：MRI）、せん妄状態となった。抗精神病薬などの薬物治療により、睡眠は改善するも、失見当識と思考散乱によるまとまらない言動が続いた。

術後34日の脳波（図112）を示す。Trzepaczのせん妄評価尺度（Delirium Rating Scale：DRS）は34点であり、著明な時間および場所失見当識をみとめた。7〜8 Hzの広汎性の基礎律動徐化に加え、1.5 Hzの遅いデルタ帯域徐波が左前頭部（矢印a）、2 Hzの速いデルタ帯域徐波が右前頭部（矢印b）に混入する。梗塞に関連して徐波が混入する症例は多い。このケースで注意すべきは、徐波が患側と健側いずれにも出現する可能性があることである。本症例に限っていえば、遅いデルタ帯域徐波（a）が梗塞部位に一致して出現し、速いデルタ帯域徐波（b）が梗塞部位では、誘発されなかったことになる。

この2つの徐波の分布の違いは、【ケース30】の脳波（図36）を参考にして説明できるかもしれない。ごく軽度の眠気のある時に、徐波は両側で出現すべきところを患側で

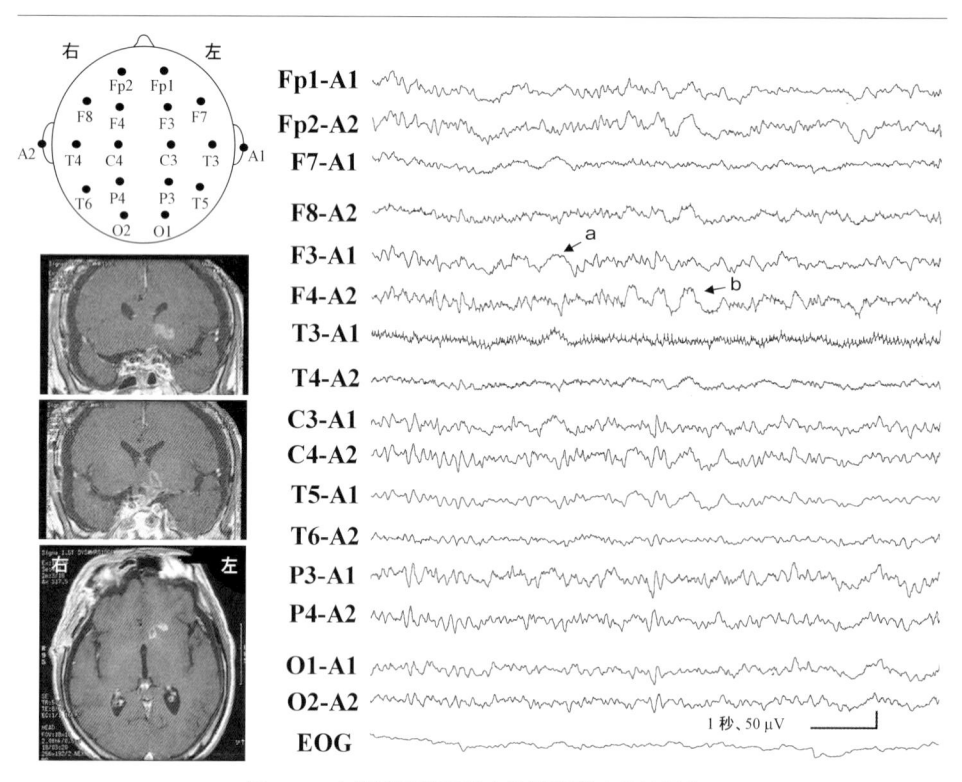

図112　左前脳基底部出血性脳梗塞の徐波混入

【ケース85】68歳男性。鞍上部頭蓋咽頭腫摘出術時に左尾状核頭部と左前頭基底部の出血性梗塞を起こした（MRI）。7〜8 Hzの基礎律動徐化とδ帯域徐波の混入（矢印a：左側優位の徐波、矢印b：右側優位の徐波）がみられる。

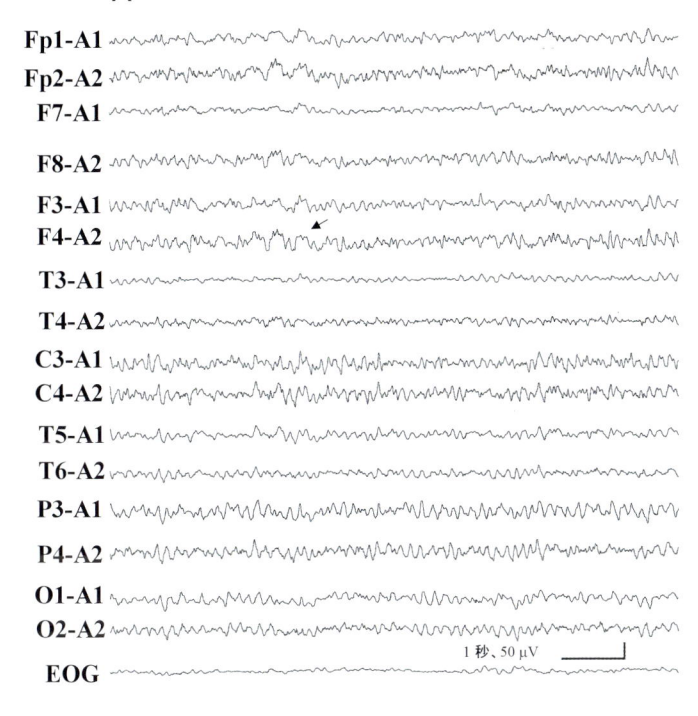

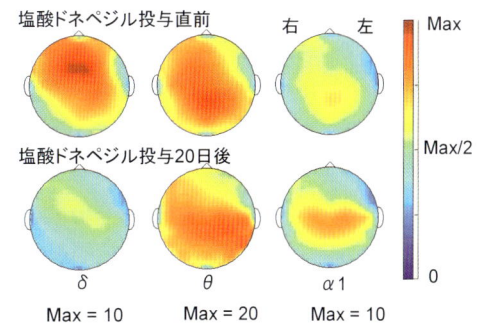

図113 左前脳基底部出血性脳梗塞の脳波回復過程

【ケース85】68歳男性。図112と同じケース。A：ドネペジル投与後20日の脳波。せん妄は改善している。基礎律動の軽度徐化（7〜8 Hz）と右優位のデルタ帯域徐波の混入（矢印）をみとめる。B：周波数パワーグラフ。C：周波数パワーマップ。

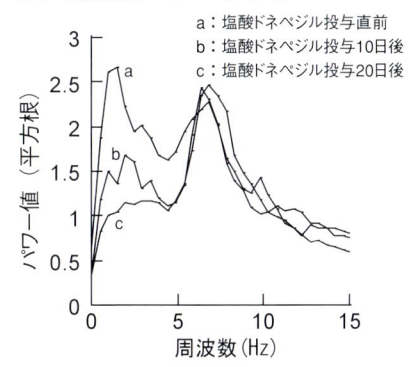

は出現しない（lazy activity）。根拠の乏しい苦しい解釈かもしれないが、本ケースでは梗塞と直接関連して出現するのは徐波（a）であり、眠気時徐波（b）は、lazy activityのため、患側（左）では出現しなかったのかもしれない。

　前脳基底部梗塞によるアセチルコリン欠乏がせん妄を惹起した可能性を考え、ドネペジルを投与した。投与開始後3日（ドネペジル3 mg/日）ごろより入院状況を理解でき、投与開始後10日（ドネペジル5 mg/日）では、DRSは18点、HDS-Rは9点、MMSEは11点にまで改善した。

　図113Aは、投与開始後20日（塩酸ドネペジル10 mg/日）の脳波である。時間失見当識は続いていたが、スタッフの顔を憶えるようになった。DRSは8点、HDS-Rは16点、MMSEは13点にまで改善した。基礎律動は7〜8 Hzと変わらず、軽度徐化をみとめる。左側優位のデルタ帯域徐波は消失した。一方、右側優位のデルタ帯域徐波（矢印）の出現頻度は、ドネペジル投与前（**図112**）と比較して、減少はしているものの残存している。本ケースの患側の徐波（a）は、アセチルコリンの欠乏により惹起されたのかもしれない。

　周波数分析の結果は視察的評価と変わらない（**図113B、C**）。基礎律動の周波数ピークは、ドネペジル投与により変化しないが、デルタ帯域徐波の出現量は症状改善にともない減少した（**B**）。

　本ケースでは、アルツハイマー型認知症と共通の機序、すなわちマイネルト基底核病

変によるアセチルコリン欠乏がせん妄および認知症症状を惹起した可能性があり、脳波に直接関係した話ではないが、アセチルコリンの臨床的意義を考える上で、興味深い。

【ケース86】 多発脳梗塞による認知症

56歳男性。10年前より糖尿病治療を受けてきた。1年前から、物忘れが目立つようになった。半年前のHDS-Rは18点で、MRIで多発梗塞をみとめ、血管性認知症と診断された。

釣りに出かけ行方不明となり、翌日警察に保護され、その2日後に当科を初診した。失見当識と記銘障害が著しく、言動もまとまりを欠き、せん妄が疑われ、入院した。

MRI（図114）では、陳旧性多発梗塞に加え、新たな梗塞を右外側線条体動脈支配領域である右尾状核、被殻、淡蒼球外側、内包にみとめた。

図114と図115は10日後の脳波である。この時点では、睡眠も保たれ、見当識が改善し、せん妄は消失していた。HDS-Rは12点、MMSEは20点だった。基礎律動は8.5〜10 Hzと周波数は正常範囲であるが、後頭部優位性は不明瞭である。また、開眼時のアルファ減衰はみられない。くわえて、デルタ帯域徐波が右半球優位（Fp2-A2、F8-A2、T4-A2）に混入する（図114：矢印）。このデルタ帯域徐波は、前後方向の双極導出脳波（図115A）において、Fp2-F8とT4-T6で位相逆転し、F8-T4でほぼふれがないので、F8とT4の間（右前頭側頭部）に起源があるのではないかと考えられる（b）。左右方向の双極導出脳波（図115B）においても、C4-T4とT4-A2で位相逆転するため（c、d）、

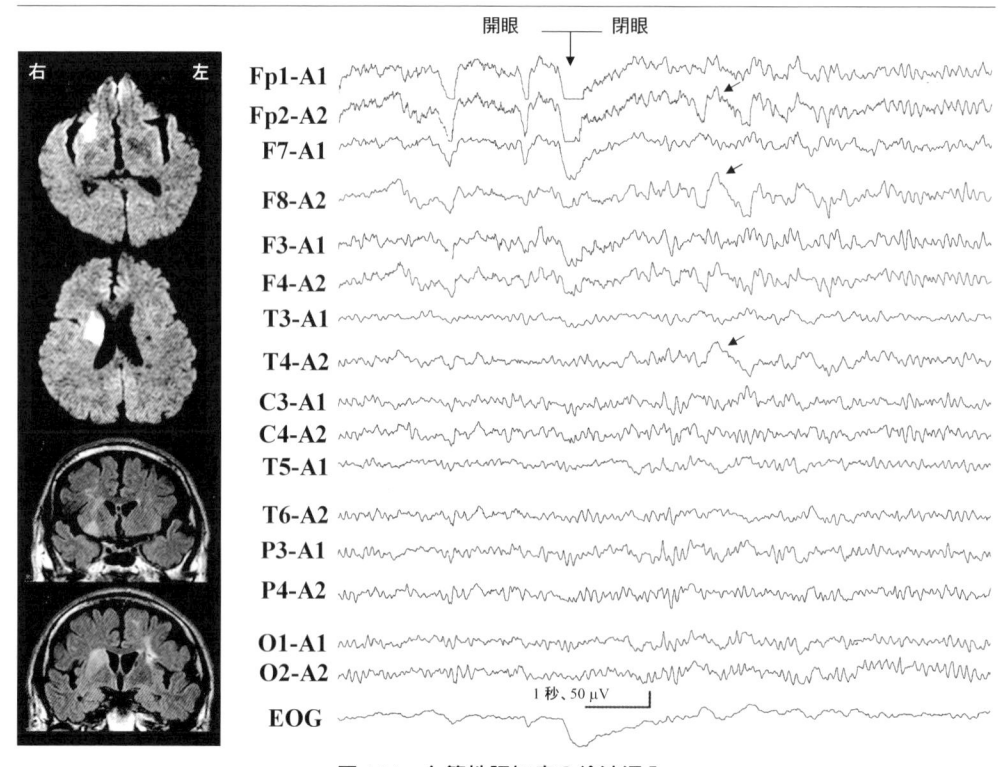

図114 血管性認知症の徐波混入
【ケース86】56歳男性。MRI：陳旧性多発梗塞に加え、新たに右外側線条体動脈領域梗塞をみとめた。基礎律動は8.5〜10 Hzであり、正常範囲の周波数であるが、後頭優位性は不明瞭となり、開眼時のアルファ減衰もみられない。右半球優位のデルタ帯域徐波が混入する（矢印）。

図 115　血管性認知症の徐波混入

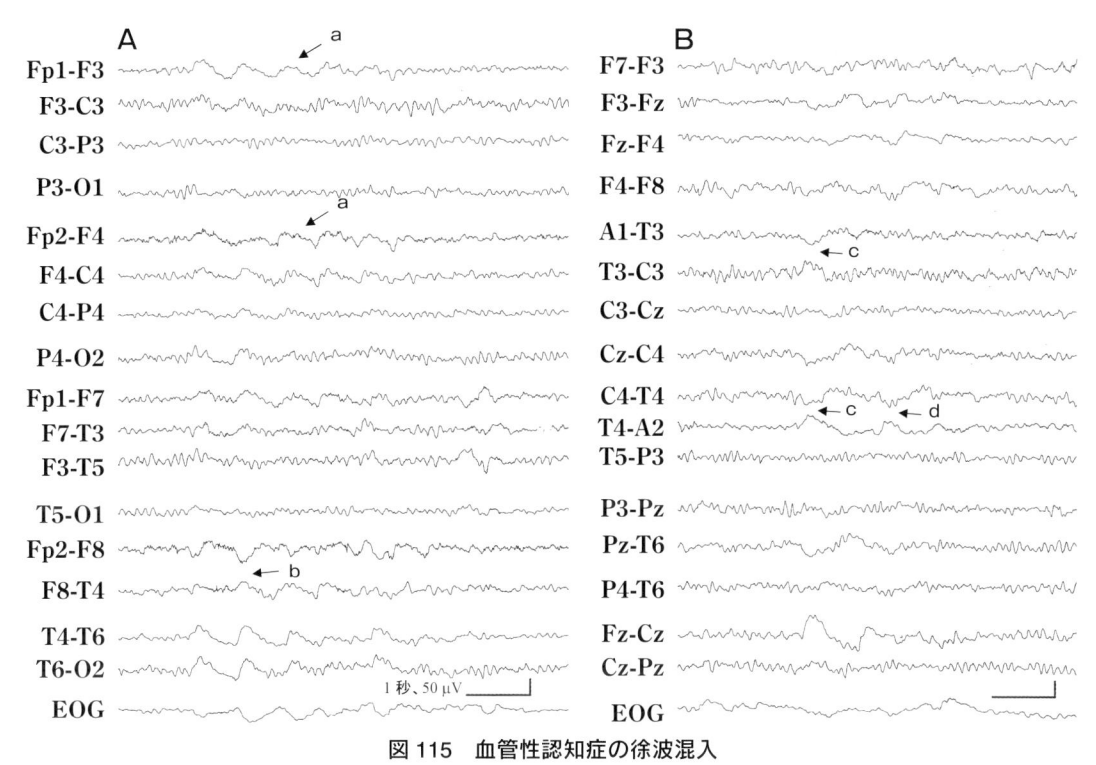

【ケース 86】56 歳男性。図 114 と同じケースの双極電極導出脳波。A：両側前頭部（矢印 a）、さらに右前頭から側頭部の広範囲に分布する 1.5 Hz のデルタ帯域徐波（矢印 b：位相逆転）をみとめる。B：両側（矢印 c：位相逆転）または、右側頭部（矢印 d：位相逆転）に起源があると思われる徐波の混入がみられる。

右前頭側頭部起源が支持される。さらに、A1-T3 と T3-C3 間で位相逆転する徐波が同時にみられることがある。これは、脳梁を介して対側（左側頭部）に徐波が波及したためと推測できる。以上の所見より、問題の徐波が新たにできた右半球梗塞に関連して誘発されたと考えられる。

【ケース 87】前頭葉症状を呈し、血管性病変を有する軽度認知障害

　53 歳男性。1 年半前より、仕事中に居眠りし、仕事上のミスも目立つようになった。また、好きな釣りもせず、終日臥床するようになった。

　うつ病と診断され、抗うつ薬治療を受けるも症状改善せず、仕事上の単純なミスが続き、当科を受診した。明らかな抑うつ気分の訴えはなく、周囲に対する無関心、無頓着が目立ち、休職を重大な問題と捉えていないようだった。HDS-R は 27 点、MMSE は 28 点で、見当識は保たれ、記銘障害も目立たなかった。MRI では、軽度萎縮、両側基底核と視床に多数のラクナ梗塞をみとめ、SPECT で、両側前頭葉の血流低下が指摘された（図 116）。ウェクスラー成人知能検査の結果、全 IQ は 93 と正常だったが、前頭葉検査 Wisconsin Card Sorting Test では保続的誤りが多く、前頭葉障害が疑われた。人格変化を含む前頭葉障害を特徴とする非健忘型の軽度認知障害（mild cognitive impairment：MCI）と診断した。

　脳波（図 116A と B）の基礎律動は、8 Hz を主とする軽度徐化をみとめ、後頭部優位性が不明瞭になるなど、初期段階の認知症脳波に類似する。同側耳朶を基準電極とする脳波（図 116A）では、Fp2-A2 にて、前後方向の双極導出脳波（図 116B）では、Fp2-

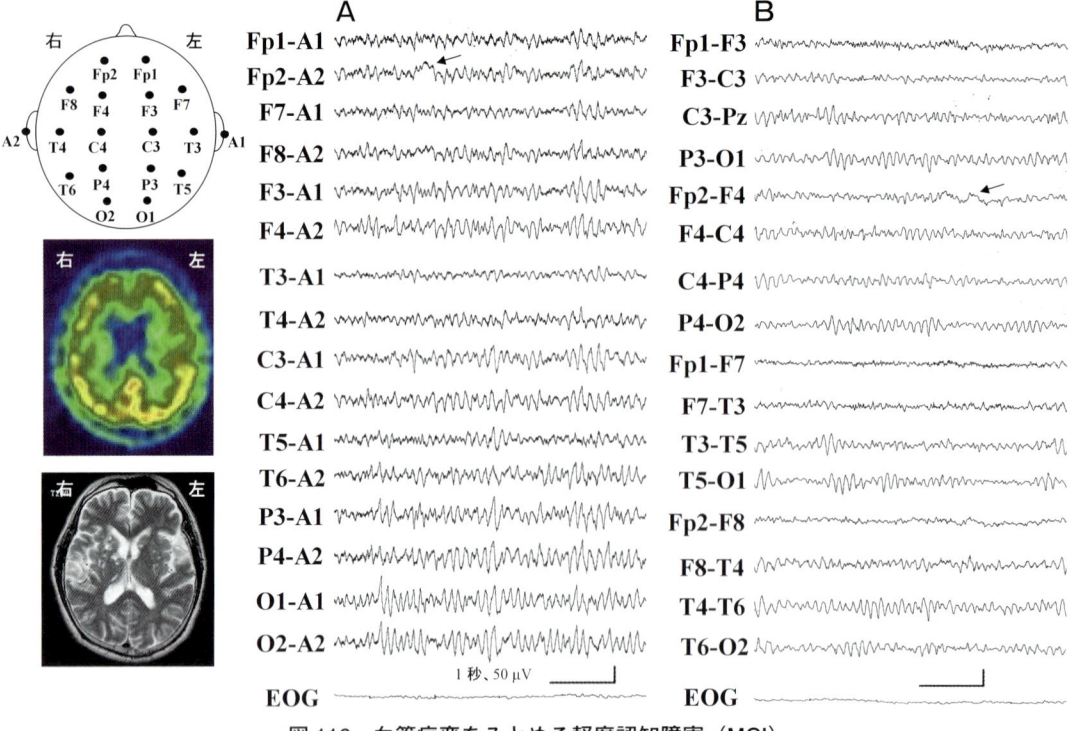

図 116 血管病変をみとめる軽度認知障害（MCI）

【ケース 87】53 歳男性。両側基底核と視床に多数のラクナ梗塞をみとめる。A：耳朶を基準とする基準電極導出脳波。B：双極導出脳波。矢印：前頭部に出現する単発性デルタ波。

F4 あるいは Fp2-F8、つまり右前頭部に単発のデルタ波（矢印）が混入する。

　無関心や意欲低下は前頭葉機能障害を反映する症状だが、うつ病の精神運動抑制と臨床上鑑別が容易でない症例も多い。本症例のように明瞭な抑うつ気分を訴えず、記銘障害が目立たない場合は、鑑別がいっそう困難である。脳波所見では前頭部にデルタ波の混入があり、また、SPECT 所見では前頭低活性を示しており、前頭葉機能障害の存在を裏付ける所見である。

　MCI は、正常加齢変化と認知症の境界にある病態であり、健忘症状を呈する狭義のMCI はアルツハイマー型認知症へ、健忘症状が目立たず高次機能障害および人格変化を呈する MCI は血管性認知症または前頭側頭型認知症への移行の可能性が論じられている。本症例は MRI にてラクナ梗塞など虚血変化を呈するが、現時点で脳波異常が虚血変化のためか前頭側頭型認知症の初期段階のためかを判断できない。

【ケース 88】うつ症状を呈し、血管性病変を有する軽度認知障害

　74 歳女性。1 年半前に抑うつ気分、意欲低下、童謡などの音楽幻聴を主症状に発症した。また、自他覚的に物忘れをみとめるようになった。神経学的所見は異常がなかった。HDS-R は 26 点であり、見当識は保たれているが、軽度の記銘障害が疑われた。軽度認知機能障害（mild cognitive impairment：MCI）とうつ病性偽認知症の鑑別がこの時点では困難であったが、うつ症状改善後でも同程度に記銘障害が残ったため、MCI と考えるのが妥当と判断した。頭部 MRI（**図 117**）では、基底核から放線冠にかけてのラクナ梗塞と皮質下の虚血性変化をみとめた。

図117　血管病変をみとめる軽度認知障害（MCI）のFIRDA

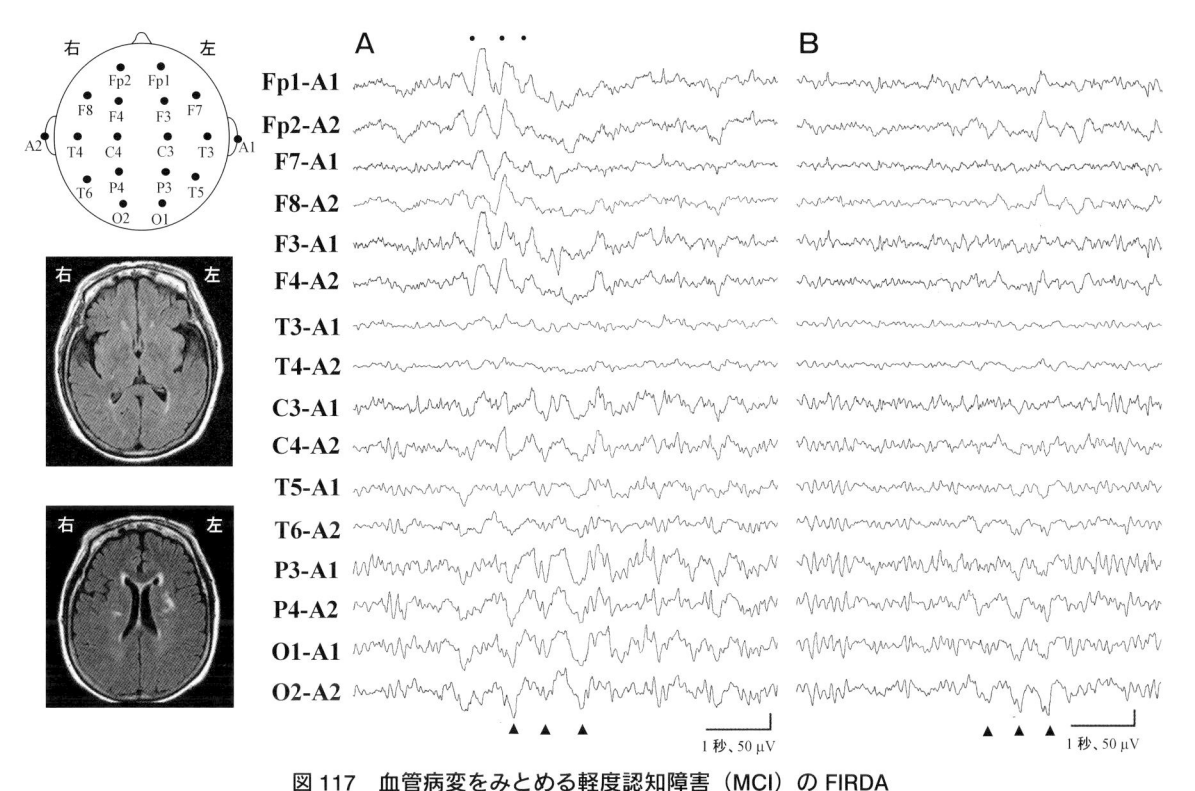

【ケース88】74歳女性。基底核から放線冠にかけてのラクナ梗塞と皮質下の虚血性変化。うつ症状を呈する。●：FIRDA。▲：後頭部徐波。基礎律動は正常である。

　脳波の基礎律動は、後頭部優位の9Hzアルファ律動であり、正常である。しかし、約3Hzで反復する前頭部間欠性デルタ活動FIRDA（図117A、●）に加え、後頭部に2Hzの徐波群発がFIRDAに続発して（図117A、▲）、あるいは独立して（図117B、▲）出現する。

　【ケース87～88】のように、うつ状態の高齢者において、軽度ながらも健忘など認知症症状をともなう症例では、うつ病による思考抑制を反映した偽認知症か、うつ症状が認知症初期あるいは軽度認知障害にともなう精神症状（行動心理症状：Behavioral and psychological symptoms of dementia：BPSD）か鑑別に悩む症例が多い。脳波が、この鑑別の困難さを解決するとはとても言えないが、判断の材料になるとは思われる。

　ただし、臨床の現場においては、まず治療可能なうつ病と考えて治療し、その経過をみながら、認知症の有無を検討するのが実践的である。

7.5. 進行麻痺

　上述の変性性認知症あるいは血管性認知症の中核症状が大きく改善することは現時点では望めない。ここで取りあげる進行麻痺は治癒可能な認知症の一つである。以下、ペニシリン大量投与により、認知症状および精神症状の改善に平行して、脳波が改善した進行麻痺2例を呈示する。

【ケース 89】健忘を呈した進行麻痺

51歳男性。1年前から、意欲低下、活動性低下、物忘れも目立つようになり、受診した。失見当識と記銘力低下をみとめ、HDS-R は 16 点、MMSE は 17 点だった。言語蹉跌をみとめた。Argyll-Robertson 徴候は陰性だった。髄液 TPHA は陽性であり、進行麻痺と診断した。

初診時脳波（図118）において、基礎律動は 9〜10 Hz で後頭部優位であり、開眼時のアルファ減衰をみとめる。若干の徐波混入をみとめるが、正常脳波と判定した。

ペニシリン G（1800 万単位/日）を 28 日間静注した。投与 15 日後には、健忘は次第に改善し、HDS-R は 22 点、MMSE は 21 点となった。その後も症状は改善し、ペニシリン投与開始後 60 日では記銘力もほぼ正常化し、HDS-R と MMSE はともに 30 点となった。

ペニシリン投与後 85 日の脳波（図119A）では、基礎律動は後頭部優位の 9〜10 Hz が主であり、治療前と変わらない。しかし、周波数解析により、基礎律動を示す脳波パワーのピーク周波数が若干速くかつそのパワー値が増し、くわえて、シータ帯域徐波が若干減少したことがわかる（B と C）。このように、視察的検出が困難なわずかの脳波変化が定量的解析によって検出可能となることもあり、周波数解析は有用な評価法といえる。

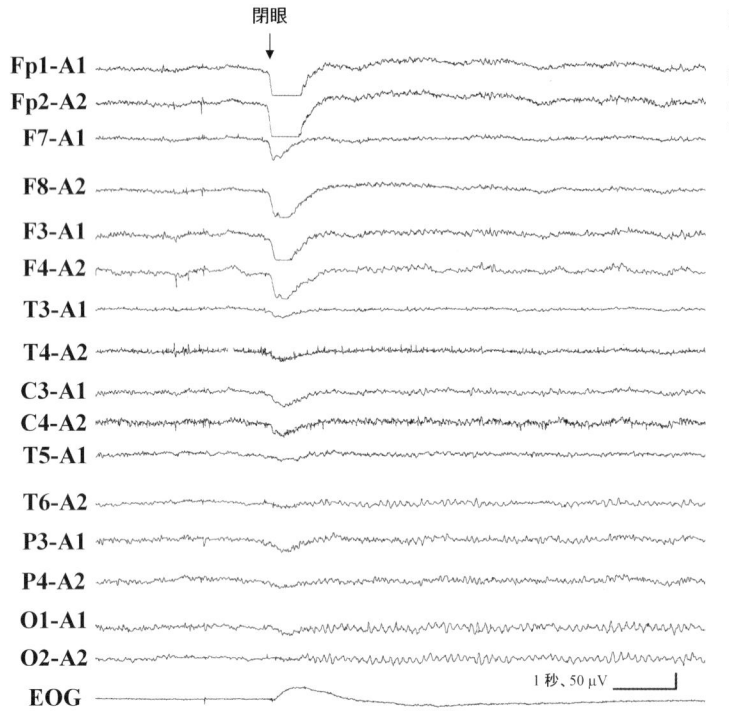

図 118 健忘を呈した進行麻痺
【ケース 89】51 歳男性。失見当識と記銘障害を主症状とする。9〜10 Hz の後頭優位のアルファ律動と開眼時アルファ減衰をみとめる。正常脳波と判定した。

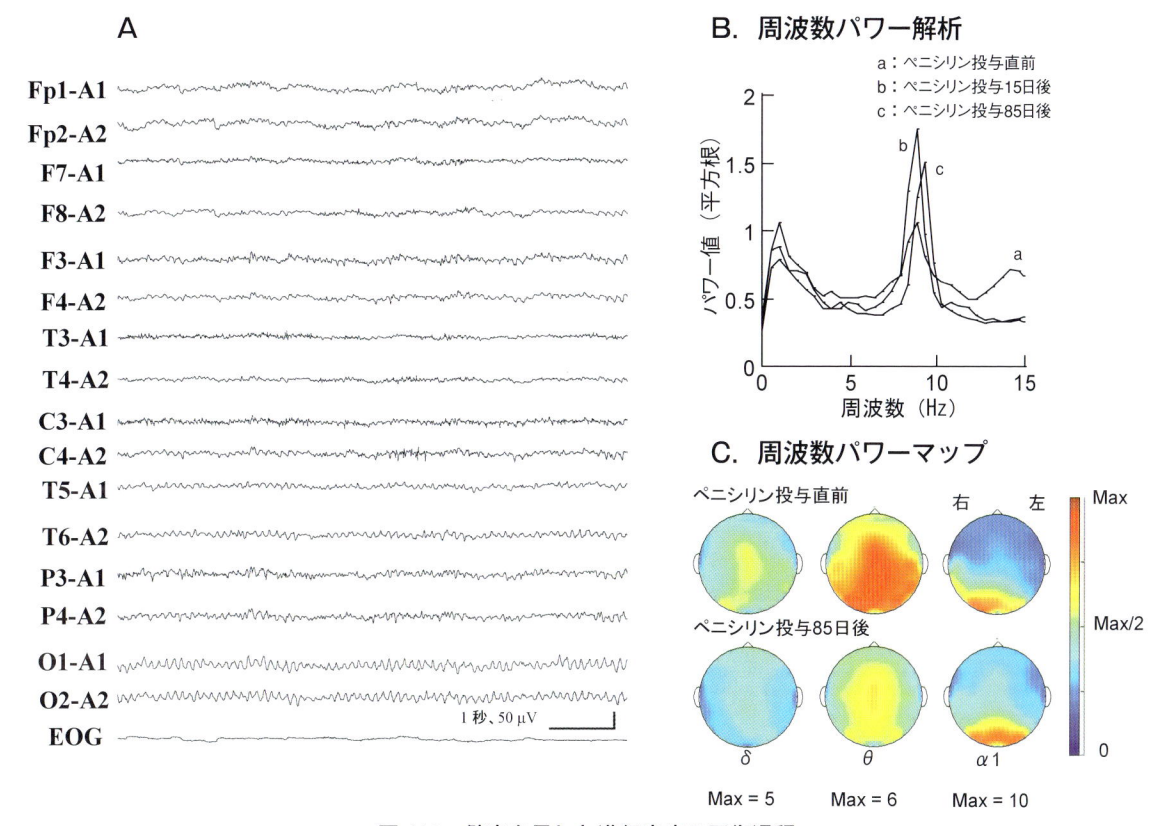

図119　健忘を呈した進行麻痺の回復過程
【ケース89】51歳男性。図118と同じケース。ペニシリン治療後健忘症状は改善した。A：治療開始85日後の脳波。基礎律動は9～10 Hzであり、視察的には治療による脳波変化は検出されない。B：周波数パワーグラフ。C：周波数パワーマップ。解析の結果、治療後にわずかの基礎律動の改善と徐波混入の減少が指摘された。

【ケース90】幻覚妄想を呈した進行麻痺

　61歳女性。幼少時から右側難聴、37歳時から左側難聴がみられ、内耳梅毒と診断されている。3ヵ月前から、「耳に埋め込まれた機械を使って電波で悪口を言う」、「ご飯に毒が入っている」など幻覚妄想が出現した。

　初診時、髄液TPHAが陽性だった。角膜実質炎による角膜混濁、歯牙変形、内耳梅毒による感音性難聴のHuchinsonの3徴をみとめた。幻聴と被害妄想の精神病症状をみとめるが、見当識や記銘力は保たれていた。HDS-Rは26点、MMSEは27点であり、認知症とはいえない。

　図120は初診時の脳波である。基礎律動は7～8 Hzと徐化し、後頭優位性を欠く。くわえて、シータおよびデルタ帯域徐波が高頻度に出現する（矢印）。

　ペニシリンG（2400万単位/日）を14日間静注した。投与開始後1週間で幻覚妄想が消失した。投与開始後17日の脳波（図121A）では、基礎律動が、8～9 Hzと改善し、デルタ帯域徐波の出現頻度も減少した。この視察判定は、周波数解析（図121、BとC）による定量解析の結果と一致する。

　進行麻痺の脳波は、症状進行にともなって生じる基礎律動徐化と徐波の混入であり、診断特異的な所見はない。

　進行麻痺の脳波所見の重要点は、【ケース89】と【ケース90】で示したように、治療

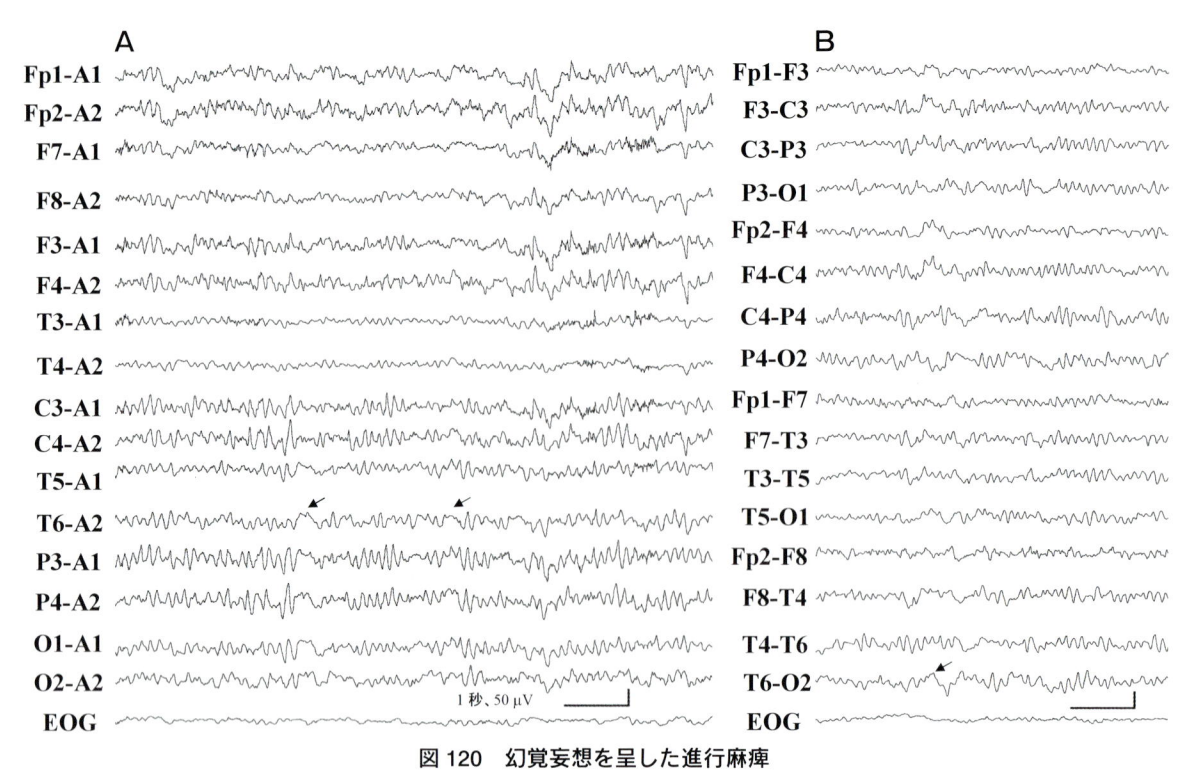

図 120 幻覚妄想を呈した進行麻痺

【ケース 90】61 歳女性。幻聴と被害妄想が 3 ヵ月前より出現した。A：基準電極導出法。B：双極電極導出法。基礎律動は 7〜8 Hz、後頭優位性を欠く。デルタ帯域徐波の混入をみとめる（矢印）。

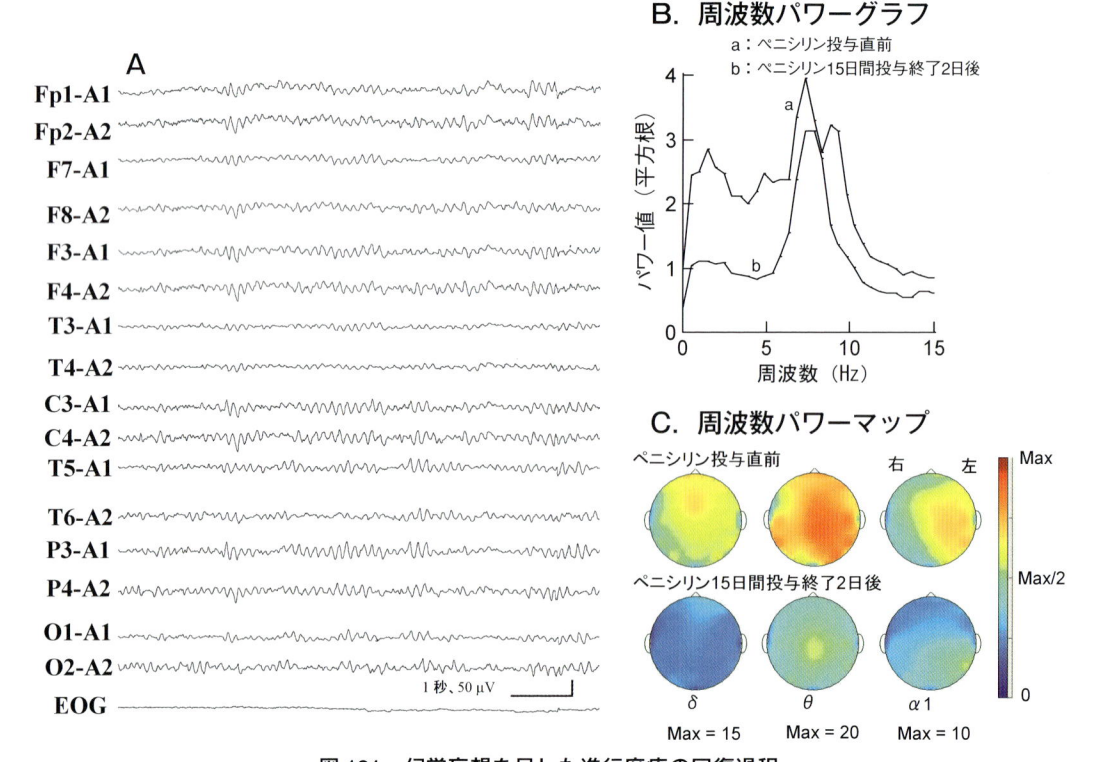

図 121 幻覚妄想を呈した進行麻痺の回復過程

【ケース 90】61 歳女性。図 120 と同じケース。ペニシリン投与により幻覚妄想は改善した。A：ペニシリン投与開始後 17 日の脳波。徐波混入は減少する。B：周波数パワーグラフ。C：周波数パワーマップ。

による症状改善に平行して脳波異常が改善することであり、治療評価のため脳波の継時的測定が有用である。

7.6. その他

【症例91】健忘症候群を呈した辺縁系脳炎後遺症

65歳男性。急性骨髄性白血病のため臍帯血移植術を受けた。移植30日後、脳炎（サイトメガロ感染の疑い）に罹患した。MRIのflairおよび拡散強調画像で海馬を含む両側内側側頭葉に高信号をみとめ（呈示せず）、辺縁系脳炎と診断された。以降、著明な失見当識と記銘障害の健忘症状をみとめるものの、高次機能は保持された。

脳炎2年後の脳波（図122）を呈示する。健忘症状をみとめるが、症状の進行はなかった。MRIにおいて、海馬と扁桃体を中心に両側内側側頭葉の著明な萎縮をみとめた（図122のMRI）。基礎律動は後頭部で9Hz、後頭優位性が不明瞭で、前頭部にも8Hzのアルファ律動がみられる。異常は軽度である。

アルツハイマー型認知症は、記憶の主座である海馬を含む内側側頭葉の障害から始まる。このため、初期段階の障害は、健忘が主体であり、大脳新皮質へ障害が及べば、失語、失認および失行などの高次機能障害が加わることとなる。本ケースは、脳炎により内側側頭葉が限局的に障害され、健忘症を呈した症例である。病態としては、アルツハイマー型認知症の初期段階に類似する。脳波異常が軽度である理由は、頭皮電極から遠

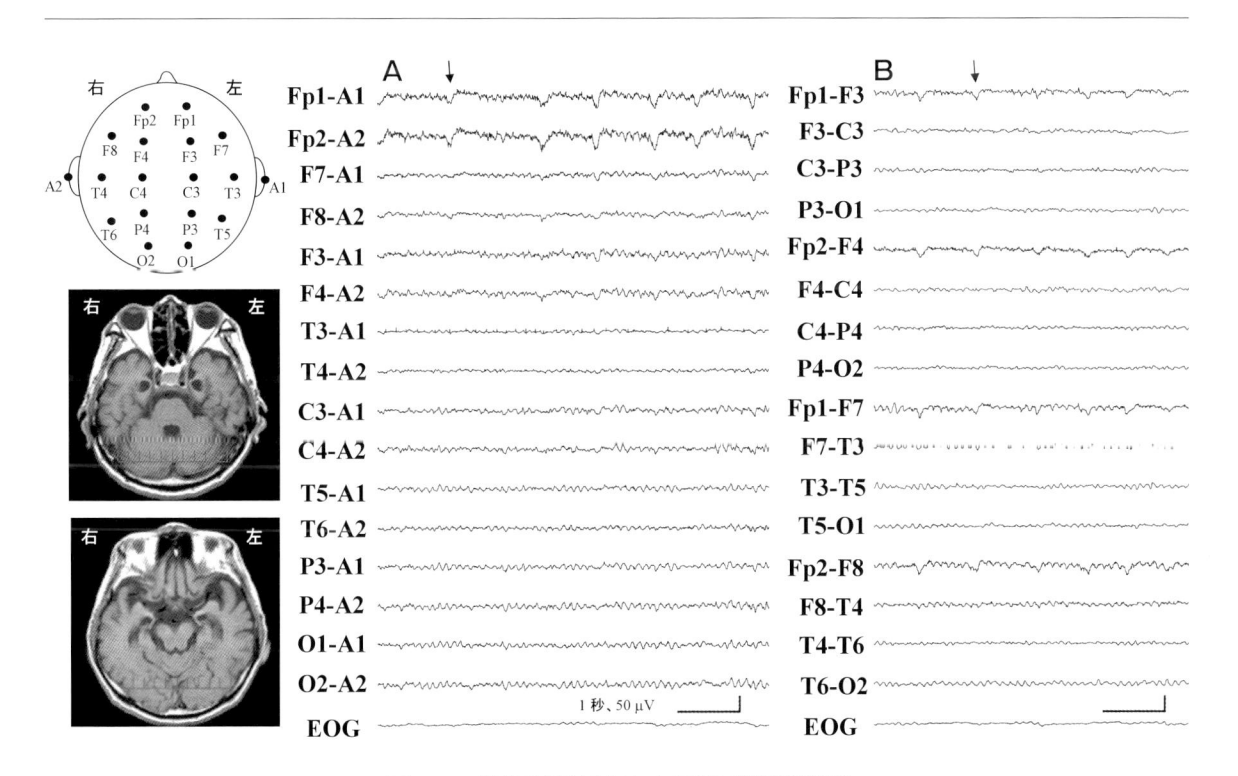

図122 健忘症候群を呈した辺縁系脳炎後遺症

【ケース91】65歳男性。失見当識と記銘障害が著しいが、高次機能は保たれている。A：基準電極導出脳波。B：双極電極導出脳波。MRI：両側内側側頭葉萎縮。後頭部基礎律動は9Hzである。後頭優位性は不明瞭となり、前頭部にも8Hzのアルファ律動が出現する。異常は軽度である。矢印：瞬目によるアーチファクト。

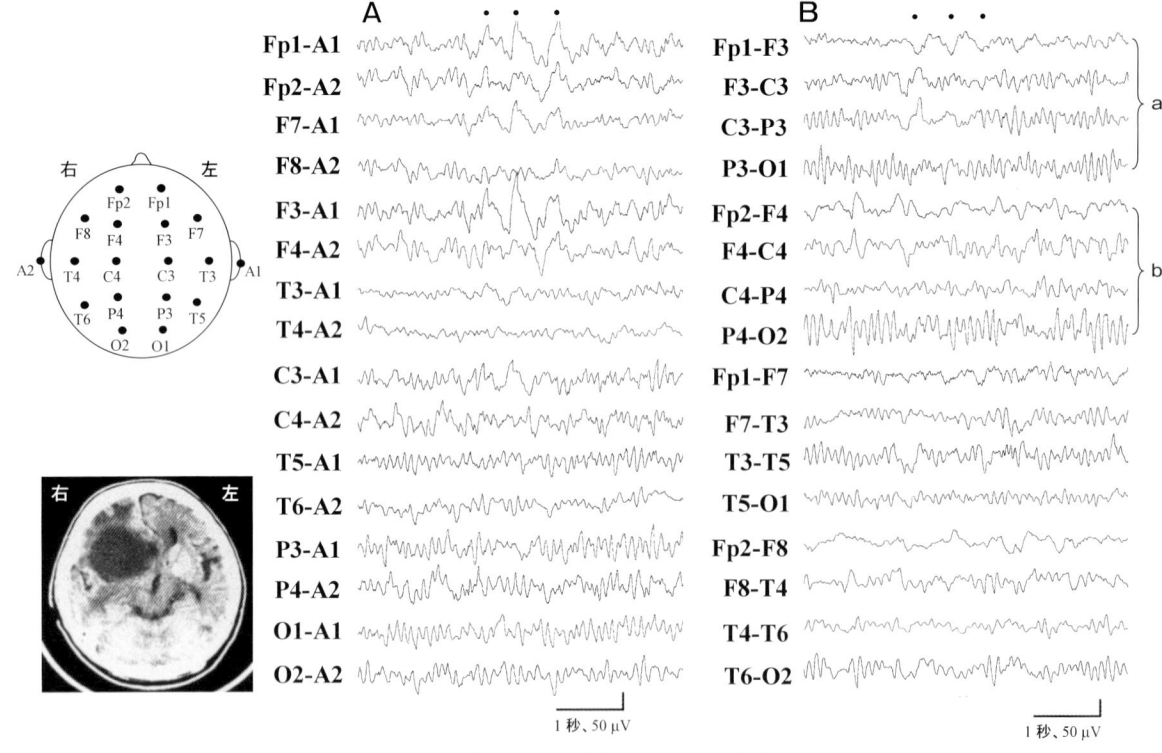

図 123 認知症状を呈した前頭葉脳腫瘍の片側性 FIRDA

【ケース 91】72 歳女性。頭部 CT にて右前頭葉に膠芽腫をみとめた。A：同側耳朶を基準電極とする基準電極法導出法。B：前後方向の双極電極導出法。a：左半球の双極電極導出脳波。b：右半球の双極電極導出脳波。左側に偏在する FIRDA（●）と右側の基礎律動の徐化がみられる。

距離にある内側側頭葉の電気生理学的異常を脳波は検出できないためであり、アルツハイマー型認知症初期の脳波異常が軽度である理由に相通じる。

【ケース 92】認知症を呈した前頭葉脳腫瘍の片側性 FIRDA

72 歳女性。1 ヵ月前より、物忘れ、夜間の徘徊が出現した。初発から 1 ヵ月後の初診時では、失見当識、記銘障害および構成失行をみとめ、認知症が疑われた。頭部 CT にて、右前頭葉の占拠病変（のちに膠芽腫と診断）、その周辺部の浮腫および左方への圧排所見をみとめた。耳朶を基準電極とする脳波（図 123A）と前後方向の双極導出脳波（図 123B）において、9 Hz のアルファ律動が後頭部優位に保たれている。左前頭部（A：Fp1-A1、F7-A1、F3-A1、B：Fp1-F3）に、2 Hz の周期で反復する前頭部デルタ活動 FIRDA をみとめる。くわえて、双極導出脳波（B）において、右側前頭中心部（b：Fp2-F4、F4-C4、C4-P4）では、左側（a：Fp1-F3、F3-C3、C3-P3）と比較して、アルファ律動の出現量が減少し、不規則な徐波が持続的に出現している。

FIRDA は一般的には両側性であるが、本ケースでは片側に局在した。FIRDA の発生機序は明らかではないが、疾患特異性のない異常所見であることは繰り返し述べた。本ケースでは、腫瘍部位との関連が興味深い。右前頭葉腫瘍による頭蓋内圧亢進が左半球に FIRDA を誘発したが、右半球は腫瘍に占拠され FIRDA の発生をも許さない大脳皮質の重篤な機能不全を起こしたと推測される。右半球前方部の基礎律動の徐化がその機能不全を反映していると考えられる。

第 7 章 の ま と め

1. 認知症の脳波について説明した。
2. アルツハイマー型認知症、レビー小体型認知症および前頭側頭葉変性症で代表される変性性認知症の脳波異常は、基礎律動徐化と徐波混入であるが、疾患特異性に乏しく、初期段階ではその異常も目立たないため、診断への有用性が高いとは言えない。
3. 血管性認知症の脳波もまた、基礎律動徐化と徐波混入であるが、徐波の局在が血管病巣と一致することが多い。
4. 認知症診断への脳波の有用性は、せん妄、うつ病性偽認知症および非けいれん性重積状態との鑑別に有用である。
5. 進行麻痺で代表される治癒可能な認知症の回復および変性性認知症症状の進行にともなう脳活性変化の継時的評価に脳波は有効である。

コラム4

脳波を解析する 第4話 —空間分布を考える—

　脳波をいくらながめても，脳のどこでアルファ律動が発生し，どこでデルタ律動が誘発されるか，イメージがつかみにくい。脳波マッピングは，それを解決する。

　本書でおなじみの2次元周波数マップでは，半球状の頭蓋を2次元の円に引き延ばし，その上に座標を置く。まず，記録電極のスペクトル実測値をもとに，それらの電極で囲まれた座標点の値を"ある数式"に基づいて計算する。この計算をくり返し，円の全ての座標点の数値を推定し，色で表示する。

　しかし，二次元のマップでは何とも物足りない。そこで，よりビジュアル系の三次元マッピング法に，low resolution brain electromagnetic tomography（LORETA）法がある。LORETA法は，頭皮上で計測した空間電位差から，2394個の立方格子それぞれの電流密度を算出し，その電流発生源の局在を三次元の標準脳上に推定する方法である。その理論の詳細は紙面の関係で省略する。図は筆者が解析した，ある健常者の速い成分のアルファ律動（α2）の電流密度分布である。アルファ律動の発生源が後頭葉にあることが一目瞭然である。

　以上，コラム1〜4で紹介した解析法は一部に過ぎないが，残念ながら臨床に広く応用されてきたとは言えない。定量脳波研究の力点が，もっと臨床応用に向けられるべきと思う。

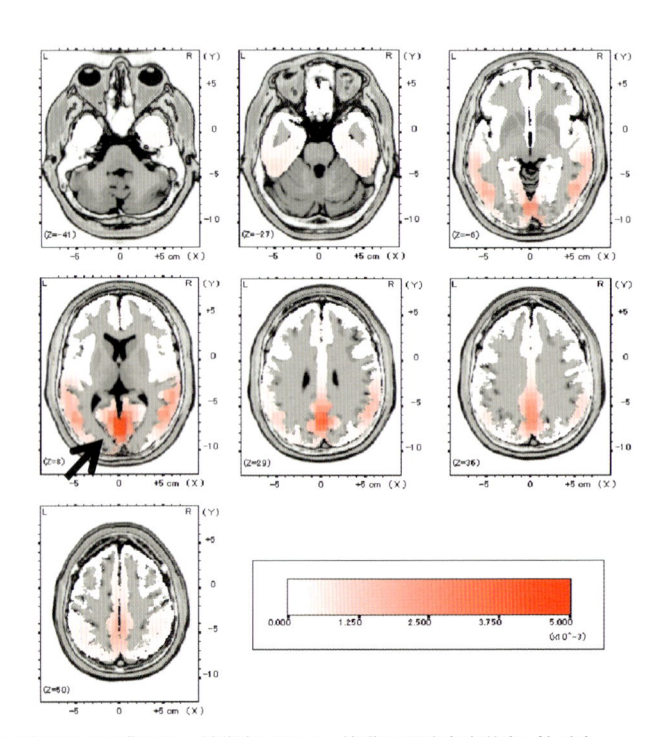

図：LORETA法を用いて求めた，健常者アルファ律動の電流密度分布（矢印）。

索　引

3 Hz 棘徐波複合 ……………………75, 76
6 Hz 棘徐波複合 ………78, 79, 80, 81
6 Hz 陽性棘波 …………………78, 79, 81
14 & 6 Hz 陽性棘波 ………………78, 79
14 Hz 陽性棘波 …………………………96

A
アルツハイマー型認知症
　…………………………121, 122, 123
アルファ減衰 …………………………12
アルファブロック ……………………12
アルファ律動 …………5, 13, 14, 18
alpha attenuation ……………………12
alpha blocking ………………………12

B
ベータ律動 ………………5, 17, 18, 20
尾状核欠損 ……………………62, 63
部分発作 …………………55, 56, 57, 66
紡錘波 ……………………………43, 50
benign epileptiform transients of sleep …………………………77
BETS ……………………………………77
build up ………………………………66
burst suppression ……………115, 116

C
中心部優位性 …………………………15
CJD ……………………………………100

D
デルタ律動 ……………………………5
脱同期 …………………………………5
電極配置 ………………………………5
同期 ……………………………………5
diffuse alpha rhythm ……14, 45, 90

E
鋭徐波複合 ……………………………55

鋭波 ……………………………………55
EOG ……………………………………41
EPM ……………………………………32
extrapontine myelinolysis …………32

F
複雑部分発作 ………………57, 60, 61, 84
複雑部分発作重積状態 ………………88
複雑発作 ………………………………55
FIRDA …………………………103, 114, 124
Fmθ リズム …………………………45
FOLD …………………………………82
frontal intermittent regular delta activity …………………………124

G
癌性髄膜炎 ……………………………34
眼電図 …………………………………41
群発 ……………………………………46
群発・抑圧交代 ………………115, 116
幻嗅発作 ………………………………68
幻視発作 ………………………………70
原発焦点 ………………………………71

H
ヒステリー ……………………………36
ヘルペス脳炎 ………………108, 109
非けいれん性発作重積状態
　………………………………88, 90, 96
非ヘルペス脳炎 ……………………110
平坦脳波 ……………………………117
辺縁系脳炎後遺症 …………………139
発作型分類 ……………………………54
発作間欠期脳波
　…………………57, 60, 61, 62, 64
発作期脳波 ……………………………66
hump …………………………………42

I
位相逆転 ……………………7, 56, 57
一酸化炭素中毒 ………………………32
意味性認知症 ………………………128
intermittent temporal delta activity
　……………………………………125
IRDA ………………………………104

K
クロイツフェルト・ヤコブ病
　……………………………………100
解離性昏迷 ……………………………36
覚醒脳波 ………………………………40
過呼吸賦活 ……………………………66
過剰興奮 …………………………55, 56
活性電極 ………………………………6
間欠律動性デルタ活動 ……………103
肝性脳症 …………………………113, 114
基準電極 ………………………………6
基準電極導出法 ………………………6
基礎波 …………………………………4
基礎律動 …………4, 7, 10, 11, 17, 22
基礎律動徐化 …………………………22
基礎律動振幅 …………………………33
橋外髄鞘崩壊 …………………………32
鏡像焦点 ………………………………71
強直間代発作 ……………………75, 80
強直間代発作後意識混濁 ……………94
頬部けいれん発作 ……………………67
棘徐波複合 …………50, 55, 78, 86
棘波 …………………………………55, 78
棘波焦点 ………………………………71
棘波様アーチファクト ………………83
軽度意識混濁 …………………………23
軽度認知障害 ……………………133, 134
血管性認知症 ……………………130, 132
欠神発作 ……………………………75, 76
欠神発作重積状態 ……………………88
健常亜型 ………………………………17

健忘 ……………………………………136
健忘症候群 …………………………139
鉤回 ……………………………………70
高カルシウム血症 ……………28, 29
抗癌剤 …………………………………24
高振幅徐化 ……………………………66
後頭部徐波 ……………………………86
後頭部優位性 …………11, 12, 13, 14
後頭葉てんかん ……………………63, 64
広汎性アルファ律動 ……14, 45, 90
国際 10-20 法 …………………………5
昏迷 ……………………………………35
K complex ……………………………42
K 複合 ……………………………42, 50

L
large build up ………………………66
lazy activity ……………………47, 87
low voltage encephalography ……17

M
ミオクローヌス ……………92, 111
ミュー律動 ……………………15, 16
水中毒 …………………………………30
耳朶活性 …………………60, 61, 62
MCI ……………………………………133
mild cognitive impairment ………133
mirror focus …………………………71
mitten pattern ……………………50, 87

N
認知症 ………………………………120
眠気 ……………………………………40
眠気時 Fm θ リズム …………………44
眠気時徐波律動 ………………………47
眠気時デルタ律動 ……………………45
脳死 …………………………………117
脳動静脈奇形 …………………61, 62

P
periodic lateralized epileptiform discharge ……………………92, 109

periodic synchronous discharge …………………………………100
phase reversal ……………………7, 57
PLED ……………………………92, 109
positive occipital sharp transients of sleep …………………………44
POSTS ……………………………43, 44
PSD …………………………………100

R
レビー小体型認知症 ………124, 125
レム睡眠 ………………………………40
瘤波 ……………………………………42
両側同期性棘徐波複合 ………………76
Rechtschaffen と Kales の分類…40

S
シータ群発 ……………………45, 85
シータ律動 …………………5, 48, 49
セロトニン症候群 ……………27, 28
せん妄 ……………22, 24, 25, 26, 27, 28, 29, 130
左右非対称 ……………………33, 34
三相波 …………………………113, 114
視覚発作 ………………………………63
周期性一側性てんかん形発射 ……………………………92, 108, 109
周期性同期性放電 …………………100
周波数 …………………………………10
周波数解析法 …………………………11
小鋭棘波 …………………………77, 82
焦点運動発作 …………………59, 60
進行麻痺 ……………………………135
睡眠 ……………………………………40
睡眠時後頭部鋭一過波 ………43, 44
睡眠時突発波 …………………40, 49
睡眠段階 1 ……………………41, 42
睡眠段階 2 ……………………………42
双極導出法 ……………………………6, 56
側頭部シータ群発 ……………………84
側頭葉てんかん ………………………71
蘇生後脳症 …………………115, 116

sharp wave …………………………55
small sharp spike …………………77
spike …………………………………55
spike wave stupor …………………90
suppression burst ………………116

T
てんかん発作重積状態 ………………88
てんかん発作波 ………………………49
体性感覚発作 …………………………58
多発性海綿状血管腫 …………………57
多発脳梗塞 …………………………132
単極導出法 ……………………………6
単純発作 ………………………………55
低栄養 ……………………………25, 26
低酸素脳症 ……………………………33
低電位脳波 ……………………………17
頭蓋頂鋭波 ……………………42, 49
統合失調症 ……………………………36
突発波 …………………………………7
temporal minor slow and sharp activity ……………………………85

U
ウイルス脳炎 ………………………108

V
vertex sharp wave …………………42

W
waxing and waning ………………11
WHAM …………………………………82

Y
有機溶剤 ………………………………27

Z
前頭側頭型認知症 ………127, 129
前頭側頭葉変性症 …………………127
前頭部間欠律動性デルタ活動 ……………………96, 103, 114, 124
前頭葉てんかん ………………72, 80
前頭葉脳腫瘍 ………………………140
全般発作 ……………………………55, 74

【著者紹介】

東間 正人（ひがしま　まさと）

学歴・職歴
1959年　石川県に生まれる
1984年　金沢大学医学部卒業
1984年　金沢大学医学部第二生理学教室助手
1991年　金沢大学医学部附属病院神経科精神科入局
2001年　金沢大学医学部附属病院神経科精神科講師
2007年　公立能登総合病院精神センター部長

専　攻
精神生理学，脳波学，てんかん学

©2010

第1版4刷発行　2015年5月25日
第1版発行　2010年9月30日

脳波所見をどう読むか
―92症例の臨床現場から

（定価はカバーに表示してあります）

検印省略		著者	東間正人

発行者　林　峰子
発行所　株式会社　新興医学出版社
〒113-0033　東京都文京区本郷6丁目26番8号
電話　03（3816）2853　　FAX　03（3816）2895

印刷　三報社印刷株式会社　　ISBN 978-4-88002-708-1　　郵便振替　00120-8-191625

・本書の複製権　翻訳権　上映権　譲渡権　公衆送信権（送信可能化権を含む）は株式会社新興医学出版社が保有します。
・本書を無断で複製する行為，（コピー，スキャン，デジタルデータ化など）は，著作権法上での限られた例外（「私的使用のための複製」など）を除き禁じられています。研究活動，診療を含み業務上使用する目的で上記の行為を行うことは大学，病院，企業などにおける内部的な利用であっても，私的使用には該当せず，違法です。また，私的使用のためであっても，代行業者等の第三者に依頼して上記の行為を行うことは違法となります。
・[JCOPY]〈（社）出版者著作権管理機構　委託出版物〉
本書の無断複写は著作権法上での例外を除き禁じられています。複写される場合は，そのつど事前に，（社）出版者著作権管理機構（電話03-3513-6969，FAX03-3513-6979，e-mail：info@jcopy.or.jp）の許諾を得てください。